U0540862

剖绘思想、记忆甚至情绪的神经机制

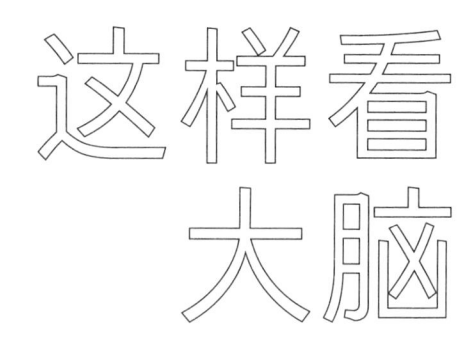

这样看大脑

Mapping
the
mind

Rita
Carter

[英]
丽塔·卡特
著

洪兰 译

海峡出版发行集团｜海峡书局

图书在版编目（CIP）数据

这样看大脑 /（英）丽塔·卡特（Rita Carter）著；洪兰译. -- 福州：海峡书局，2025.3. -- ISBN 978-7-5567-1249-6

Ⅰ．Q954.5-49

中国国家版本馆 CIP 数据核字第 2024KN0275 号

Mapping the Mind (New Edition) by Rita Carter

Copyright © 1998, 2010 text by Rita Carter, illustrated by Moonrunner Design Ltd

This edition arranged with The Orion Publishing Group through Big Apple Agency, Inc., Labuan, Malaysia.

Simplified Chinese edition copyright © 2025 Ginkgo (Shanghai) Book Co., Ltd.

All rights reserved.

本书译文由台湾远流出版公司授权使用
著作权合同登记号 图字：13-2024-031

作　者：	[英]丽塔·卡特	译　者：	洪　兰
出版人：	林前汐	选题策划：	后浪出版公司
出版统筹：	吴兴元	责任编辑：	林洁如　俞晓佳
特约编辑：	马　楠	装帧制造：	墨白空间·杨和唐
排版制作：	郭爱萍		

ZHÈYÀNG KÀN DÀNǍO
这 样 看 大 脑

出版发行：海峡书局
地　　址：福州市台江区白马中路 15 号
邮　　编：350004
印　　刷：河北中科印刷科技发展有限公司
开　　本：710mm×1000mm　1/16
印　　张：21
字　　数：220 千字
版　　次：2025 年 3 月第 1 版
印　　次：2025 年 3 月第 1 次印刷
书　　号：ISBN 978-7-5567-1249-6
定　　价：108.00 元

读者服务：reader@hinabook.com　188-1142-1266
投稿服务：onebook@hinabook.com　133-6631-2326
直销服务：buy@hinabook.com　133-6657-3072

后浪出版咨询(北京)有限责任公司　版权所有，侵权必究
投诉信箱：editor@hinabook.com　fawu@hinabook.com
未经许可，不得以任何方式复制或者抄袭本书部分或全部内容
本书若有印、装质量问题，请与本公司联系调换，电话010-64072833

新版序
迎向心智的十年

我写本书的第 1 版时，也就是 20 世纪 90 年代后期，尚不存在一本像这样的书，而我认为应该有才对。在接下来的 10 年中，我们目睹了脑功能成像的出现，从猴子大脑正电子发射体层成像（PET）的模糊影像，到人类认知清晰的功能磁共振成像（fMRI）。第一次，我们在大脑中看到了产生主观世界的机制。

那个时候我想（现在还是一样），大部分人以为神秘不可理解的大脑内部世界，其实是科学史上最令人兴奋的秘密。在当时，人们对大脑的了解还很零碎，《这样看大脑》就是想把这些碎片拼凑起来，并置于心理学和演化学的架构之下，然后找出其中的意义。

我把这个比作早期的地球地图，而 12 年后，这地图已经详细了很多。在这一版中，我填补了先前的空白之处，并把经过更多探索后的轮廓描绘得更鲜明，还重绘了如今已被新的实验结果证伪的地方。过去受成像技术限制而不清楚的图片，已被更清楚的取代，包括一些通过弥散张量成像（DTI）展示的神经纤维束走向和连接。我还增加了镜像神经元和大脑的"预设"活动等重要的新发现。

第 1 版是给像我这样对人类的心智如何运作有着无限好奇的人所写的，我们想要知道最先进的研究结果，因为大脑是这个世界上最有趣、最令人着迷的东西。它也可以帮助各种不同领域的学生了解自己的大脑，我希望这一版能一如既往地兼具课本和科普书的特色。

美国前总统乔治·布什（George Bush）在1998年宣布1990—2000年为"脑的十年"（Decade of the Brain）。这10年间的进步当然非常惊人，但是倘若此刻回头看，现代神经科学其实才刚刚起步。用神经元的脉冲来找出"更高层次"的认知功能（例如利他行为、同理心或道德），用大脑扫描来侦测说谎，或把某人大脑电流的输出传入计算机，然后从计算机屏幕上读取此人心智的运作情形等，这些曾一度听起来就像科幻小说中描绘的画面，今天我们不仅可以做到，而且已经可以预测它们的实际和商业用途了。我们要怎样运用这些新知识还待未来显示。"脑的十年"可能已经过去了，但是"心智的十年"（Decade of the Mind）才正要开始。

前　言
探访神奇的新兴领域

人类大脑的神秘面纱终于开始被缓慢地层层揭开了。一直到最近，我们都无法直接检验这个带给我们思考、记忆、感觉和认知的地方，只能靠观察它的效应来对其本质进行推测。现在，新的成像仪器和技术使我们可以看见心智的内在世界，就像当年X光的发明让我们看到了包在肌肉里的骨骼一样。进入21世纪之后，脑功能成像技术打开了我们心智的大门，就像当年第一艘远洋船拓宽了全球疆域一样。

特定区域的脑部活动会创造出特定的经验与行为反应，而绘制这幅大脑地图的挑战，目前吸引了全球最优秀的科学家夜以继日地工作。本书的目的就是以一种即使不具背景知识，或对科学没有兴趣的人也能理解的方式，把这些新讯息带给大众。

每个人都应该为这些新发现感到兴奋，因为它让我们更好地理解了那个最古老、最基本的谜团之一——大脑与心智之间的关系。同时，它还提供了对人类自身的迷人见解，阐明了为什么我们会做出某些异常的行为。举例来说，精神疾病的生理原因现在已经比较清楚，如果能合理地观察到一个人由于强迫念头的萦绕，大脑的某些区域疯狂地活动，或是看到抑郁症患者黯然无光的大脑，没有人还会认为这是心理堕落而非生理上的疾病。同样，如今可以观察到愤怒、暴力和幻觉的大脑运作机制，甚至可以侦测到复杂心智行为的生理信号，如仁慈、幽默、冷漠、无情、合群、利他、无私、母爱以及自我意识等。

绘制大脑地图不但在学术上具有启发性，还具有巨大的实践和社会意义，因为它使我们可以重建自己的心智，这是以前仅在科幻小说中才可能出现的情况。就像人类基因组的研究将很快允许我们操弄产生人体的基本生理过程，大脑的地图也可以提供全新的导航工具，让我们能够精确地控制脑部的活动。

不同于基因工程需要发展很多新技术才可能达到目的，标示大脑地图只要改进现行技术就可以实现，例如药物、外科手术、电流和磁场的控制或是心理的介入等。只是目前受到技术的限制，相关研究仍然停留在"碰运气"的阶段。然而，一旦大脑地图绘制完成，我们将可以很精准地锁定心智活动，使个人的心情和由心理活动所导致的行为几乎具备完全的可塑性。这甚至可能改变我们的认知，让我们可以选择生活在虚拟现实的状态中，几乎完全不受外部环境的影响。

当然，这在历史上是人类一直想要实现的梦想——通过药物、寻找刺激和禅坐等方式来改变我们的意识。而现在，通过大脑地图有望很快实现，而且没有常见的副作用。这对于个人、社会和政治的意义非常重大，我们在新世纪将要面对的最大的道德伦理挑战，就是决定该怎么应用这个新工具。

真正研究大脑地图的人非常厌恶这种讨论。这些居于科研领域顶尖地位、经常被迫在混乱中抢夺研究经费的人，对自己研究的应用潜力往往三缄其口。原因之一在于，神经科学是一门新兴的交叉学科，学者来自各个不同的领域，有物理学家、放射学家、神经科学家、分子生物学家、心理学家和精神科医生等，甚至还有哲学家和数学家的参与。除了眼前这个绘制大脑功能地图的共同任务之外，他们还没有发展出整体的意识或共识。许多神经科学家也很害怕，万一研究成果被以煽情和耸人听闻为专长的小报拿去大做文章，他们的下场就会跟那些研究基因的学者一样。人类基因组计划不时成为头条新闻、遭到攻击诋毁的结果，就是如今基因学家的一举一动都受到严密的监控。大脑研究实在不需要像这样的"关爱目光"。在1997年的大脑地图会议中，我是唯一与会的记者，当时有一位学者高举一本封面是关于神经心理学的《时代》杂志，警告大家这就是随便与外行人谈话的后果。相关的报道并非不正确或有煽动性，其存在本身似乎就是它的错误。

学者们三缄其口的后果，就是当我们都在讨论和担忧基因工程的伦理和实践意义时，绘制大脑地图往往被视为心理学的"极客角落"。毫无疑问，在那些喜欢此类事物的人看来，这虽然有趣，但缺乏实际重要性。每次有相关信息泄露出去，例如一小块脑组织被发现是恐惧的来源，连接女性两侧大脑半球的胼胝体比男性厚，或是在死囚牢房中，犯了谋杀罪的死刑犯出现大脑额叶病变的数量不成比例等，都会变成孤立的小插曲。

本书的一个目的就是引起人们重视大脑研究的社会影响，尽管这乍看起来可能纯粹只是技术的进步。另一个目的，则是探索行为神经科学在多大程度上有助于解决古老的大脑、心智与意识之谜。当然，大脑地图只是目前脑科学研究的一部分，其他研究还包括单一神经细胞的功能、神经递质的产生和流动、大脑各个区域之间异常复杂的互动等。这些在本书中仅略有提及，但同样非常重要。

比较乐观的学者认为，假如能够知道每一分钟大脑零件在做些什么，和其他区域的互动又是什么，我们可能就会获得全部关于人类本性和经验的知识。也有人认为，这种公约主义的研究方式，永远不可能解释为什么我们会有某些感觉，为什么会做出某些举动，更不要说能为我们破解大脑最非凡的产物——意识的秘密了。他们认为，依靠大脑地图提供心智的信息，就好像指望地球仪可以告诉我们天堂和地狱的方向一样，是完全不可能的。

本书所叙述的研究并不能释疑何谓存在的本质，但是在我看来，它们可以提供吸引人的线索。请记住，这些研究只是心智探索的初步成果，我们现在对大脑的看法可能不比16世纪时的世界地图更正确和完整。大多数书中提到的实验都比我写的更复杂，有些甚至以后很可能被推翻，这是因为很多研究太新了，还没有足够的时间接受其他实验室的复验。还有很多领域依然鲜为人知，这是前沿科学的正常现象，每一个人实际上都在猜测事实会是如何。很多顶尖的科学家愿意把他们的想法、理论在这里与读者分享，你也可以从他们的意见分歧中发现，要达成最后的共识，这个领域还有多么长远的路要走。

那些绘制古早时期地图的人为了填补未知的地方，会用中古世纪的知识来吹牛。有一位制图师很自信地写道："这里，是龙住的地方。"我尽量把龙排除在大脑地图之外，但是你一定会看到龙形，以及其他误导性的路牌和可疑的地标。我想，这种情况在处女地是无法避免的，所以只喜欢走清晰路径的人，必须等到导游出现以后才可能展开游览。至于喜欢探险的人，请读下去，我会给你展示一些神奇又美妙的东西。

目 录

第 1 章　逐渐浮现的脑　　1

第 2 章　完美的分离　　41

第 3 章　在表面形态之下　　73

第 4 章　可以变化的阴晴圆缺　　117

第 5 章　每个人的独特世界　　165

第 6 章　跨越演化的鸿沟　　217

第 7 章　记忆的心智状态　　253

第 8 章　通往意识的高地　　285

第 1 章

逐渐浮现的脑

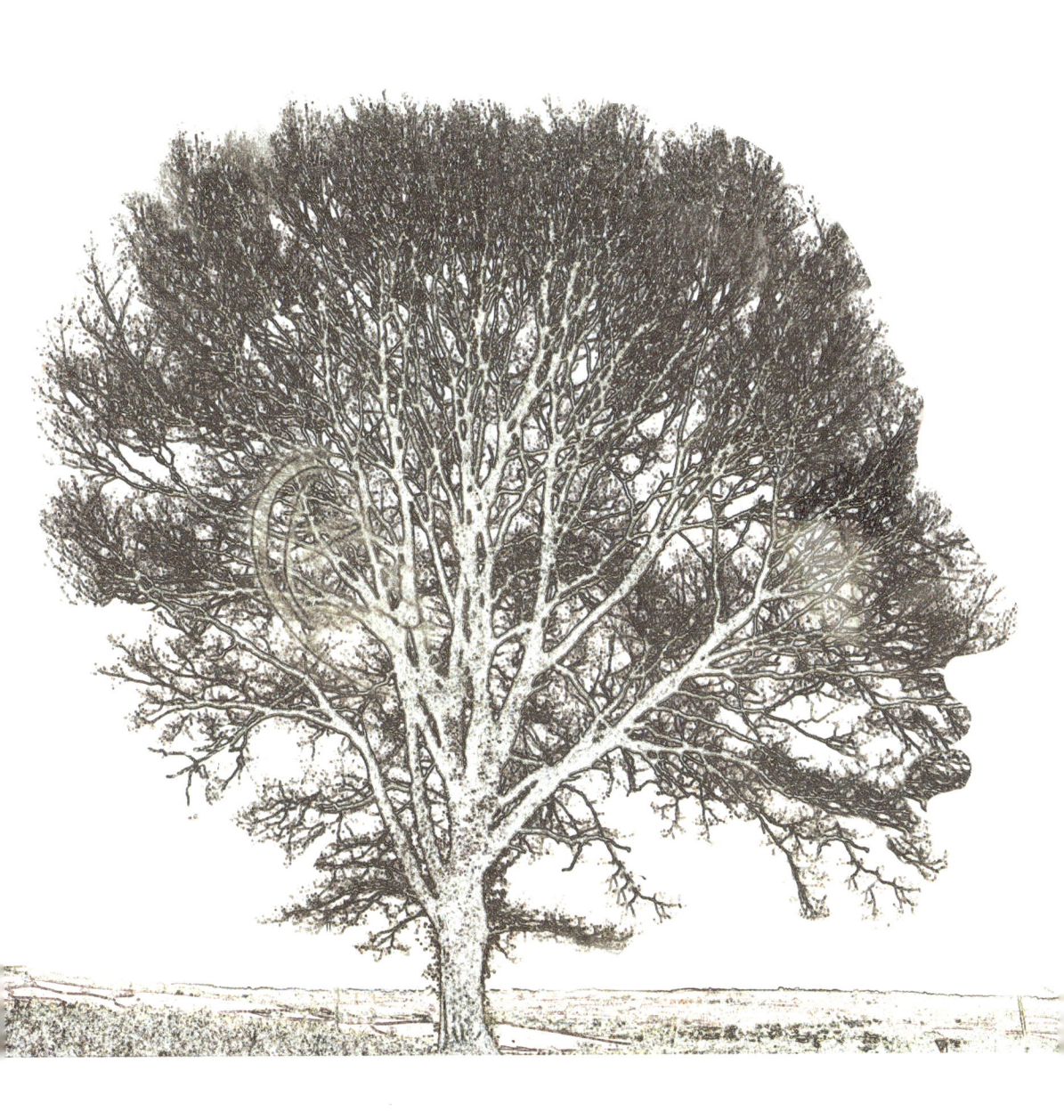

人类的大脑是由许多部分组成的，每一部分都有特定的功能：把声音转变成语言、处理颜色、表达恐惧、辨识面孔、区分鱼和水果等。但是各部分并非静态的组合，每一个大脑都是独一无二的，不断在改变，并对环境非常敏感。大脑的各个模块间互相协助、互相作用，它们的功能并不是僵化、固定的，有时某部分会越俎代庖，接替另一部分的工作，有时则会受环境或基因的影响而完全失去功能。大脑活动受到电流、化学物质和神秘的振荡控制，甚至可能受到会扭曲时间的量子效应所影响。整个大脑是因动态的系统而组合成一个整体的，这个系统可以同时做一百万件不同的事。大脑很可能因为过于复杂而永远无法了解自己，然而它从来没有停止做此尝试。

颅相学初探

假如你把手指头放在颈背，然后往上移，你会在头颅底下摸到一块鼓起来的地方，感觉一下那里。根据颅相学开山祖师弗朗兹·加尔（Franz Gall）的说法，这个鼓起来的地方是"恋爱中心"，也就是"引发性感觉的地方"。假如再把手指往头顶上移 3 厘米左右，你现在就到了"战斗中心"。

从理论上来说，一个脾气温和、爱好和平的人，应该会发现自己头颅的第二个区域比第一个区域更扁平。但是，假如你头上鼓起来的地方与你的自我感觉不相符，也不要在意，因为加尔定义"恋爱中心"时，找了两位文君新寡、很"情绪化"的妇女，测验她们头皮上最热的地方；而他的"战斗中心"则是观察到"大部分印度人和锡兰人"的那个地方都很小。即使在 19 世纪初，这种方法也是很可疑的。

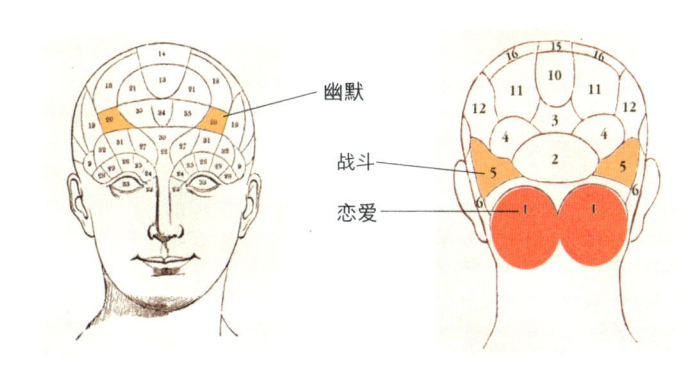

刺激这里会
产生笑意

加尔的
"快乐器官"

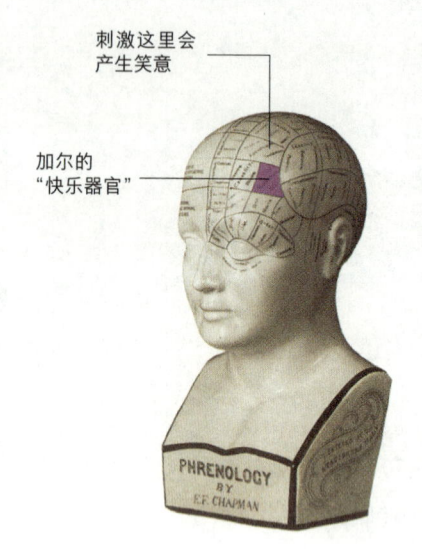

无论如何，摸骨都是无稽之谈，因为大脑组织很软，根本不可能影响到颅骨的形状。但是这理论也并非全错。请再摸一下你的头，这次摸头顶，稍稍向前移动，靠近头顶的左侧，那里就是加尔的"快乐器官"。加州大学医学院的外科医生几年前提出报告，他们对一位16岁女孩左脑的这个区域施加了微弱的电流。

这个女孩患有癫痫，该刺激是既定程序的一部分，旨在找出她脑中癫痫发作的导火索，将病变的地方切除。实验中患者是清醒的，微量的电流通过此处时，她开始笑起来。她不只是咧嘴微笑，而是真正心情极佳地开怀大笑。当医生问她什么这么好笑时，她回答道："你们这些医生排排站真是太好笑了！"医生令电流再次通过，这次女孩突然觉得墙上挂的一张图片非常好笑，尽管画面中是一匹非常普通的马。第三次时，她又被别的理由逗笑。医生似乎发现了大脑制造快乐的地方，并且快乐的产生与实际情境无关。这和加尔在200年前对这个地方的指认无疑纯属巧合，但是他的基本理念，也就是"大脑由许多具有独特功能的模块所组成"的这一点，倒是很有先见之明。

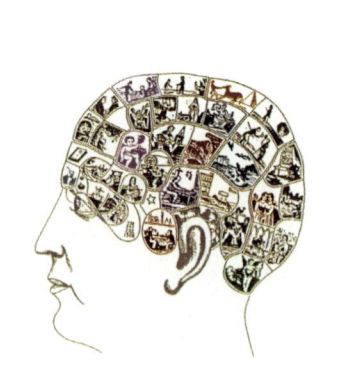

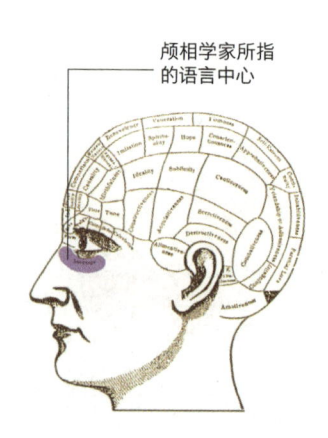

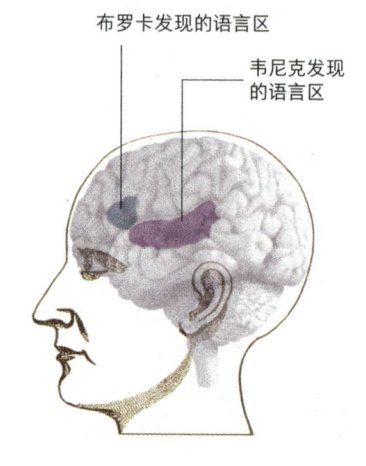

颅相学家所指的语言中心

布罗卡发现的语言区

韦尼克发现的语言区

4　这样看大脑

颇有讽刺意味的是，在发现大脑真正的模块之后，颅相学不攻自破。19世纪末期，欧洲的大学里掀起了一股生物精神医学的热潮，许多神经科学家开始采用大脑局部电刺激和动物损伤实验的方法，试图找出大脑各个区域的功能。还有人观察到某些行为与特定大脑区域的损伤有关。这是大脑地图的第一个时代，许多重要的里程碑就是在这个时期完成的，包括神经学家保罗·布罗卡（Paul Broca，1824—1880年）和卡尔·韦尼克（Carl Wernicke，1848—1905年）发现的语言中心。令颅相学家深感尴尬的是，这些区域位于脑的侧边，在耳朵的上面和旁边，而加尔的语言中心却定位在眼睛旁。

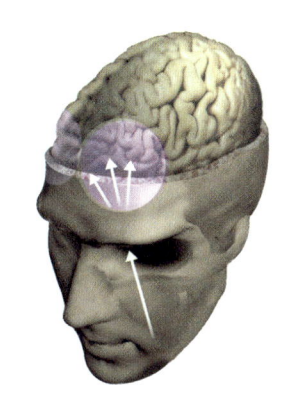

额叶切除术是把连接潜意识脑（情绪从此处而来）和皮质区（有意识地记录情绪的地方）的神经纤维剪断。

布罗卡和韦尼克发现的语言中心，到今天还冠着他们的名字。假如20世纪初的科学家继续寻找大脑的功能区，如今大脑会挤满这些先驱的大名，而不是像初级听觉皮质（primary auditory cortex）、辅助运动区（supplementary motor area，SMA）或初级视觉皮质（V1）等标记新发现脑区的无趣名词了。科学家对大脑功能的兴趣，随着颅相学的衰微而减退，而大脑的模块理论也被"整体活动论"（mass action theory）所取代。这个理论认为，复杂的行为是全部大脑细胞共同工作的结果。

从表面上看，20世纪中叶对任何想用物理方法治疗心理疾病或变态行为的人来说，都是一个很不好的时机。但在当时，精神外科学（psychosurgery）发展迅猛。1935年，葡萄牙里斯本的神经学家埃加斯·莫尼斯（Egas Moniz）听说有一些实验使黑猩猩额叶（frontal lobe）的某些纤维受损，原来有攻击性、很焦虑的黑猩猩在接受脑白质切断术后安静下来，变得很友善。莫尼斯很快把这个手术应用到遭受同样痛苦的人身上，发现果然有效。脑白质切断术［后来演变成更极端的额叶切除术（frontal lobotomy）］迅速成为精神病院的例行疗法。仅在20世纪40年代的美国，就至少有20000名患者接受了手术。

现在回头去看，当时的手术治疗轻率得令人不敢相信。几乎任何一种精神疾病，无论是抑郁症、精神分裂症，还是躁郁症，患者全都被送去做这项手术，却没有人知道究竟是什么引起了不同的症状，以及为什么进行切除就能缓解病情。脑外科医生从一家医院奔向另一家，手术器材就放在汽车后座，在一个上午就可以完成十几台手术。有一位外科医生这样形容自己的技术：

"这一点都没有什么了不起，我使用一根医用冰锥，从眼球上方的头骨钻进去，推入大脑后将其旋转，切断一些大脑神经纤维——就这么简单，病人什么感觉都没有。"

很不幸的是，在有些患者身上，这种"没有感觉"的状态一直持续着，形成长期的情绪消沉和奇怪的冷漠。情绪的不敏感使他们觉得自己只有一半是活着的，另一半已经死了。这种手术也并不总能治愈攻击倾向：莫尼斯的事业突然终止了，因为一个被他切除额叶的患者枪击了他。

总体而言，20世纪中叶的额叶切除术的确解除了一些人的痛苦。这比后来造成的痛苦更显著，但还是在医学界引起很大的不安，至今仍有人对精神外科医学抱持怀疑的态度。到了20世纪60年代，有效的精神类药物出现后，针对精神病患者的外科手术基本上就销声匿迹了。

随着我们进入21世纪，这种操弄大脑来改变行为和解除精神痛苦的想法，又悄悄地起死回生了。但是这一次，任何微小的修修补补，都将基于对大脑如何工作的更深入了解。最近发展出来的技术，尤其是功能性脑部扫描，使研究者可以探索活人身上正在工作的大脑。看到大脑工作中的情形，我们便能更深刻地认识心理疾病，以及每天我们所有感受的本质。

以疼痛为例，人们通常以为大脑中一定有一个疼痛中心，与身体各个部位的感觉神经连在一起。事实上通过扫描显示，大脑中根本不存在这样的中心，疼痛主要来自注意力和情绪相关区域

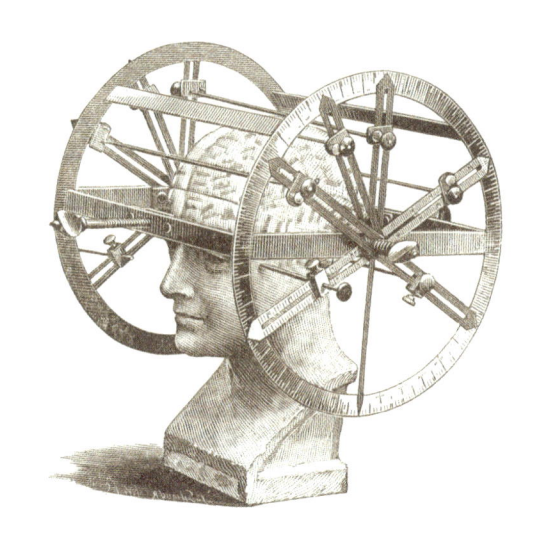

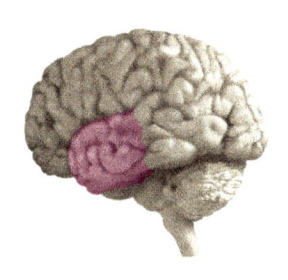

刺激这部分的颞叶，我们会产生宗教上灵魂出窍或升华的超然存在感觉。

的激发。看到引发疼痛的神经活动，我们就会明白，为什么我们在情绪不好时尤其会感到疼痛，或为什么有更紧急的事情吸引了我们的注意力后，我们往往感觉不到痛，哪怕身体已经受到严重的伤害。

有些看起来很简单的大脑功能，如产生疼痛，其实比我们想象中更复杂，而有些看起来不可估量的心智品质，却往往机械化得惊人。道德、利他行为、心灵和宗教上的经验、对美的欣赏，甚至爱，过去均被认为是科学探索难以触及的。这些令人费解的大脑之谜，如今正逐渐显现出它们的心理根源，在有些情况下，甚至可以利用完美放置的电极来进行操控。例如，放置于大脑中的起搏器（pacemaker）可以扭转过去认为是"精神"疾病的抑郁症那无意义的黑暗，而且可以连根拔除曾经没有办法遏制的强迫性念头。假如采用正确的方法刺激大脑恰当的区域，甚至可以产生灵魂出窍或升华的超然感觉。你可以买一顶头盔，戴上后选择"强烈的心灵感应"，它就向你的头颅输送电流去刺激大脑灰质，通过电流的开和关来产生心智体验。这顶头盔乍看上去虽然显得很可疑，但它可是真正的科学研究成果。从 20 世纪 80 年代

第 1 章 逐渐浮现的脑 7

开始，加拿大的神经科学家迈克尔·佩辛格（Michael Persinger）在一系列的实验中发现，中断脑内尤其是颞叶（temporal lobe）周围电流的活动，会令大多数人产生很奇怪的主观心智状态，包括灵魂出窍，以及感到自己身处看不见，但可以感受到的东西之间等。这表示像有趣、紧张、爱、恐惧和亢奋等感觉，可以在没有外界刺激的情况下产生，我们不需要看到喜爱的东西才生出渴望，不需要被人威胁才感到恐惧，也不需要超灵异的鬼怪才觉得恐怖。只要刺激得当，大脑便足以自己产生任何体验了。

那么，大脑是怎么做到的？一团团的神经元（neuron）和像蜘蛛网一样的神经连接怎么可能真的产生这些体验，还可以控制我们的身体呢？我们所有的体验都来自一种大脑细胞，即神经元的电流发射。但是，一个神经元的发放尚不足以引起睡眠中眼皮的跳动，更不要说有意识的感觉了。只有当一个神经元兴奋了它周边的邻居，后者再去兴奋别的神经元时，最终这些活化的模式达到某个复杂度，并且整合到某种程度后，才能产生思想、感受和知觉。

几百万个神经元必须同步活化，才能制造出最微小的思想。即使在最无所事事时，大脑的活动也像万花筒一样，不停地改变、活动——一种与白日梦、自省和沉思相关的默认模式。而当一个人在完成一项很复杂的心智任务，或情绪很强烈时，整个大脑都会兴奋起来。

每个输入的感官刺激都会激活一种新的神经元活化模式，有一些会产生生理上的改变，使它们以记忆的方式被重复。不过，大部分的神经活化模式会在持续几分之几秒后消失，它们短暂接收的刺激也会被抛诸脑后。

留下来的活化模式，随后可能与别的部分形成新的联结（这就是知识），或是互相结合而形成新的概念。理论上，每当某一组相互连接的神经元一起被激活，应该会使大脑产生同样的思想片段、感觉或潜意识的大脑功能。但事实上，大脑的变异性太大，以至于不可能有一模一样的神经活动出现。真实的情况是，神经元的激发模式彼此大同小异，却还是存在细微的差异，我们从来不会体验两次完全相同的感觉。

当大脑对外界刺激起反应时，每时每刻都会产生新的神经活化模式，每一个都拥有其特征。所以脑内的环境就会不停地改变，而大脑又会对这些改变继续产生反应。这就创建了一个能够确保持续变化的反馈回路。

脑内环境中有一部分始终不停地在施压，要去寻找新的刺激，去搜集新的信息，尤其是有关未来事件的新资讯。搜集到的这些信息不仅对未来行动有指引作用，其本身也是一种奖励，因为它激起神经元的反应，这些反应又会产生愉悦的期待。这种对信息的贪求是大脑的基本特质之一，在我们最基本的反应上都有所体现。即使是大脑中负责意识的区域遭到完全破坏的患者，其双眼也会去搜索房间的一切，而且会锁定一个移动的物体，随着它移动。眼球的运动由脑干控制，就像花朵会朝向太阳一样，这也是无意识性的动作。然而，尽管知道这一点，当你被一个明知几乎已经死掉的人的目光追随时，还是会感到很不舒服。

大脑和环境之间的反馈回路是一种卓越的引导操作。利用计

外部世界的感官刺激会影响我们后续对它的知觉，这个知觉反过来又会创造出另一个促成改变的影响，进而再度使我们的知觉发生变化。

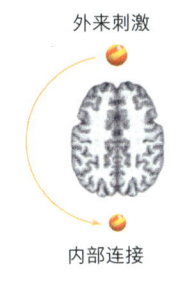

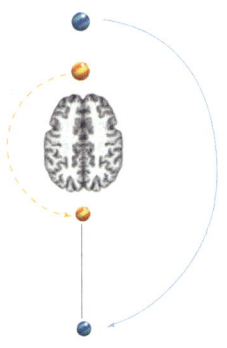

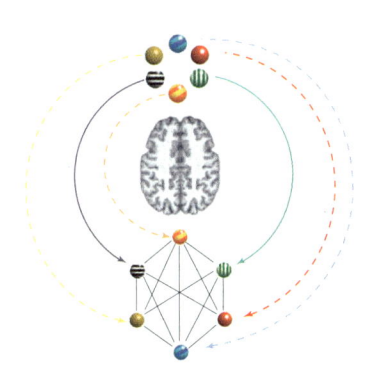

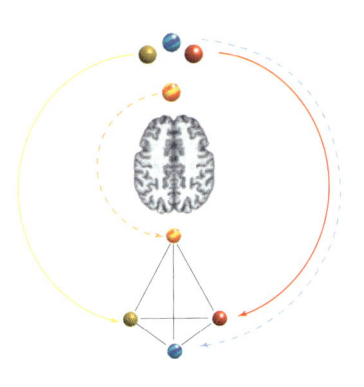

外来刺激

内部连接

第 1 章 逐渐浮现的脑 9

算机模拟神经网络的运作方式，科学家发现，假如程序设计成重复执行对生存有利的模式，抛掉不利的部分，那么最简单的神经网络也可以在很短的时间内发展出惊人的复杂性。大脑活动就是以类似的模式在个体中演化的。

这个过程有时候被称作神经达尔文主义（neural Darwinism），保证了对有机生物体生存有利的思想（和行为）会被永远保存下来，而那些无用的则自动消失。这不是一个僵化的系统，大部分的大脑活动模式都与生存无关，但是整体来说，重要的反应通过这种途径构建到人类大脑中。

有些大脑配置是在基因层面构建的。某些特定的大脑激活模式，即使是像语言生成这样相当复杂的过程，仍具有非常强的遗传特性，只有极端不正常的环境才会扭曲它们。又如进行挑错字测验时，大脑的活动模式在一般人身上非常相似，参与实验的十几个人拥有几乎相同的脑部扫描图像。这就是为什么大

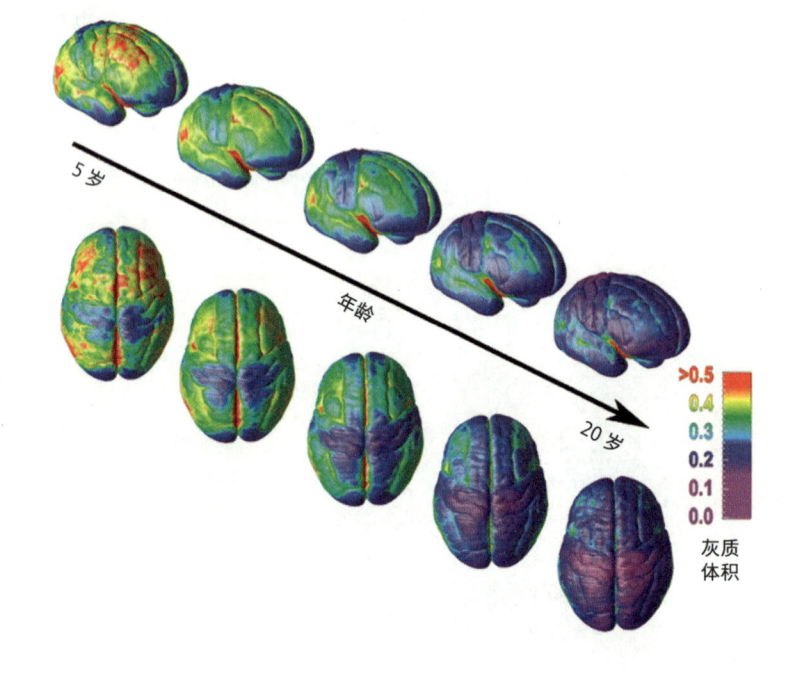

大脑是从后往前发展的，后面是有关感觉和动作的部分，前面主管决策、判断和计划。灰质在大脑成熟后变得更薄，因为多余的神经元已经被修剪掉了。但是留下来的神经元间的连接变得更密，也更有效，因为它们外面包了一层髓磷脂，即髓鞘。

脑地图研究者有信心说"大脑"如何如何，而不会说"一个大脑"如何如何。

但这并不代表每个人的思想都一样。感谢先天和后天那些复杂且精细的交互作用，没有任何两个大脑是相同的。即使是同卵双胞胎，即使是克隆人，他们的大脑在出生时也已经有所不同，因为在胚胎环境中的一点点差异，就足以影响后来的发展。同卵双胞胎刚出生时大脑皮质就有区别，而结构的差异一定会影响后续功能的发展。实际上，同卵双胞胎的大脑在出生时比后来的差异性更大，说明基因对生命后期的影响比最初更强，所以随着双胞胎不断长大，他们的行为会变得更像。

在胚胎发育的过程中，大脑在形成脊椎的神经管（neural tube）上端发育成球状物。约 7 周时，就可以看到大脑的主要区块，包括大脑皮质等。待胎儿出生时，神经细胞已经有大约 1000 亿之多，这也是他们长大以后拥有神经细胞的数量。

不过，这些神经细胞尚未成熟。很多轴突外面还没有包上髓鞘——一层绝缘体，使信号可以快速、正确地传导；另外，神经之间的连接也还很稀疏。所以，此时婴儿大部分的脑还没有功能，尤其是大脑皮质。新生儿的脑成像研究显示，此时只有与身体调节（脑干）、感觉（丘脑）和动作（小脑内部）有关的脑区最活跃。

子宫环境对婴儿大脑功能的设定有重要影响。有毒瘾的母亲生下的婴儿通常一出生就有毒瘾，而在怀孕时常吃咖喱等辛辣食物的母亲，她们的婴儿也更容易接受刺激性食物。这些研究显示，婴儿的味觉在子宫里就会受到母亲血液中残留的食物气味的影响。

子宫中的生命提供了一个研究基因和环境密切合作的好例子。例如，男性胚胎的基因会激发母亲身体在其发育的特定时间点合成一系列激素，包括睾酮（testosterone）等。这些激素在生理上改变了男性胚胎的大脑，使某些区域的生长速度减慢、某些地方则加快。这个作用使胚胎的脑部男性化，产生男性性征。同时，我们常看到的性别差异也由此形成，如女性在语言方面和男性在空间能力方面的优势等。假如男性胚胎在这个阶段没有得到恰当的激素刺激，他的大脑可能会更多地停留在女性脑的状态；而假如女性胚胎接触到大量的雄性激素，她的大脑可能会更偏男性化。

在大脑内部的发育中，神经元彼此比赛寻找伙伴，希望与之连接形成团队，就像在某个疯狂的派对游戏中一样。每个神经细胞必须在大脑中找到自己的位置，如果没有找到，就会死于无情的神经修剪过程，即细胞凋亡（apoptosis）或程序性细胞死亡（programmed cell death）。这种发生在未成熟大脑中的修剪过程，其目的是要加强并优化已经形成的神经连接，使大脑不会被自己的细胞塞得过满。这个"塑身"的过程虽然很重要，但也可能会付出代价。有些被修剪掉的神经连接，很可能是后来被我们视为"天才"的一些直觉技能。例如，"照相机"记忆（eidetic memory）在幼童身上很常见，但是经过几年的大脑修剪后就消失了。

不完全的细胞凋亡或许是通感（synaesthesia）发生的原

当大脑成熟后，它的密度变得越来越大，而且发展出复杂的脑回（gyri）和脑沟（sulci）。

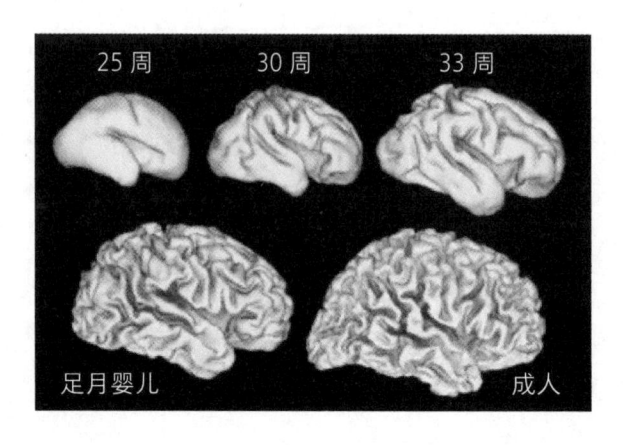

因，这是一种感觉经验（如看到红色）被错接到另一种感觉经验上（如听到一个声音）的疾病。当一个人体验到其中一种感觉时，另一种感觉也会随之出现。与此相反，如果细胞大规模凋亡、神经过度修剪，切断了太多的神经回路，则可能是唐氏综合征（Down's syndrome）和孤独症（autism）患者智能不足的原因之一，这也是为什么唐氏患儿长大后比其他人易得阿尔茨海默病（Alzheimer's disease）的原因。

攀上意识高峰

婴儿的情绪变化往往很剧烈。但是，由于成年人大脑中把情绪中心连接到意识经验的相关回路在新生儿中还没有完成，所以这种情绪表现很可能是无意识的。

"无意识的情绪"听起来像个自相矛盾的说法，假如没有意识的感知，怎么能叫情绪呢？事实上，情绪的意识成分越来越像生存机制系统中一个微不足道——有时甚至是非必要的元素，主要在潜意识层面发挥作用，即使在成年人身上亦是如此。

不过，这并不意味着早期的创伤经验不重要。严格来说，潜意识的情绪是无法体验的，但一样可以储存在大脑中。我们不会记得3岁以前发生的事情，因为那时大脑中负责意识长期记忆的海马（hippocampus）还没有成熟。然而，情绪的记忆可能储存在杏仁核（amygdala）中，这是一个很小、像杏仁形状的结构，深埋在组织下面，很可能在刚出生时就有功能了。在记忆还没形成的最初几年，婴儿被对待的方式甚至可以改变他们基因的功能。受到良好照顾的幼鼠，其行为与被忽略的同卵幼鼠大不相同，这种行为上的不同会引发大脑的改变，使被照顾的那一组幼鼠比较不容易焦虑。取自小时候曾被虐待、长大后自杀的成人大脑中的切片显示，同样的情况也发生在人类身上。

在刚出生时，神经元间的连接是很稀疏的（左图）。但是在婴儿期，新的连接以惊人的速度形成，并在6岁时到达最高峰。从那以后，随着用不到的连接被修剪掉，它们再次变得稀疏，只留下有用的神经连接。

终其一生，成人都可以通过学习新的东西来增加神经连接的数量。但是，假如大脑没有用到这些连接，它们会再次被修剪掉。在人的一生中，新的神经细胞都在不断形成，这个过程叫作神经发生（neurogenesis）。有些新的细胞会被纳入已有的网络中，尤其是有关记忆和学习的神经网络。

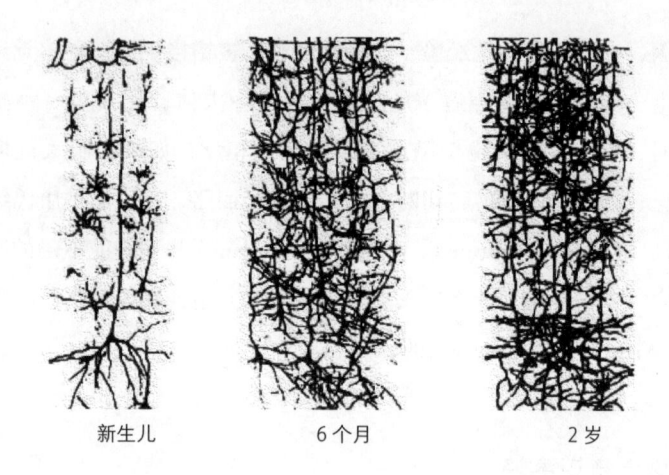

新生儿　　　　6个月　　　　2岁

　　随着婴儿逐渐长大，包在神经外面的髓鞘也逐渐形成，使大脑中越来越多的区域被连接起来，实现"在线"运作。顶叶皮质（parietal cortex）很早就开始工作，使婴儿能够直觉地感受到外界环境的基本空间性质。一旦这部分的大脑开始作用，婴儿会对peek-a-boo游戏（手遮住脸，再突然放开让脸露出来，即一下看到、一下没看到的游戏）百玩不厌。这是因为，他们此时已经知道脸不会在手后面消失，但是让他们了解为何如此的大脑模块却还没有成熟。

　　额叶大约在婴儿6个月大的时候开始参与工作，带来了认知的第一线曙光。到1岁时，它就逐渐掌握了对边缘系统的控制权。如果你同时给婴儿两个玩具，这时的他们只会选择一个，而不会像以前那样两个都要。根据一位发展心理学家的说法，直到1岁以前，婴儿都是"像机器人一样的机器"，他们的注意力会被任何视觉刺激所吸引。但是到了1岁以后，他们开始有自己的主见，不会总是受人左右了。

　　语言区域在第二年左右开始变得活跃。负责理解的韦尼克区大约在婴儿12个月大时开始发挥作用，比在18个月大时才出现的负责说话的布罗卡区早熟。因此在一段时间里，孩子懂得的比

14 周大的婴儿

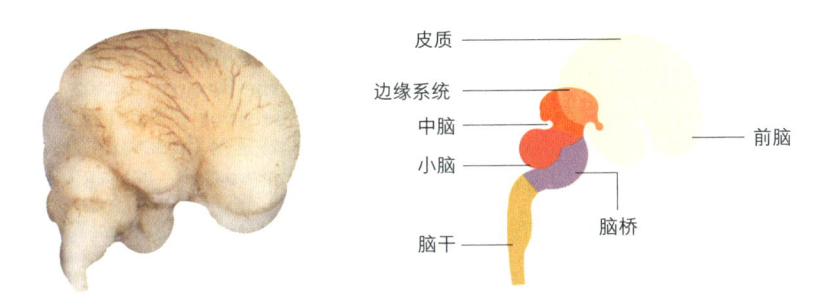

- 皮质
- 边缘系统
- 中脑
- 小脑
- 脑干
- 脑桥
- 前脑

18 周大的婴儿

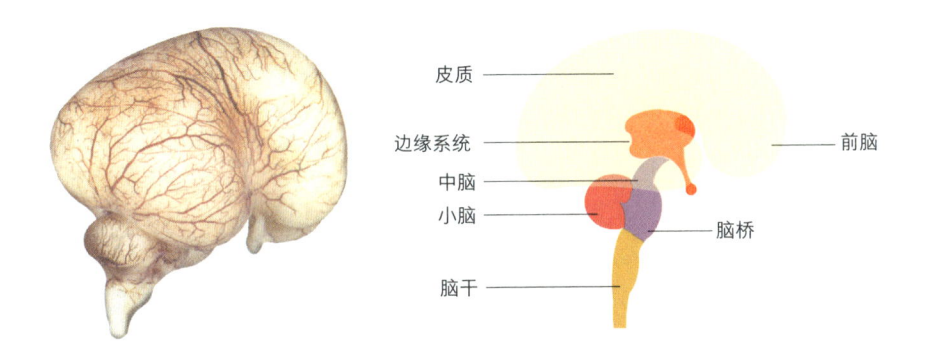

- 皮质
- 边缘系统
- 中脑
- 小脑
- 脑干
- 脑桥
- 前脑

6 个月大的婴儿

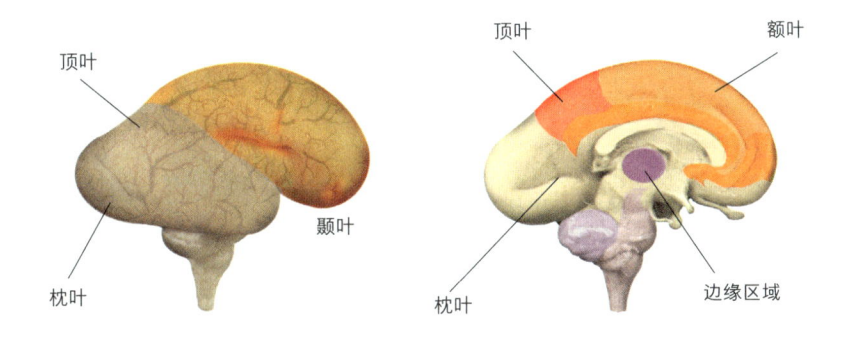

- 顶叶
- 颞叶
- 枕叶
- 顶叶
- 额叶
- 枕叶
- 边缘区域

第 1 章 逐渐浮现的脑 15

心智的搜寻

现在所知最早的大脑地图发现于埃及的草纸卷，大约完成于公元前 3000 年到前 2500 年之间。到了中世纪，"模块"的概念随着"细胞学说"（cell theory）再度兴起，它把各种人类的属性——思考、脾气等——定位在脑室，也就是大脑中间的空洞、脑脊髓液分泌的地方。17 世纪初期，法国哲学家笛卡儿认为，心智存在于一个独立的空间，与物质是分离的。这种"身心二元论"的看法至今仍然存在。在他的理论中，大脑好像是一个雷达接收器，各种信号通过松果体（pineal gland）进入心灵的维度——因为他发现，松果体是大脑中唯一左右不对称的器官。

在长达几个世纪的时间里，笛卡儿的二元论都占据主导地位，如今仍然渗透到我们的思想中。但是，总有科学家认为，心智和脑的功能是一体的两面。在 19 世纪及 20 世纪初叶，很多科学家拼命工作，试图找出一个合理的大脑地图。他们得到历史上几个大事件的帮助：法国大革命提供了很多新鲜的人头可供解剖，第一次世界大战后出现了很多脑伤的士兵可供观察。但是，当美国神经科学家卡尔·拉什利（Karl Lashley）说服大部分的同事，认为高层皮质认知功能来自神经元的"整体活动"，不可能有"功能定位说"后，大脑地图就被打入冷宫，不再受人关注。精神外科学表明，实际情况并非如此，而现在大脑扫描技术也正让人们意识到，确定大脑的功能区域是可能的，甚至最复杂、最精密的大脑作用机制也不例外。

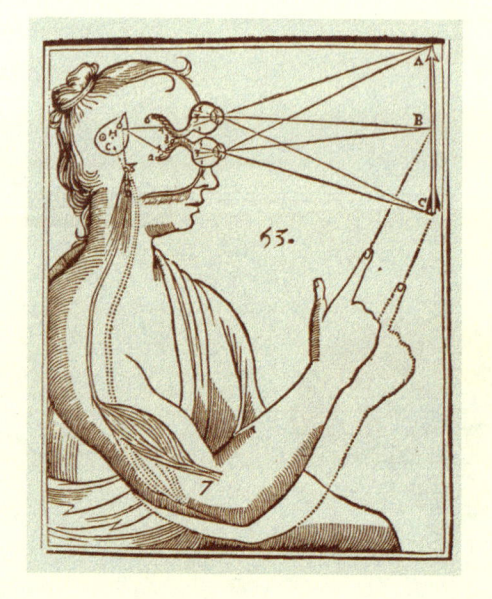

图片来自笛卡儿 1664 年所著的《论人》（*Traité de l'Homme*）。书中他认为，像梨子形状的松果体负责意识和灵魂的产生。

说得出来的更多。这种有口难言的挫折感可能会火上浇油，使常常乱发脾气、处于"可怕的两岁"（terrible twos）的小孩越发难以管教。

大约在语言区逐渐活跃的同时，前额叶（prefrontal lobe）的髓鞘也开始包围神经。这时的孩子有自我意识了，他们不再以为镜子中的人是另外一个孩子。假如把一些胭脂抹在他们的脸上，他们会伸手擦掉，而不再像小小孩那样去擦镜中孩子的脸。这样的自我意识显示，内在的执行者，也就是"我"，已经开始在他们的脑海里出现了。

某些大脑区域要过很久才能成熟，如维持我们注意力的网状结构（reticular formation），就要到青春期前后才全部包完髓鞘，这便是青春期前孩子们的注意力无法持续很久的原因。额叶一直要到成年期才包好髓鞘，这部分的大脑负责推理、判断和抑制情绪，直到它们成熟前，人都会更多地受到情绪而不是理智支配。因此，年轻人比年长者更冲动和情绪化，更敢于去冒不必要的险、犯冲动性的罪。

人类的大脑在婴儿期是最有可塑性的，你可以从孩子的大脑中拿走整个半球，剩下的一半也会重新组织自己，把失去那半

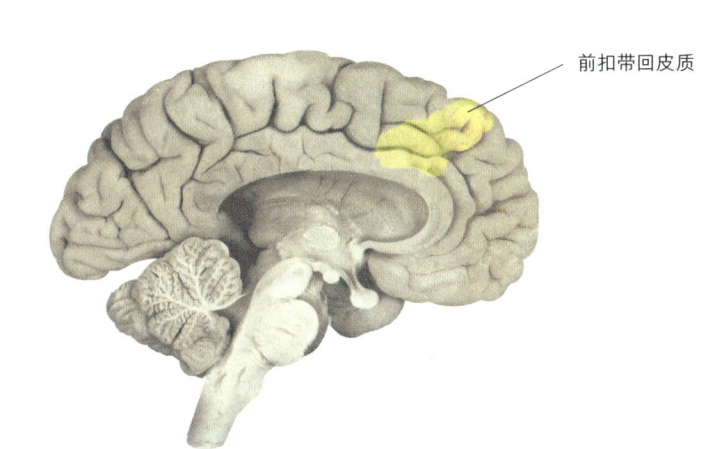

前扣带回皮质

在执行自由意志时，大脑的前扣带回这个部分会亮起来，这是使每一个人感受到内在所谓"我"的脑区之一。

它也是最后"上线"的脑区之一，这就是婴儿缺少也无法锻炼自控能力的原因之一。

的功能弥补过来,甚至会发展出原来只有缺失的那一半才有的功能。然而,随着我们的年龄逐渐增长,大脑的功能会逐渐定型,变得更有独特性。成年人的心智已经非常个性化,以至没有任何两个人会对同一样事物得出相同的结论。例如,一对情侣去看电影,他们的大脑活动模式可能完全不一样,因为两个人会思考剧情的不同方面,并将其与个人经验和记忆结合起来。她可能会想,剧中人什么时候才会和好,她才有心情吃晚饭,而他可能觉得女主角翘翘的嘴唇像极了他的前女友。

想要探讨哪些脑区处理哪些任务的实验设计必须选择固定且没有弹性的作业。两个多小时里,受试者需要一动不动地躺在正电子发射断层扫描仪中,只能抬起手指表示接收到信号。他们一定在想,从这种无聊的操作中能得到什么对大脑的见解呢?

事实上,这些无聊的作业带给我们相当多奇妙的发现。伦敦惠康认知神经研究所(Wellcome Department of Cognitive Neurology)的克里斯·弗里斯(Chris Frith)及其同事们进行的手指按键实验,就揭示了不久以前仍被视为生命永恒奥秘之一的"自我决定"的来源。他们先设计实验,把受试者大脑中可能发生的事件缩减到最少,只剩下从以前的研究中已经知道的、会在某些脑区出现的特定的活动模式。受试者被要求在听到提示时移动某一根特定的手指,这项任务能适当地激发听觉皮层(当提示是噪声时)和运动皮层(控制运动的区域)的活动。接着,他们在任务中添加了想要找到随意活动相关大脑区域的元素。他们不再告诉受试者要动哪一根手指,而是让受试者自己来做决定,然后观察大脑在动作出现时,与先前按照指示动时有何不同。

不同之处相当明显:当受试者自己决定动哪一根手指时,先前那些沉寂的脑部区域就亮起来了。这个实验设计包含了各种控制措施,确定了这种新近观察到的大脑活动不是由于其他因素,而是由受试者自己的意志造成的。巧妙而严谨的实验设计,确保了所识别的大脑区域几乎可以肯定就是促成人们按照自己的意愿做事的地方。后来的研究发现，在人们考虑该做什么决定而不是已经做出决定时，这个脑区的活动会增加。

那么，辨认出大脑决定移动哪一根手指的作用区域，真的能帮助我们了解大脑如何在混乱且无限复杂的世界里做决策吗？其情形也和在实验室中观察到的一样吗？

间接了解是可以的。负责自我意志的脑部区域位于前额叶皮质，就是额头后面那块地方。这个脑区受伤通常会造成人格改变，包括优柔寡断、严重丧失自我决定的能力等。19 世纪，美国的铁路工人菲尼亚斯·盖奇（Phineas Gage）就是一个典型的例子。在施工时因为意外爆炸，一根铁棍穿过他的头颅。他很幸运地活了下来，但是这个意外使他从一个做事有目的、有条理、勤勉的工头，变成一个酗酒的无赖汉。据当时治疗他的医生约翰·哈洛（John Harlow）形容，这个新的盖奇"有时顽固、执拗又反复无常、犹疑不决，虽然做了很多未来计划，但才刚安排好就放弃了……他的智力像个孩子，却又是个有着动物般热情的男人"。女性都被警告不要靠近他身边。"新盖奇"最显著的特征是他完全不能管理和控制自己。

假如自我决定是在某一块特殊组织产生的，那么没有它的人真是很不幸——他是"大脑不完整"的受害者。那么，我们是否应该因为那些不入流的行为而责怪今天的"盖奇们"呢？还是我们应该毫不留情地像对待那些无法克服毒瘾的人一样，重重惩罚那些累犯呢？

目前大脑的新发现为这个古老的问题注入了新的活力，有些类型的反社会行为很明显与大脑损伤或功能障碍有关。或许我们未来应该从操纵受损大脑来着手改进，而不是像现在这样处罚他

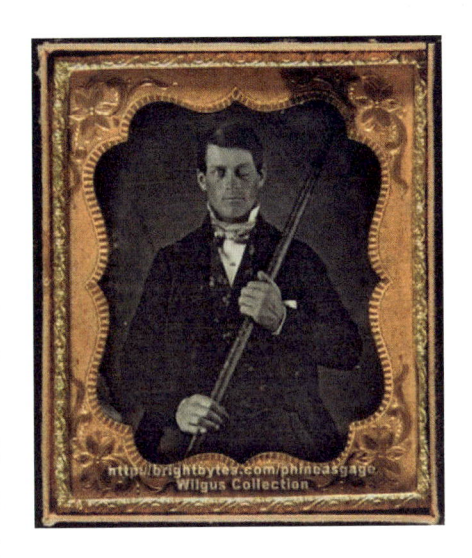

这张非常早期的照片被认为是盖奇本人。多年来，它的主人——管理影像图书馆的杰克（Jack）和比佛利·威格斯（Beverly Wilgus）都以为这是一位手执鱼叉的捕鲸人在与愤怒鲸鱼的搏斗中幸存下来后的留念。然而 2008 年，一位历史学家在网络上看到了这张照片，怀疑它可能是盖奇唯一留下来的影像。威格斯随后进行的研究发现，这张果然是盖奇的照片。

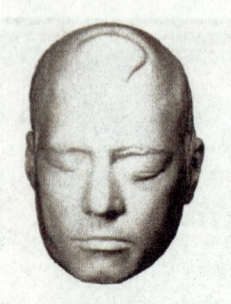

上图：盖奇死后制作的脸部面具模型，显示了头颅的巨大伤口。

下图：重建图，显示铁棒穿过盖奇额叶的情形。

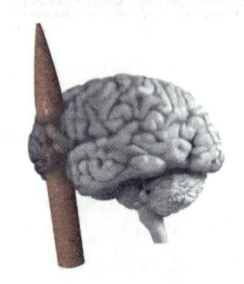

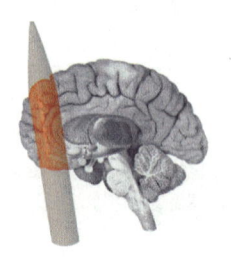

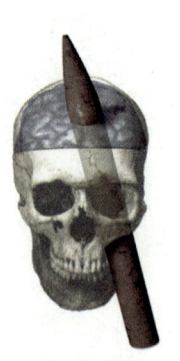

们，或用劝导、强迫甚至恐吓的方式来试图改变他们的行为。假如这个想法使你背脊发凉，想想我们现在对这些人都做了些什么。用人工的方式引发心智的改变，真的会比让他们在监狱中伸懒腰更糟糕吗？

窥视心智的窗口

一份教导人们如何安全使用核磁共振仪的录像显示，有个人手拿一把金属扳手走向了这台机器。当他走到几米之内时，突然伸出拿着扳手的手，手臂僵直地与地面保持平行，手中的扳手直指扫描仪。在接下来的几秒钟里，这个人就像在与一名看不见的对手进行拔河比赛，场面颇具卡通效果。只见他双手拉着扳手，人往后仰，想把它拉离机器的吸力。当他离机器越来越近时，扳手开始像风洞中的横幅一样颤动，但是他显然无法抵抗磁场，工具从他紧握的手中飞出，径直击中放在扫描仪前起保护作用的砖头，力量大到砖头当场粉碎。

这个画面是为了说明携带金属靠近核磁共振仪的危险性。这台机器基本上可以等同于一个很大的圆形磁铁，磁场引力的大小约是地心引力的14万倍。可以想象，如果带着心脏起搏器走近仪器会有怎样的灾难性后果。但是，如果你身上没有任何金属，那么接受核磁共振仪扫描是非常安全的，到目前为止还没有出现过任何不好的生理后果。

像功能性磁共振成像这种非常强有力的扫描仪，可以"打开"大脑让我们检视，这是30年前的人们不敢想象的。但是标示大脑地图的工作，远在这些精密仪器被发明出来之前就已经开始了。

早在100多年前，人类的两个主要语言中心就由布罗卡和韦尼克辨认出来了，到现在仍是大脑地图最重要的皮层地标。他们只是观察到有同样语言障碍问题的人，其大脑的损伤部位都很相似。布罗卡通过对那些说不出话来（通常是由于中风）的患者大脑进行解剖，找到了能让我们清晰表达语言的区域，典型案例是一个叫作唐（Tan）的病人。

之所以称他为"唐"，是因为这是他中风以后唯一说得出来的字。无论被问的是他的名字、住在哪里、生日是何时等，虽然他可以理解所有这些问题，但是他的回答永远都是"唐"。

布罗卡必须等到唐过世以后才能检查他的大脑，找出是哪里受伤。如今，扫描仪可以让神经科学家看到活人的受伤部位，这让我们了解受损区域对正常大脑有何影响的速度大大加快了。

另一项经受住时间考验的技术，是直接刺激大脑不同的部位，观察引发什么效果。利用这个方法，美国加州的外科医生从癫痫患者身上得到了许多新发现，而且似乎找到了与"幽默"有关的回路。

20世纪50年代，加拿大神经外科医生怀尔德·彭菲尔德（Wilder Penfield）首创了直接刺激大脑的方法。他将电极插入几百位癫痫患者大脑的各个部位，绘制出大脑皮质上的很多不同区域。他用这种方法证明，整个身体的表面都在大脑中有相应的表征，而且相对位置也是一样，即影响手臂的皮质就位于影响肘部的旁边，影响肘部的皮质则位于影响上臂的旁边，以此类推。最有名的是，他发现刺激颞叶会触发患者生动的童年记忆，或使其唱起一首久已遗忘的歌。

据大部分的患者描述，这些回忆就像梦一样，但是如水晶般透明清晰。"我好像就站在（我的）高中校门边，"一位21岁的男性述说，"听到我妈妈在讲电话，叫我阿姨今晚过来……"另一个人则说："我的侄子和侄女来我家玩，他们正准备回家，穿上他们的大衣、戴上帽子……在餐厅，我妈妈在跟他们讲话。她很匆忙，在赶着要做什么事。"

彭菲尔德的发现被解释为记忆被储存在抽象的地方（就是

大脑扫描技术

神经科学的革命受到越来越复杂的脑成像技术发展的推动，尤其是既可以显示大脑的活动，又可以标示出大脑部位的机器。下面的每一种技术都有它的长处和短处，研究者综合使用两种或两种以上的技术，创造出更完整影像的做法如今已经变得相当普遍。

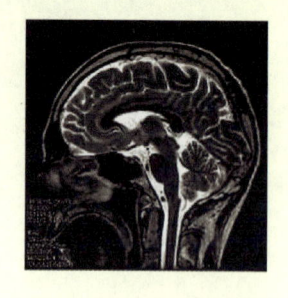

磁共振成像［MRI（magnetic resonance imaging），有时也称为核磁共振成像（nuclear magnetic resonance imaging, NMRI）］是通过磁场把身体组织中的原子微粒排列起来，然后用无线电打散它们的技术。这会使原子微粒释放出无线电信号，并且这些信号会因细胞组织不同而有所差异。之后再用一种叫作"电子计算机断层扫描"（computerized tomography, CT）的精密软件系统，把这些信息转换成身体任何部位的三维影像。利用这种方式进行的脑部扫描结果看起来就像X射线片，但可以看到不同的、描绘清晰的组织结构。

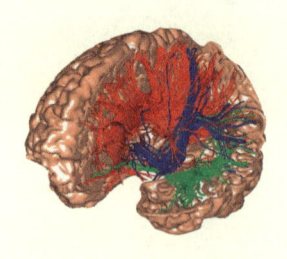

弥散张量成像（diffusion tensor imaging, DTI）是核磁共振的一种，测量的是水分子在神经纤维中的扩散。它在显示不同大脑区域间的神经连接上非常有用，因此在探究大脑不同模块的互动方面贡献很大。

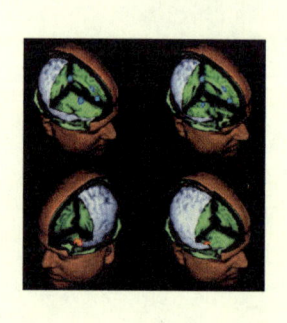

功能性磁共振成像（functional MRI, fMRI）能够在由上述技术所得的基本解剖构造影像中，添加大脑最频繁活动区域的标示。神经元的激发需要消耗葡萄糖和氧，这些物质靠血液来运送。当大脑某一区域的神经受到激发时，这些物质就会流向那里，fMRI就可以显示出这个耗用最多氧气的地方。最新的技术可以实现每秒4次扫描。大脑需要半秒的时间对刺激做出反应，所以这项快速的扫描技术可以清楚地显示出当大脑对各种刺激做出反应，或承担不同的任务时，不同区域的活动情形。fMRI成像正逐渐成为最有价值的扫描技术，但是它相当昂贵，通常学术研究者必须与临床医生共享仪器，因为后者对它有更迫切的需要。所以，很多实验中采用的仍是比较旧的技术，如"正电子发射断层扫描"。

正电子发射断层扫描（positron emission topography，PET）可以得到与功能性核磁共振相似的结果，它通过测量"燃料"摄入来找出大脑中工作最努力的区域。正电子发射体层成像影像非常清晰漂亮，但是分辨率不及功能磁共振成像。另外，它还有一个缺点：需要注射放射性的标记物进入血管。虽然注入的放射物剂量很小，但是为了安全起见，一个人每年只能做一次。

近红外光谱仪（near-infra-red spectroscopy，NIRS）也是依据大脑各部分在任何时候的"燃料"消耗量而得出影像。它的原理是向大脑发射低阶的光波，然后测量不同部位反射出的光量。近红外光谱仪比 fMRI 便宜，而且不需要放射性标记物，但目前还不能得到清楚的图片来展示大脑最深层区域发生了什么。

脑电图（electroencephalography，EEG）显示的是测量到的脑波，即神经细胞规律性振动产生的电流模式。这些脑波会根据大脑的活动类型而有不同的特性改变。测量脑波需要在头皮上贴电极，收集颅骨下细胞活动的信号。最新的脑电图技术是从几十个不同点读取数据并进行比较，从而构建一幅大脑剖面各种不同活动的图像。构建大脑地图通常采用"事件相关电位"（event-related potentials，ERP），即一个电波峰值与某个特定刺激有关，如文字或触摸等。

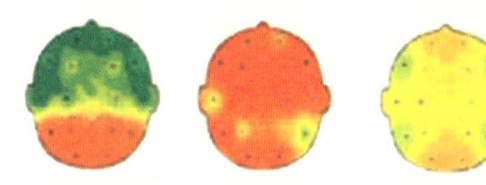

脑磁图（magnetoencephalography，MEG）与脑电图很相似，都是收集神经细胞的振动信号，但脑磁图追踪的是细胞释放出的极微量磁脉冲，而不是电场。这种方法存在一定的困难，例如它的信号很弱，很容易被干扰而看不见。但是，脑磁图仍具有巨大的潜力，因为它比其他的扫描方法都快，所以记录到的大脑活动比 fMRI 或 PET 更精确。

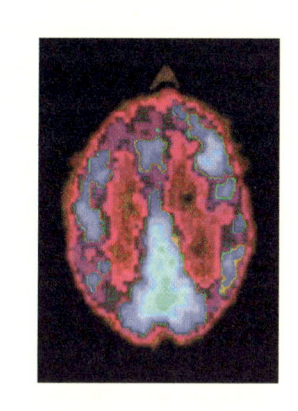

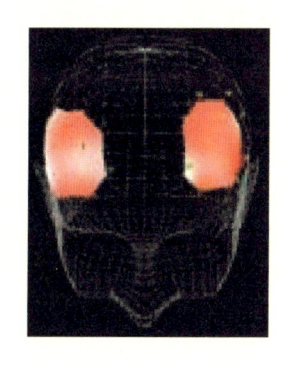

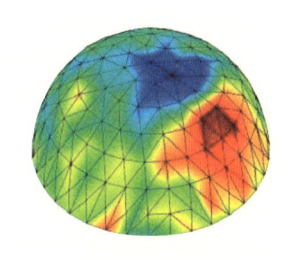

第 1 章 逐渐浮现的脑 23

使用 fMRI，可以找出大脑处理特殊心智作业的区域。

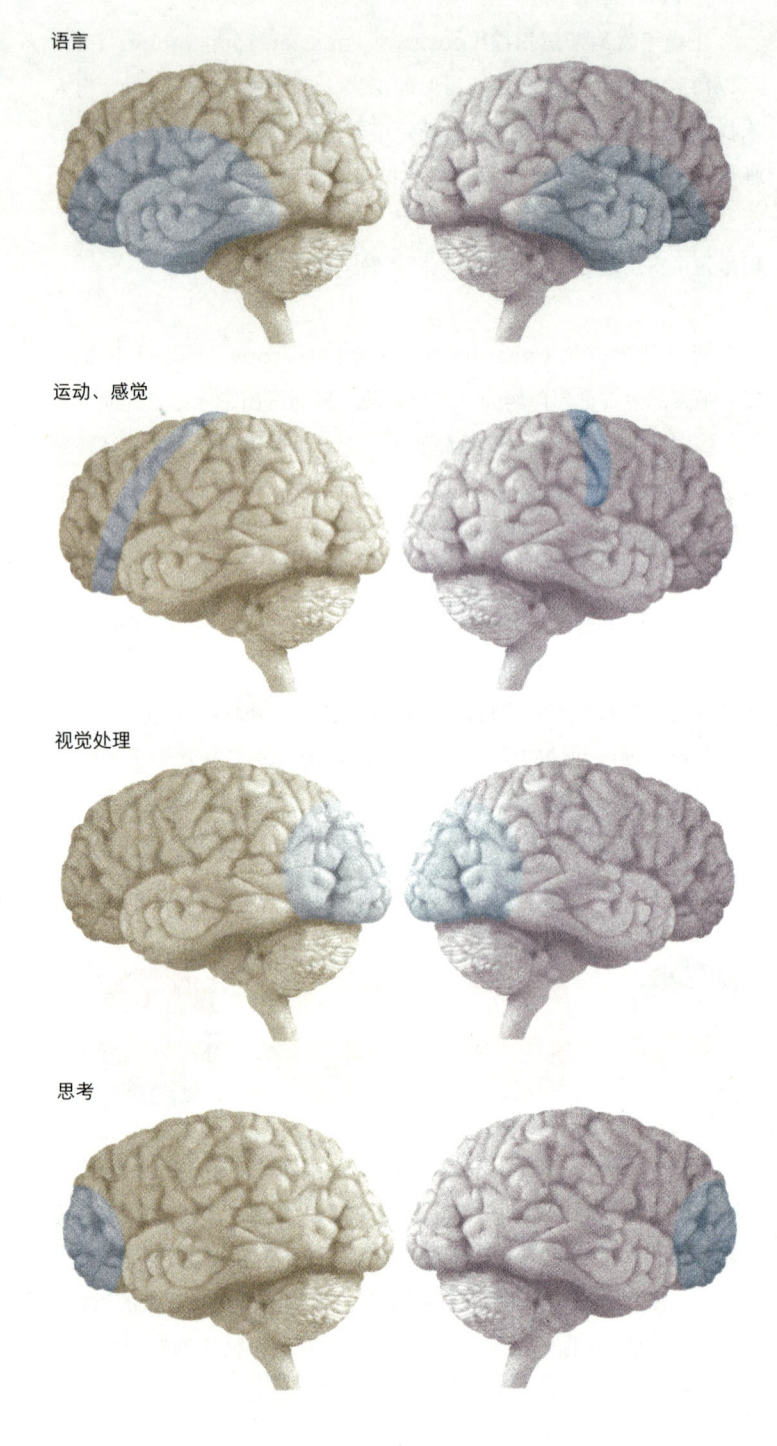

语言

运动、感觉

视觉处理

思考

印象）等待复苏。但是最近的研究显示，记忆比这种说法复杂得多。英国开放大学（Open University）的史蒂文·罗斯（Steven Rose）及其同事的研究表明，记忆会被复制很多份，每一份储存在大脑不同的感觉区，例如视觉、听觉等。刺激其中一份复制品可能会以某种方式引起其他的激发，使我们得到一个整体的、多重通路的经验。彭菲尔德可能只刺激了一个感觉通路的记忆，但是引发了许多反应。

彭菲尔德的发现在当时被解释为记忆是储存在独特的"小口袋"中的（这就是新创出来的名词：engram，记忆的痕迹），等待着被唤醒。从那以后，出现了更多比较复杂的说法。长期记忆分布在大脑的各个区域中，编码保留在产生原始经验的同一部位。例如，童年在晴朗的夏天到乡下听鸟儿唱歌、吃冰激凌的回忆会储存在好几个感觉区：冰激凌的滋味储存在大脑处理味觉的地方，太阳照在皮肤上的温暖感觉储存在身体感觉区，听到的鸟叫声储存在听觉皮质，看到的树储存在视觉皮质等。因为它们最初是被同时一起感受到的，所以当其中的一个部分被提取时，其他的部分也会被带动，各个不同的部分凑成了一个"完整"的记忆。彭菲尔德刺激的可能就是这个记忆的一个感觉层面，但是其他的反应都被激发出来了。

同样，发笑的患者大脑被刺激的地方也使一个更大的大脑模块中的一个节点被活化了，这个模块的根源位于大脑最原始的区域。目前找到的许多具有特殊功能的"小节点"，几乎可以肯定只是埋藏在神经团块中的一个突出点，就像大脑的冰山一角。

当然，这些在某个心智工作中亮起来的脑区，其实很可能并不是真正负责这项工作的，只是将信息传送到实际发挥作用的地方。有这样一个虚构的故事：一位科学家宣称，他发现青蛙是用腿来听的。为了证明这一点，他训练了一只会听命令而跳的青蛙。当他给人们展示过这一点后，便抓起青蛙，把它的腿砍掉，然后

流动在心智中的河流

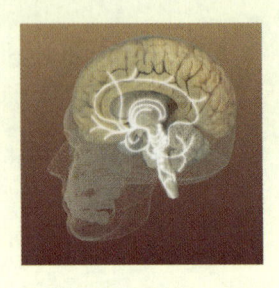

不同类型的神经细胞分泌不同的神经递质（neurotransmitter）。信息沿着神经通路游走，这些通路上的神经细胞分泌相同的神经递质，相互激发，使信息传递下去。所以，它们把大脑的各个区域串联起来，就像火车把沿线的各个车站串联起来一样，使之接续性地亮起来（或关闭）。每种神经递质都广泛分布，但是又在相当特定的大脑区域发挥作用。有些是兴奋性神经递质———也就是说，它们会激活与之接触的细胞放电，有些则是关闭神经细胞的活动。目前发现的神经递质已经有几百种，但是最重要的有下列几种：

血清素（serotonin）：这种神经递质会受到药物百忧解（prozac）的强化，有时也被认为是"产生快感"的化学物质。血清素的确对焦虑情绪有很大的影响，太多（或对它太敏感）会使人非常乐观、不忧虑。然而，它在很多其他方面也都发挥作用，如睡眠、疼痛、食欲和血压等。

乙酰胆碱（acetylcholine, ACh）：控制大脑与注意力、学习和记忆有关区域的活动。通常在阿尔茨海默病患者的大脑皮质中，乙酰胆碱的浓度很低，而增加其活性的药物则可能提高患者的记忆力。

去甲肾上腺素（noradrenaline）：主要是兴奋性化学物质，会引起生理和心理的警觉性，并且增进情绪。去甲肾上腺素的产生集中在一个名叫蓝斑核（locus coeruleus）的区域，这是大脑"快乐中枢"的几个候选区之一。

谷氨酸（glutamate）：这是大脑最主要的兴奋性神经递质，对于构成学习与长期记忆基础的神经元之间联系的建立，谷氨酸具有不可或缺的关键作用。

脑啡肽（enkephalin）和**内啡肽**（endorphin）：这是大脑分泌的吗啡，可以调节痛苦、减低压力，使人得到飘飘欲仙、如大海般平静的感觉。它们同时也会抑制某些生理功能，例如呼吸等，而且会使人上瘾。

催产素（oxytocin）：可以帮助我们"磨平心理的锐角"，和他人产生温暖互信的联结，尤其是母子或情侣间的心心相印。母亲在生产时，或两性性交达到高潮时，身体都会产生大量的催产素。

血清素作用通路

再命令青蛙跳，当然这回青蛙就不跳了。于是他很得意地向挑战其理论的人说："你看，腿切掉以后它听不见就不跳了！"

另一个问题是，我们在大脑中看到的一些明显的神经活动可能只是系统的干扰——随机发出的信号。这是一位研究者为了检视人在社会互动中神经元的活动，在完善 fMRI 的实验流程时发现的。他没有让受试者躺在核磁共振仪中忍受冗长的测验，而是启用了一位被动的"受试者"——一条死鱼。这条漂亮的大西洋鲑鱼是从当地的鱼摊子上买来的，毫无疑问已经死透了。因此，它理所当然应该对实验者呈现给它的一系列人类在社交情境中的照片没有任何反应。然而，当研究者检视大脑成像的图片时发现，与鱼的微小大脑相呼应的区域变得活跃，显示这条鱼正在思考它所看到的照片。

大脑地图的研究者很努力地避免掉入像这样的陷阱，但是有时还是无法幸免。有证据显示，这门科学目前仍有太多淘金者，有些学者过于急着提出新的主张，而不是重复他人的实验结果。不过，这种情况已经改善很多。最近这两年来，扫描的标准流程已经发展出来，极大地减少了不负责任的"成果"，而方法论——特别是得出明确结果的实验设计——仍是一个需要持续关注的问题。这些"新兴的颅相学者"下定决心，他们的发现绝不能像加尔的结论一样，必须经得起时间的考验！

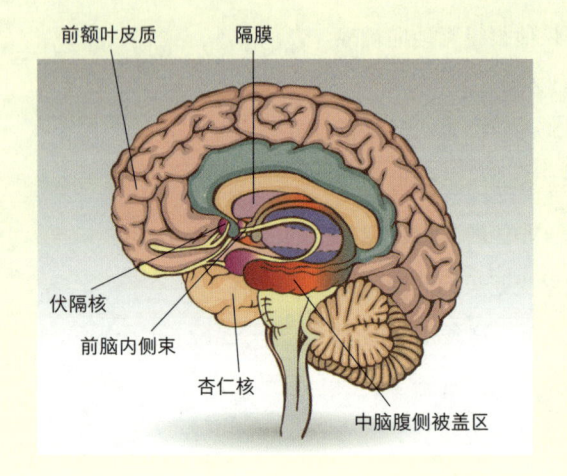

多巴胺的连接

多巴胺（dopamine）和奖赏的预期有关，在实现后会使我们感觉轻快。在发挥作用的过程中，它会带来渴望、期待和兴奋的感觉。

多巴胺通路在大脑中蜿蜒，在不同的区域有不同的作用。在脑干的深处，产生多巴胺的神经元位于一个叫作黑质（substantia nigra）的区域，这些多巴胺使我们保持身心健康。假如这里的神经元退化或萎缩死亡了，患者就会在生理和心理的双重层面上失去迈大步向前走的能力，如帕金森病的患者遇到的问题。

另一套多巴胺回路是大脑的"奖赏回路"（reward circuit），从中脑腹侧被盖区（ventral tegmental area）通往杏仁核、伏隔核（nucleus accumbens）、隔膜（septum），再到前额叶皮质，这条回路整体被称为前脑内侧束（medial forebrain bundle, MFB）。当这条回路被多巴胺刺激时，伏隔核会使身体做好准备去获取我们想要的东西，杏仁核登记它的价值，协助产生兴奋的有意识感觉，前额叶皮质和隔膜则把我们的注意力锁定在这个目标上。所有这些反应合作的结果，就是我们感受到愉悦的"高潮"。但是，它们不能产生永久性的满足感，除非还有别的神经递质介入。所以，多巴胺的分泌会使我们出现"还要、还要、还要……"的感觉，这就是上瘾的基本机制。

多巴胺也和意义的形成有关，就是那种觉得世界合理的感觉。如果多巴胺不足，我们会有大祸临头、世界要崩溃的感觉，或是相反，觉得每一件事都超级好，所有的一切都完美无比。

虽然多巴胺水平的不正常会带来功能上的缺失，我们却不能说患者看到的世界比多巴胺功能正常的人看到的更不真实。正常的多巴胺水平是演化设定的"最佳视点"——足以使我们去追逐需要的东西，如食物和交配的机会，但是又不会使我们把致命的敌人视为伟大可爱的超意识的一部分。不过，这并不表示"最佳视点"反映了真实的外界。

导览大脑*

人类的大脑有一颗椰子那么大，形状像核桃，颜色像生的猪肝，并且呈果冻质地。它有两个脑半球，上面覆盖着一层有深深皱纹的灰质薄层，即大脑皮质。在皮质上，凹下去的部分叫脑沟，凸起来的叫脑回。每个人的大脑表面形状都有一点不同，但是主要的皱纹——像老人脸上口鼻周围的纹路和眼角的鱼尾纹——则是每个人都有的，而且被用来作为标志。在大脑主要部分的最后端，一部分在大脑底下并有一部分和大脑连在一起的是小脑。很早以前，它曾是我们哺乳类祖先主要的脑，但是现在已被面积更大的大脑取代了。

每个脑半球又分成4个脑叶，区隔它们的是各个脑褶：最后面的是枕叶（occipital lobe），在耳朵附近更低一点的是颞叶，上面的是顶叶，最前面的是额叶。每个脑叶都有自己专司的责任：枕叶几乎全部由视觉处理区组成；顶叶主要处理与动作、方位、计算，以及某些类型的辨识有关的功能；颞叶与声音、语言的理解（这通常仅在左脑）和记忆的一些层面有关；额叶主掌最综合的功能：思考、计划、形成概念等，同时也在有意识的情绪方面发挥重要作用。

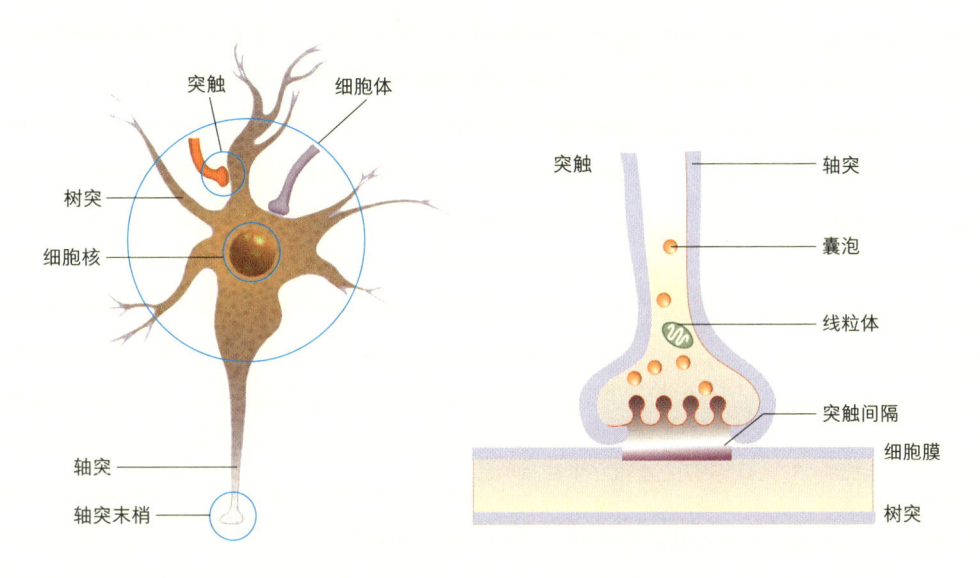

---

* 2000年后，本文所提的三重脑模型（triune brain）已不再受科学家支持。但由于它简洁直观，对于读者认识大脑结构依然不失为一个值得了解的模型。——编者注

第1章 逐渐浮现的脑 29

假如从中线把大脑切开，使两个脑半球分离，你会看到在皮质下有许多复杂的模块：团块、管道和小的空腔。有一些的形状可以使人联想到坚果、葡萄和昆虫，但是大部分在外观上没有什么意义。每个模块都有自己的一种或多种功能，而且彼此都靠纵横交错的神经轴突紧密连接。大部分的模块都是灰色的，因为它们是密度很高的细胞体集合。但是，连接它们的管束颜色就淡一点，因为在其外面包了一层白色的物质，叫作髓鞘。髓鞘的作用是绝缘，使电流能快速通过并且不会短路。

松果体是大脑唯一不成对的模块，它位于大脑的中央。在本书中，当我谈到模块时，使用的都是单数（module），但是事实上它们都有两个（modules），并且左右对称。在必要时，我会特别指出讲的是左脑还是右脑的模块。

从旁边来看这块切开的大脑时，最引人注意的是一条弯曲的白色组织带，它区分出折叠的皮质和底下的模块。胼胝体联结两个脑半球，发挥桥梁般的作用，不停把信息向两边来回输送，因此绝大多数时间都是非常有效率的。它下面便是边缘系统，这个地方在演化上比皮质更古老，又被称作哺乳动物脑（mammalian brain），因为首次出现在哺乳类身上。这一部分的脑（以及它下方更古老的脑）是没有意识的，但是对我们的经验有深远的影响，因为它与上面有意识的大脑皮质有紧密的连接，不停地把信息向上传递。

情绪在边缘系统产生，伴随着大多数（通常）有助于我们维持生命的行为和动力。但是，边缘系统还有很多其他的功能：丘脑（thalamus）是个中转站，把涌进来的信息分送到大脑的各区去做进一步的处理。在丘脑下面的是下丘脑（hypothalamus），它与脑垂体一起不停地调整身体姿态，使之维持适应环境的最佳状态。海马（因为形状像海马而得名，这个比喻只有在它被横切并运用很多想象力时才能看得出来）对长期记忆必不可少，在海马前端的杏仁核是恐惧被记录和产生的地方。

再往下走，你会进入脑干。这是大脑最古老的部分——大约在5亿年前就演化出来了，它很像现代爬行动物的脑，所以也被称为"爬行动物脑"。脑干是由许多从身体经过脊椎往上延伸的神经所组

边缘系统
（主要模组）

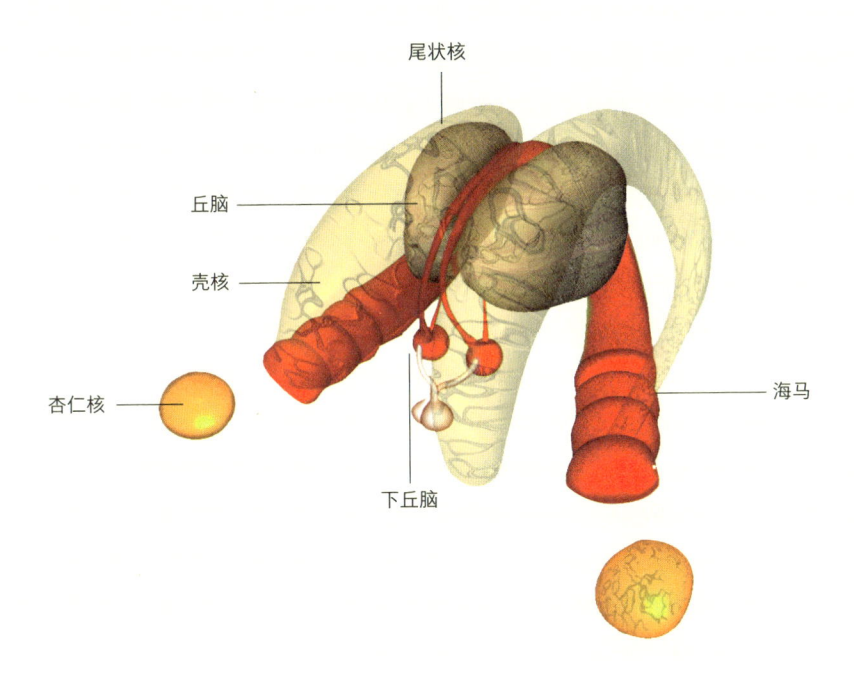

尾状核

丘脑

壳核

杏仁核

下丘脑

海马

成的，它负责将身体的信息传递到大脑。脑干中各种不同的神经细胞团决定了大脑的总体警觉性水平，并调节呼吸、心跳和血压等。

假如你将大脑的某一区域放大来看，你会看到绵密的神经网络。其中大部分是结构相对简单的胶质细胞，它们的主要功能是保持大脑的物理完整性，把整个构造黏合在一起。

胶质细胞还在放大电流活动或使电流的活动同步化方面扮演重要角色，例如，它会通过激发传递痛觉信息的神经元来加强神经痛，使坐骨神经痛更严重。

真正创造大脑活动的细胞是神经元，它们只占大脑细胞总数的10%，可以将电流从一个细胞传递到另一个：细长型的神经元可以一直通达身体躯干，星形的神经元往四面八方传递信息，还有些神经元有浓密的分支丛生在一起，活像长得茂盛的鹿角。每个神经元可以和多达1万个邻居相连接，彼此以分支沟通。神经元的分支有两种：轴突将信息从细胞核往外传送，树突则用来接受传入神经元的信息。

第 1 章　逐渐浮现的脑　31

假如更进一步观察，你会注意到，每个轴突和树突交接的地方有一个很小的空隙，这个小空隙叫作突触。

为了让电流通过这个空隙，轴突必须分泌化学物质，叫作神经递质；当神经元准备发放信号时，神经递质就会被释放到突触。其中一些化学物质会使邻近细胞的活动减弱，其他一些则会引起附近的神经细胞发放，这样的连环效应最终能够引发几百万个彼此相邻的细胞进行同步活动。

神经元和分子之间发生的这些活动，构建了我们心智的基础，大多数现有的生理性精神治疗都是通过控制它们来起作用的。举例来说，抗抑郁症的药物作用于神经递质，主要是强化血清素、多巴胺和去甲肾上腺素等胺类化合物的作用。对微观脑过程的研究目前帮助我们发展出很多新的药物，可以缓解痴呆症（dementia）、帕金森病和中风等患者的症状。有些科学家认为，意识的秘密就在于此，甚至在更基本的量子历程上，即脑细胞内最微小的深层活动。

大脑皮质的右半脑

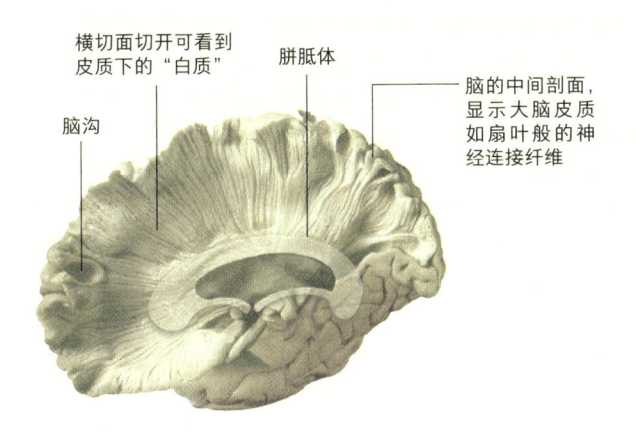

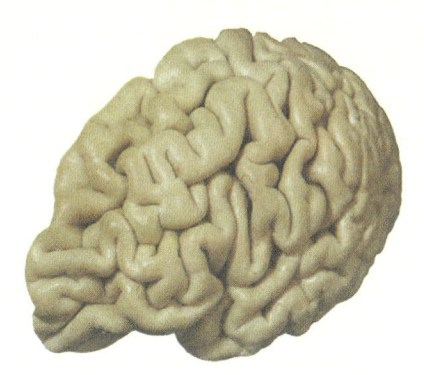

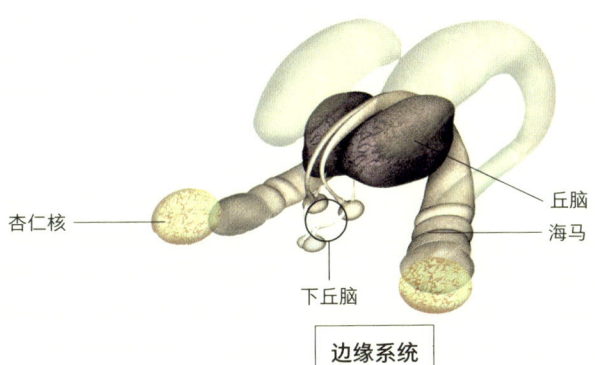

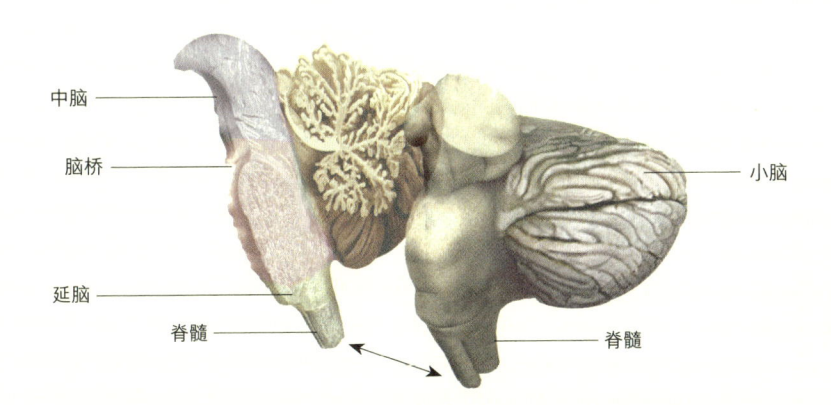

- 脑沟
- 横切面切开可看到皮质下的"白质"
- 胼胝体
- 脑的中间剖面，显示大脑皮质如扇叶般的神经连接纤维

大脑皮质的左半脑

- 杏仁核
- 丘脑
- 海马
- 下丘脑

边缘系统

- 中脑
- 脑桥
- 延脑
- 脊髓
- 小脑
- 脊髓

第1章 逐渐浮现的脑 33

脑的演化

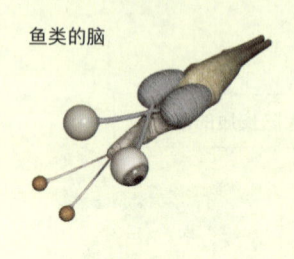

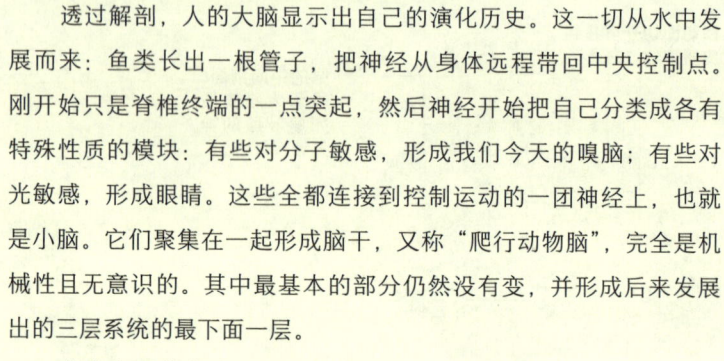

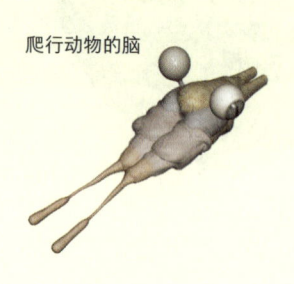

鱼类的脑

透过解剖，人的大脑显示出自己的演化历史。这一切从水中发展而来：鱼类长出一根管子，把神经从身体远程带回中央控制点。刚开始只是脊椎终端的一点突起，然后神经开始把自己分类成各有特殊性质的模块：有些对分子敏感，形成我们今天的嗅脑；有些对光敏感，形成眼睛。这些全都连接到控制运动的一团神经上，也就是小脑。它们聚集在一起形成脑干，又称"爬行动物脑"，完全是机械性且无意识的。其中最基本的部分仍然没有变，并形成后来发展出的三层系统的最下面一层。

爬行动物的脑

在这套系统之上，更多的模块逐渐发展出来：丘脑使得视觉、听觉和嗅觉可以一起发挥作用，杏仁核和海马创造出一个粗略的记忆系统，下丘脑使有机体能对更多的刺激产生反应。这就是"哺乳动物脑"，也称为边缘系统，情绪就是在这里产生。但是，对它们有意识的确认，即我们知道自己感受到的情绪究竟是愤怒还是恐惧，则是在边缘系统把相关信息传递到比较近代才演化出来的皮质后才会发生的。

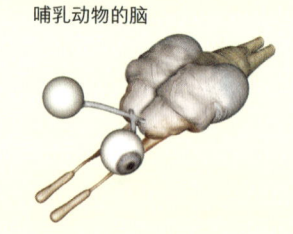

哺乳动物的脑

大脑皮质是在哺乳类演化的过程中出现的，感觉模块触发了一层薄薄的细胞基质的发展，后者的形状使许多神经可以彼此连接起来，但是体积只增加了一点。后来，这一薄层就变成了皮质，意识就由此出现了。在哺乳类演化成人类的过程中，皮质变得越来越大，将小脑推挤到现在的位置上。300万年前的非洲南方古猿（*Australopithecus africanus*）有个十分像人类的脑，但是只有现在人脑的三分之一大。150万年以前，类人猿的脑经历了爆炸性的增大。如此突然，脑壳被往前推挤而鼓了出来，造成高而平的前额及圆形的头顶，使我们与其他的灵长类有所不同。其中扩张最大的区域，与思考、计划、组织和沟通的能力有关。

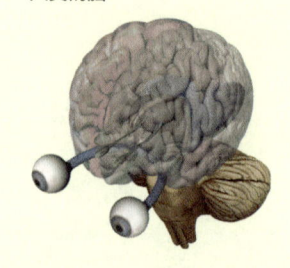

人类的脑

很多理论都被提出来解释人类演化上的这个"大飞跃"，但是它发生的原因很可能是所有理论综合起来的结果。

双足站立

类人猿大约在 400 万年前站立起来，很可能是因为住在沼泽中和水边，常需要涉水。也有可能是因为住在非洲大草原，后脚站立起来能看得比较远。

双足站立起来后，手就空出来了，这反过来又促进了手指的灵活性向更精细化发展。站起来也被认为导致喉部下降，从而可以控制呼吸——这是语言发展的一个必要条件。

但是，这也会在生产时带来麻烦（参见延长的婴儿期）。

水生的生活形态

早期的人类可能经过了一个很长的水生或半水生时期，这使他们发展出光滑的皮肤、被盖住有保护的鼻子、皮脂腺，以及其他现代人类所特有的器官。根据这个理论，海鲜饮食加快了大脑的发展，因为鱼类富含构建大脑所需的脂肪酸。

工具的使用

工具的制作出现在大约 250 万年前，制作的过程可能强化了手眼的协调。手指的灵活性可能使大脑开始利用手势，令人们隔着一定的距离也可以相互沟通，这又进一步促进了打猎，有助于部落里的人更加团结。手势被视为语言的前身。左脑最初处理手势的区域后来逐渐发展成语言区，而语言是人类所独有的。

打猎

有效的工具和更好的部落内沟通使打猎更成功，由此带来了富含蛋白质的饮食，可以负担更大的脑部能量需求。由此，形成了一个正反馈回路：更好的工具和沟通方式使大脑变得更大，而这又会进一步促进工具制作和沟通。

延长的婴儿期

大脑的变大加上双足行走，意味着婴儿必须在比大多数动物更早的成熟阶段出生。假如怀孕再久一点，婴儿的大脑就会长得更大，女性的骨盆就必须宽到令她无法奔跑。

由于必须提前出生，人类婴儿的无助及婴儿期和童年期的延长都令母亲必须依赖团体中其他人的支持。所以，那些最具社交大脑的人就因占有演化的优势而繁殖得最好。延长的童年也给了人类额外的时间去学习和重复成年人的行为，大脑可以保持它的可塑性，从而更长时间地对变化和发展持开放态度。

语言

有人认为，语言是 8 万年前文化突然出现相对繁荣的基础。语言替抽象的思考提供了一个架构，这反过来又促进了自我反思的发展，以及想象未来及遥远世界的能力，人类从此可以计划和创新。

社会团体

人类生活在相对较大的群体中，有理解、操纵和与他人沟通的压力，因此在演化过程中发展出社交技术、语言和抽象思考的能力。

皮质与新皮质（人类）　　　　边缘系统（哺乳动物）　　　　脑干及小脑（爬行动物）

36　这样看大脑

看得见的心智

很多人对如今的脑成像技术可以相当确定地显现出某些心智活动感到惊奇，例如，看见红色或听到某个声音，大脑的某个特定区域就会活化，两者有很高的相关性。事实上，脑成像技术带来的远不止这些。过去被认为不在客观观察范围内的事物，现在已有很多成为实验的对象，并且研究被非常成功地完成了。恐惧、对奖赏的期待，还有爱和美的体验等，曾经都被认为是不能或不易验证的主观经验，现在都可以找出相关的神经机制（或是与之有高关联性的神经活动）。举例来说，要确定某人是否恋爱了，我只要给他看意中人的照片，然后观察他的大脑中与恋爱感觉有关的区域有没有活化起来，就可以知道答案。2004年，川畑秀明（Hideaki Kawabata）和我发表了一篇论文，显示美的感觉与眶额皮质（orbitofrontal cortex）的活动高度相关，这个脑区与奖赏有关。

所以，主观的经验可以在大脑中被定位和量化。我们的论文并不是孤例，至少有十几项其他研究从不同的主观经验中得到了相同的结果。对我来说，这是脑成像研究的重大成就，它把主观经验稳稳地带进了可测量科学的领域。

一个大脑、一个心智、一个生命

我们没有办法想象完全的虚无。我们的心智机器是为了在大自然中生存而设定的，"不存在"超越了我们的认知范围。这对相信有来生的人而言并不会构成问题，因为在他们看来，有意识的人格只是在别处飘浮而已。大多数有这种奇怪想法的人并不只是出于宗教上的原因，灵与肉的分离是一种原始的直觉。它起源于我们演化成社会性动物的那一刻，一直茁壮发展到最后进入中枢神经系统的硬件中。人类是天生的灵魂制造者，善于从观察别人（也包括自身）的行为中提取出看不见的心智。下一步的错误就是，假如心灵和肉体被视为两个独立的实体，那么就很容易看到肉体死亡后，心智生命继续存在的可能性。

/ 本文作者 /

泽米尔·泽基（Semir Zeki）
英国伦敦大学学院神经美学（Neuroesthetics）教授

美的感觉似乎是最主观、最不能被量化的，然而，现在在脑部扫描中也可以看到——而且同样令人惊叹。

/ 本文作者 /

保罗·布罗克斯（Paul Broks）
英国普利茅斯大学资深临床讲师

虽然我们能够在理智上承认，当我们死后，生命就终结了，但是认为我们的心智可以在没有大脑的情况下自由飘浮、在肉体消失后仍然存在的看法，一直深深地扎根在人们的心中。于是，神经心理学家、作家、剧作家保罗·布罗克斯探究了这种奇怪信念背后的原因。

这让我提出"布罗克斯悖论"（Broks's paradox）：我们倾向于相信身心二元论，即使已知它是错的，也还是会如此——神经科学家也不例外。请考虑下面这个思维实验，它是哲学家德里克·帕菲特（Derek Parfit）设计的。很多年以后，你去火星出差，远程瞬移已经成为那时常用的交通方式。它的作用原理是这样的：扫描仪记录你身体状态的原子细节，并对信息进行数字化编码，以供无线电传输。你的身体在这个处理过程中被摧毁，但是在火星上，只要无线电信号一经破译，就可以立即用当地的材料再把它重新构建出来。这个复制品和之前的你一模一样：同样的身体、同样的大脑、同样的记忆、同样的心智活动模式。这就是"你"，你完全无须怀疑。大部分神经科学家都表示自己愿意接受这种输送过程。他们何必担心肉体的摧毁和重新构建呢？作为优秀的唯物主义者，他们知道"自我"（即世俗的灵魂）不过就是一堆靠着中枢神经系统的运作整合在一起的经验模式。现在，请想象这个：有一部电子输送机出了故障，你被扫描了，信息也传送出去了，但是这次，你的身体并没有像往常一样蒸发掉。与此同时，你的复制品已经自动构建完成，着手应该做的事了。更糟的是，这部故障机器给你留下了致命的心脏病，你在几天之内就会死亡。现在，你会选择做在火星上的那个你，还是做在地球上等死的你？这个选择对真正的唯物主义者来说完全不是问题。只不过在第二种情境中，蒸发消失的过程被推迟了，仅此而已。在这两种情境中，投射到火星上的那个人有着与你相同的个人轨迹，心理上的延续并没有中断，就好像我们在睡眠状态中从普通的一天进入到另一天。但是，大部分人会为第二种情境感到不安。它打破了我们对电子输送不会出问题的信心（因此也对唯物主义产生了怀疑）："假如那个替身（复制品）不是我的话……"

你可以对此不予理会，将其归为"针尖上的天使"（angels on the pinhead）*。但是，实际上它非常重要：对来世的信仰分裂了这个世界。与其相信意识在死亡之后依然存在，我们不如把握现在，珍惜当下。

---

* 这是 16 世纪天主教的一个辩论。——译者注

青春期社会脑的发展

几十年前，许多人会觉得大脑在童年过后还会出现巨大改变是件不可思议的事。如今，通过使用现代脑成像技术的研究，科学家发现大脑在童年期之后仍在继续不断地变化。有些大脑区域，尤其是前额叶区，始终在不停地发展，甚至过了青春期之后依然如此。前额叶皮质与很多认知能力都有关系，包括计划和做决定等。它也是社会脑（social brain）的一部分，也就是说，这个部分的神经网络与理解他人的心智和行为有关。

尽管在处理感官感觉的脑区，神经突触的数量在童年的中期就达到成熟水平，但是前额叶皮质的神经突触还在不断增加，直到青春期才开始下降。

青春期是生命中改变最多的一个人生阶段，我们在这期间完成生理、心理和社会的转型，从童年进入成年。在青春期的最开始，激素浓度出现剧烈改变，其后果就是外貌发生变化。这个时期的另外一个特征是心理的转变，尤其是情绪、自我意识、自我认同，以及与他人的关系。最近的神经科学研究显示，激素本身并不能解释这些心理的变化，还有其他因素在共同发挥作用。

想要了解他人，就必须能解读他们行为背后潜在的心智状态，如意图和欲望等，这个过程叫作心智化（mentalising）。有一些最近的脑成像研究聚焦于青春期社会脑的功能发展。研究结果显示，从青春期开始一直到成年期的初期，内侧前额叶皮质在完成心智化作业时，大脑活动水平是降低的。[i] 例如，最近有一项fMRI的研究利用反讽理解作业（irony-comprehension task）探讨青少年沟通意向的发展。它的理论前提是，了解他人的心智状态需要具备区分观点与现实的能力，理解反讽需要能够区分字面意义与话语背后真正的含义。儿童在完成这项任务时，内侧前额叶皮质的活化程度比成年人同一区域更高。对此，研究者认为：儿童内侧前额叶皮质活化的增加，反映了他们需要综合多个线索来解决字义及其背后讽刺意味之间的差异。[ii]

最近的另外一项fMRI研究也发现，在思考自己的意图时，儿童

/ 本文作者 /

萨拉－杰恩·布莱克莫尔
（Sarah-Jayne Blakemore）
英国皇家学会大学研究员以及伦敦大学学院认知神经科学系副教授

她的研究集中在青少年期的心智、行为理解和执行功能的发展方面，采用了各种行为学和脑成像方法。

的内侧前额叶皮质也比成年人活化得更多。思考自己或他人的意图，并据此做出反应，是需要心智化能力的。让一组青少年和一组成年女性回答有关意图和反应的同样问题（例如：如果你想知道电影院在上演什么，你会去报纸上查找信息吗？），结果显示，在进行思考时，青少年的内侧前额叶皮质活化得比成年人更多。[iii]

在青春期，内侧前额叶皮质的活化程度有可能降低，因为此时是额叶皮质进行修剪突触、去芜存菁的时候，所以减少活化对执行相关任务很有必要。另一种可能性（或额外的解释），是在心智化能力方面出现了认知策略改变，导致其他脑区被募集。

这项研究显示，人类大脑的可塑性可以持续几十年之久，而青春期对神经变化而言尤其重要。青春期大脑的显著变化表明，仅靠激素并不能解释典型的青少年行为。

i   S.J. Blakemore. 'The Social Brain in Adolescence', *Nature Reviews Neurosci.* 267-277(2008)

ii A.T. Wang et al., 'Development Changes in the Neural Basis of Interpreting Communicative Intent', *Soc. Cogn. & Affec. Neurosci.* 1, 107-121(2006)

iii S.J. Blakemore et al., 'Adolescent Development of the Neural Circuitry for Thinking About Intentions', *Soc. Cogn. & Affec. Neurosci.* 2(2), 130-139(2007)

第 2 章

完美的分离

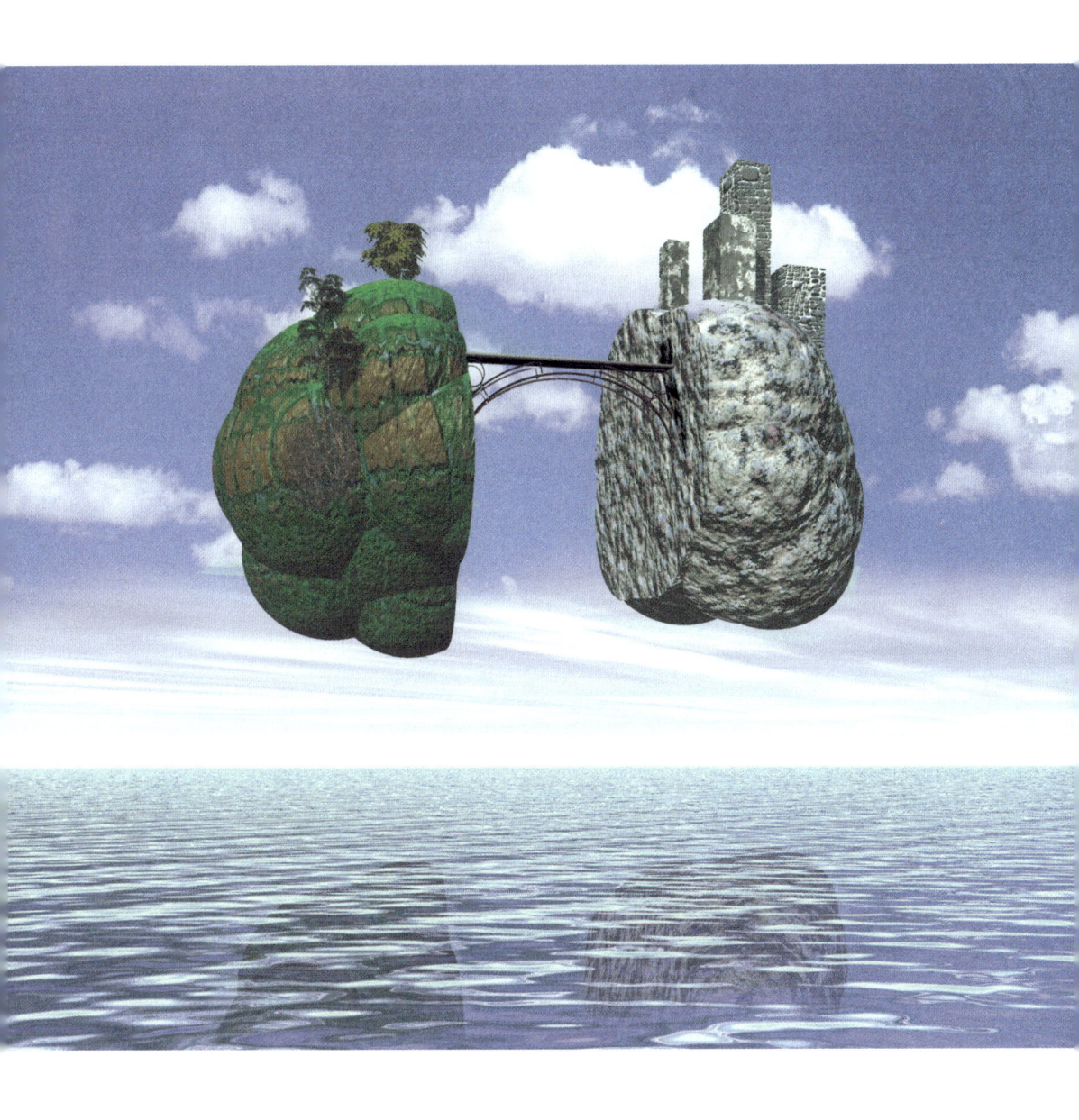

人类的大脑是两种心智的结合，一侧脑半球是另一侧的物理镜像。假如一个人在年纪很小的时候就失去了一侧脑半球，另一侧可以接管它的全部工作，履行两者的功能。不过，一般来说，这两侧脑半球是由一串纤维束联结在一起的，由此可以持续不断地进行亲密的对话。传到一侧脑半球的信息几乎立刻就会到达另一侧，使两侧几乎同时接获信息。它们的反应如此一致，使大脑制造出天衣无缝的外界知觉及单一意识流动。然而，如果你将这两侧脑半球分开，它们的差异就显现出来了。每侧脑半球都有自己的长处和短处，有自己处理信息的方式，以及自己的特殊技能。每侧半球甚至可能拥有其各自的意识领域：实际情况是，两个个体很有效率地住在同一个头颅里。

两侧大脑各有所长

左脑是使现代人类成为成功种族的幕后功臣。它善于计算、沟通、构思，并且能够设计和执行复杂的计划。但是，左脑总是背着使其名声不好的黑锅，人们认为它代表了西方世界最不好的东西，如物质主义、控制狂、冷漠无情等。与之相对，右脑则被看成温和、重感情、与自然界更加融为一体的象征，通常与东方的印象联系在一起。

这种看法催生了一个自助类书籍及专门课程的小行业，声称可以促进右脑思维。有的书教你如何用右脑画画、用右脑骑马，甚至用右脑做爱，有的课教你学习如何与右脑重新接触，有的大公司甚至聘请所谓的专家来测试员工属于左脑型还是右脑型，然后据此为他们分派合适的工作。

这些都是无稽之谈吗？脑科学家会告诉你，对左、右脑功能进行固定划分根本就是神话。他们甚至有一个词用来专门形容相信上述谬论的人：dichotomania，意为"相信二分法的疯子"。就像"现代颅相学"一样，这个词也有轻蔑之意。因为真正的情形实在太复杂，不可能这么简单就下结论。

大脑的确非常复杂，而且两侧脑半球间不停互动，使科学家难以确定每一侧脑半球在做什么。即使是"语言"这种有最明显"偏侧优势"（lateralization）属性的能力，都还有 5% 的人是例外。另外，大脑还有很大的可塑性，它的神经通路受到外在环境中各邪恶的（sinister），形容词：
1. 威胁或建议别人做邪恶、伤天害理的事；
2. 邪恶、背叛的（源自拉丁文sinister，原为"左侧"之意）。
——以上出自《柯林斯英语辞典》（Collins English Dictionary）第3版

种因素的影响。即使是一个正常的脑，在特殊的环境下也会最终以一种非常奇怪的方式组织起来。不过，脑成像研究显示，两侧脑半球的确有它们各自的特殊技能，那是天生就设定好的，只要在正常的环境中，某项技能就总是会在特定的那一侧脑半球发展出来。

不过，这种布局或多或少是人们普遍设想的。左脑具有分析性、逻辑性、准确性和时间敏感性。右脑则更梦幻，它以整体的方式处理事务，而不是将其分解，并且更多地参与到感官知觉之中，而不是抽象认知。

举例来说，若要找出一个听到的句子的意义，左脑倾向于到记忆中去翻找，看看这些字可能意味着什么，然后找出说这句话的人最期待被听到的意义。右脑则正好相反，它倾向于就该信息的具体语境去解释其最正确的语义，而不是预设立场判断。这使左脑在理解信息的意义上非常有效率，但并不十分机敏，有的时候就听不出字里行间在具体情境下的潜台词（比如，一个人在道歉，却露出一副鄙视的表情）。与此相反，右脑可以清楚地了解全部信息的含义，却没有办法告诉你它是怎么知道的。右脑没有办法说出它的知识，这意味着它靠的是直觉而不是清晰的思考。确实是这样的，因为右脑比左脑更情绪化。尤其是它专门处理恐惧和悲伤的感觉，并且一般来说，右脑比较悲观。这就是为什么左脑严重中风的患者通常会表现出大难临头的样子，即使他们因此而遭受的残疾相对较轻。对此可能的解释是，受到损伤的左脑没有办法再去制衡右脑，所以右脑就让自己强烈的情绪反应大量涌入意识之中。

右脑受损的患者正好相反，有时甚至表现得完全没有受到影响。他们非常乐观，仿佛天塌下来也总有别人顶着，跟自己一点关系都没有。在最极端的事例中，他们甚至全盘否认自己有缺点。据说，有一位非常资深的美国法官，在右脑中风之后坚持不肯退休，但是他已经失去了以任何合理的方式衡量证据、判断是

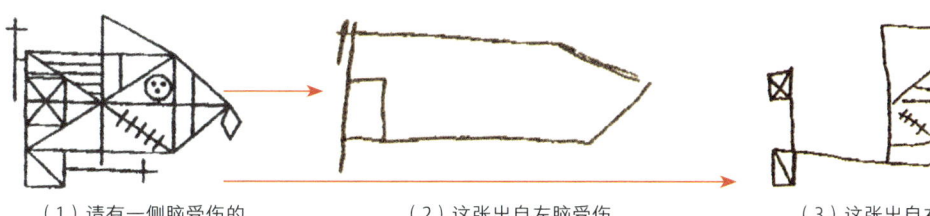

(1) 请有一侧脑受伤的患者看这张图后照着画。

(2) 这张出自左脑受伤的患者之手：画出了轮廓，但是忽略了所有的细节。

(3) 这张出自右脑受伤的患者之手：只画出了内部细节。

非的能力。他的法庭气氛都很快乐，他为重刑犯当庭开释、让杀人犯无罪走出法庭，偶尔把青少年罪犯判处终身监禁且不得假释，在司法界引起了巨大的风波。他拒绝了同事们的劝说，不肯退休，并最终遭到解雇。多亏了右脑的损伤，他似乎并未因这一转折性事件受到影响，并且随即开始享受漫长而愉快的退休生活。

有时候，这种对自身状况的高度漠视会发展到相当极端的程度，以至于右脑受损的患者注意不到自己的身体出现了半身不遂甚至失明等病状，这种情况叫作病觉缺失症（anosognosia）。虽然右脑受损的患者拥有正常的左脑，但要正确地理解一个笑话或是产生全面的幽默感，需要两侧大脑半球的共同合作。例如有个很典型的笑话：一只袋鼠走进酒吧坐下来，要了1品脱的啤酒。酒保很惊讶，但什么话都没说就端了一杯酒给袋鼠。袋鼠喝完后，起身问道："多少钱？"恢复镇静的酒保决定测试一下，看这只袋鼠是否像它表现的那么聪明。故意朝其他人类客户眨眨眼后，他随便报了一个天价。袋鼠二话不说，掏出钱就付了账。这让酒保松了一口气，他确定面对袋鼠，人类依然保持着自己的优越性。他自言自语道："并不是常有袋鼠送上门来。"

现在，这个笑话有3个可能的结尾：（1）袋鼠闻言，拔出枪就把酒保射死了；（2）坐在旁边椅子上的人承认自己会腹语术，是他训练这只袋鼠喝啤酒的；（3）袋鼠回答道："啤酒有这种价钱，我一点都不惊讶。"

很明显的，结尾是（3）。但是，右脑受损的患者很可能会选（2），而这在大多数人看来是没有幽默感的。另外，左脑受损的患者则可能选（1），因为这是最令人惊讶的结局。

这样的差异很可能是因为左脑会创造趣味感，所以任何一点可笑的线索出现时，都或多或少会令人发笑，就像前面提过的那个癫痫女孩，在左脑半球接受刺激时会笑外科医生。因此，即使并没什么好笑的一般情况，她也会发笑。右脑平常负责"领会"笑话，因为它会注意到笑话中缺乏逻辑性的地方，而这正是使笑

大部分进入大脑的感觉输入，都是从输入侧横跨传到对侧半球进行处理。一旦信息进入一侧脑半球，就会立即通过胼胝体送往另一侧。A. 从双眼的左侧视野传入的视觉信息，会被传送到右脑，而右侧视野的信息进入左脑。B. 除了某些面部神经外，从某一侧身体传上来的神经通路最终都到达大脑的另一侧。C. 大部分听觉信息是在与输入的耳朵相反一侧的大脑中进行处理的。D. 嗅觉是"对侧处理"原则的例外，味觉由输入鼻孔的同一侧脑处理。

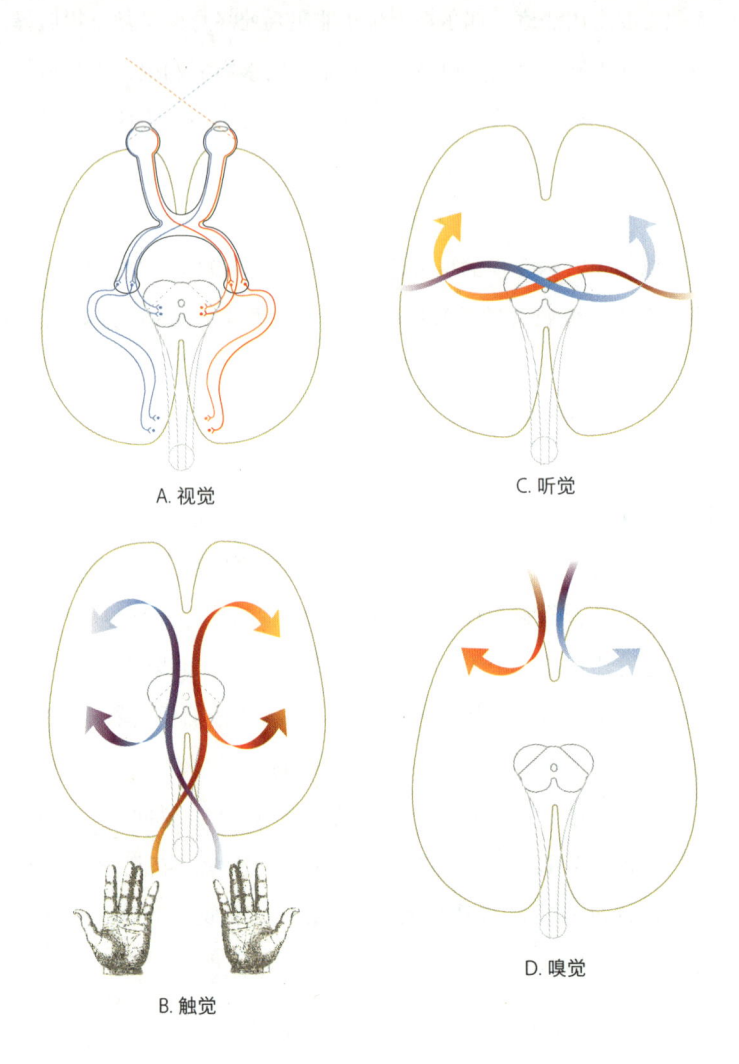

A. 视觉

C. 听觉

B. 触觉

D. 嗅觉

46　这样看大脑

话变得好笑的原因。这可以算是一种轻微的警觉形式:"事情有点不对劲!"就其本质而言,这种效果一点也不好笑。事实上,这是一种轻微的恐惧感。在只有右脑能力的人眼中,任何令人惊讶的结尾可能都是好笑的。

只不过,右脑的警觉性和左脑的快乐两者结合,仍然不足以解读笑话——幽默还需要"有意义"才会好笑。这就是为什么看到一个英俊的人踩到香蕉皮滑跤并不好笑,而看到一个坏蛋栽跟头则大快人心。意义来自把笑话的所有线索收集在一起,包括情境、假设,以及对我们自身偏见的了解。

幽默是一种具有扩散性、边界不清楚的东西,它代表一种品位,即使是最高级的计算机也很难表现出幽默,除非是由人类编程的。幽默也是需要两侧脑半球通力合作的最典型的例子。与此相反,特殊的功能通常会被偏侧化到某一侧脑半球。空间能力就是非常显著的右脑专长,假如右侧海马和顶叶受损,一个人会在自己曾经最熟悉的地方迷路。有个患者就找不到自家的大门,每当他要出门时,都需要花长达5分钟的时间打开所有的门,才能找到通往外面的那一扇。

对大部分一侧大脑受损的患者而言,这种情况在一段时间过去后都会有所改善。有的时候,这是因为完好无损的一侧接替了原来的工作。不过,它可能不会按照原来一侧的方式去完成,或完成得一样好。例如找不到门出去的那位患者,他的左脑可能会接手这项任务,利用自己顺序记忆和推理的特殊技能。因此,不同于右脑"知道"出去的大门是从厨房门算过去的第三扇,左脑会将其作为一个事实记住,并通过计算中间经过的门来到达那里。同样,辨识一张熟悉的脸也是右脑的专长,右脑损伤的患者有时会失去这种能力。

脸部的辨识并不需要思考,就像右脑的其他功能一样,它就这样自然而然地发生了。假如右脑受损以致失去这种能力,那么一个人能够识别熟人的唯一方法，就是专门记住他们的特征，然后用这份内心笔记与看到的每一张脸进行比对。这种笨拙的方式常不成功，使得社交场合成为患者的噩梦。有一位患者在经历了一次这种出糗的事件后，坚持让他的太太在头上系一条红丝带，免得他在散场时再次错把别的女人带回家。

右脑对掌握整体很在行，而左脑更擅长处理细节。右脑的其他长处还包括从复杂的背景中找出隐藏的图形，或是快速瞄一眼就看出物体形状，这对我们需要时刻提防敌人（掠食者）的祖先有很重要的生存价值。相反，左脑善于将复杂的形式分解为组成它的各个部分。这在复杂的机构中可能具有重要的价值，但是在野外会使我们"见树不见林"，尤其会看不见躲在树后露出一半身子正寻找晚餐的野熊。

几乎所有你能想到的心智功能都是完全或部分偏侧化的。现在还不清楚为什么会有这种情形，但是传进来的信息似乎会在大脑中被分入多条平行进行的通路，每一条通路都有自己特殊的处理方式。对某一侧大脑来说比较有趣的信息，会在这一侧引起较强的激发，你可以在大脑扫描中看到这种现象：负责这项工作的一侧大脑会率先亮起来，而位于相对位置的另一侧大脑，其颜色就暗淡得多。

一般而言，每一侧大脑所选的工作都密切配合它自己的专长：整体性的，或是分析性的。两侧大脑在工作形态上的不同，部分原因可能是它们之间存在一种奇特的生理结构上的差异。假如把脑半球切开，你会看到它由灰质和白质构成。灰质是细胞体，主要位于皮质部分（皮质只有几毫米的厚度），而白质则在灰质的下面，由厚厚的轴突束组成。轴突从细胞体投射出来，使信息在细胞之间传递。

灰质和白质在大脑里的分布并不平均，右脑有比较多的白质，而左脑灰质更多。这个在显微镜下才看得到的差异其实很重

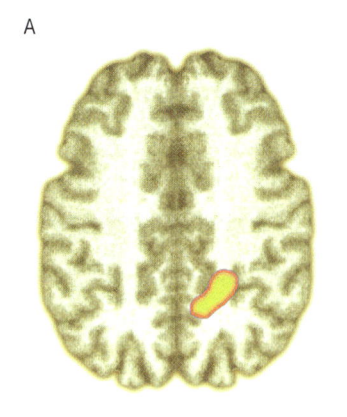

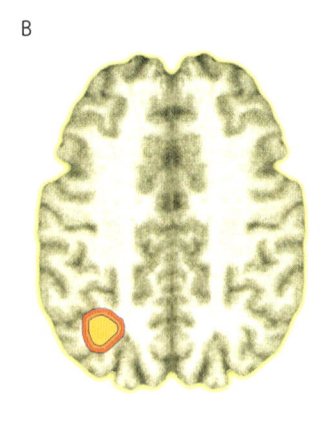

要，表示右脑的轴突比左脑的长。也就是说，右脑所连接的神经元平均来说彼此距离更远。既然做同样事情的神经元常会聚集在一起，这意味着右脑比左脑更能将不同的模块连在一起，同时对它们加以利用。这种长距离的轴突或许可以解释，右脑为什么容易得到比较广泛、多方面，但也相对模糊的概念。或许这也有助于右脑将感觉和情绪的刺激综合在一起（这是欣赏艺术所必需的），甚至把原本不相关的东西联系起来，为幽默和创造力提供基础。"横向思维"也得益于右脑中的神经排列，轴突的横向延伸甚至使这个短语变得更偏向字面意思而不是抽象化。与此相反，左脑是比较质密的组织，密集、紧密连接的神经元更适合完成那些需要密切互动、快速反应的工作。

集中注意力在左边的"L"上时，右脑的活动会增加，如图A。如果将注意力转移到一堆"D"上时，则引起左脑的活动，如图B。这两张大脑扫描图显示，两侧大脑处理的是同一个刺激的不同方面。

还有研究显示，左脑产生更多的多巴胺（或者说，对多巴胺的反应更敏感），而右脑对去甲肾上腺素更敏感。多巴胺是"驱动性"神经递质，驱使人们朝目标前进，无论遇到什么障碍。而去甲肾上腺素使人警觉，变得对环境中的危险更敏锐。因此，提高左脑的活动可能会使人表现出强势的、充满争议的行为，而那些右脑更活跃的人更容易显得退缩和畏惧。有一个实验把受试者随机分成两组，实验者使其中一组自认为在社会阶级上高人一

第2章　完美的分离　49

等，非常能干，而使另外一组觉得自己一无是处，在社会阶级的最下端。在他们处于相应的感觉中时，实验者对他们的脑电图进行监控。结果发现，因实验设计而自觉身价倍增的人，他们的大脑左半球比另外一组（认为自己不行的那一组）的活动更强。这说明，每一侧脑半球的作用都略有不同。

用一个想象的（极端右脑化的）比喻来说明：你可以把两侧脑半球想象成平面黑屏幕的两半，将影片复制成两份，同时投射在两块屏幕上，你要从中尽可能多地读取信息。屏幕需要被涂成白色才能反映出影片，不幸的是，你只有一罐白漆，不够涂两块屏幕。你也不能只涂一块却不管另一块，因为两边都会有重要的信息和细节出现，所以必须用一半的漆涂左边，剩下的漆涂右边。这时，你该怎么办？

一个解决办法是薄薄地把一块屏幕全部涂满，然后另一块只挑重点上漆，将你认为会有重要信息出现的地方涂得很白，其他的地方就只好不管了。这样一来，当影片开始放映时，你会在右脑那块屏幕上看到模糊不清却完整的轮廓，而左脑会有详细的局部影像，但是缺少整体的形状。

利用这种方法不停地扫描两块屏幕，你最终会得到一个整体的印象，左边是细节，右边是正在发生事物的整体印象。

我们的左右脑半球似乎就是这样运作的。每一侧处理自己的"一半"，然后通过胼胝体将信息在两半球间不断传递，来得到一个完整的影像。送出最强信息的脑半球将成为"赢家"，使我们的思想有意识的内涵。尽管在指挥我们的行为时，并不永远都是赢家发号施令。

再用一个比喻：两侧的脑半球就好像结婚多年的夫妻，长久以来已经习惯了分工协作。能言善道的一方大部分时间占据着主导地位，发号施令，使双方每天的例行公事都能顺利进行，比如思考、计算、处理外界事务等。另外一方屈居幕后，安静地做

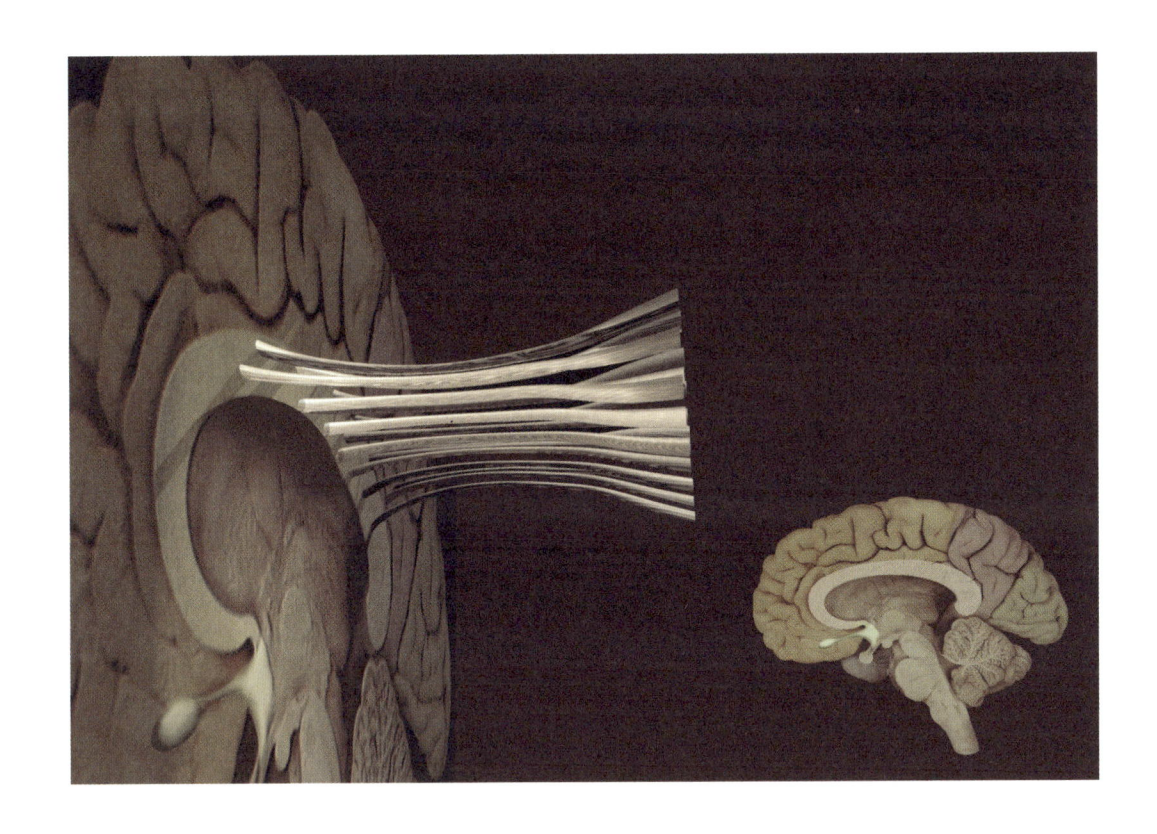

着分内之事，不断用独具的天赋侦察社交环境中有无任何影响他们权益的威胁。由于两人始终沟通良好，双方都知道对方在忙什么，所以再难的工作也能在通力合作之下完美胜任。

大部分的时间里，他们的婚姻都非常和谐。表面上看起来，有意识的决策好像只是主控的一方在做，但实际上双方都有参与，他们的意见都会被采纳。但是，他们偶尔也会沟通不畅。主控的一方忽略了配偶的意见，径自依据自己的想法做决定，就会产生家庭纠纷，情绪暗潮汹涌却又说不出个所以然。相反，安静的一方有时也会绕过配偶一向的控制，径自凭借直觉行动。这就是那种我们常会在事后很难堪地表示"我不是故意的，我只是没办法控制自己"的情况。

有的时候，某侧脑半球独断专行，是因为没有接收到另外一

胼胝体是很厚的神经纤维束，大约由 8000 万个轴突集合而成，它将一侧脑半球的神经细胞与另一侧相对应的神经细胞连接起来。通过中间的这条神经桥梁，两侧脑半球始终保持对话。

第 2 章 完美的分离

侧传来的全部信息。连接两侧脑半球的胼胝体可以在千分之几秒内将信息从一侧传递到对侧，但是偶尔会有某个信息没有发送出去，停留在原来的地方。还有的时候，传入的信息是某一侧脑半球有强烈偏好的，它会将其扣留住，或者只传送模糊的信息给另一侧，使对方只是隐约知道有这么一回事而已。

我们都体验过这种微妙的情况，比如不小心说出很奇怪的话，自己也不知道它从何而来；有某种感觉却说不上来为什么会如此；硬是把一种东西错认成另一种，检查了三遍也看不出错误等。传统上，心理分析学派把这些情况视为深层内在冲突的证据。但事实上，这很可能是两侧脑半球信息交换不完整所造成的。通常下面这些说法就意味着两侧半球沟通不良，"我知道他的话有不对劲的地方，但我就是指不出来错在哪里"，或是"我知道大难临头了，但是好像还没有发生"。前一种情况是，右侧的脑似乎看到了什么，而左侧的脑只捕捉到影子；后一种情况则

这是一堆没有意义的黑点，还是一只大麦町犬嗅着地上的东西？脑的左半球让你只看到线条，而右半球则让你看到狗。

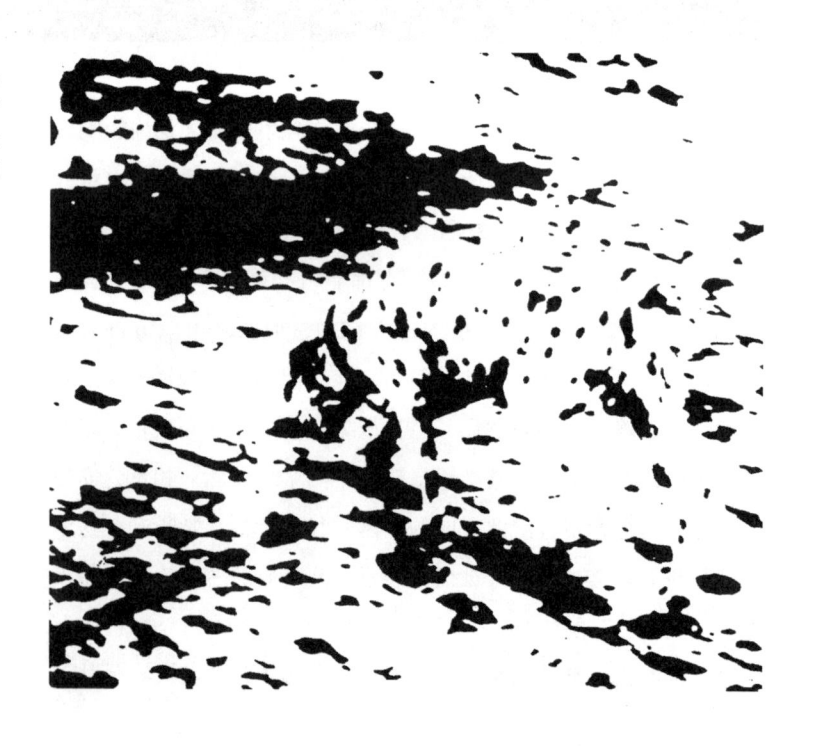

是，左侧的脑已经知道某事将要发生，但是右侧还无所察觉。

不了解某种感觉，并不会妨碍我们对它产生反应，很多人类的行为都基于右脑的直觉。我们每一分钟都接收到大量信息，但是只有极少数进入意识领域。其余的进入大脑后，只是像带能量的小颗粒般浮游着，没有留下任何痕迹——尽管有一些可能足以在右脑制造出短暂的情绪反应，但是没有强烈到在左脑引起意识觉知。有时我们会看到奇怪的、自己跑出来的影像，仿佛惊鸿一瞥，或是说不出来为什么心情不好，很可能就是这种不完整的刺激造成的。

这种微妙的感觉变化，更有可能在左脑相对空闲时发生，此时它向阴晴不定的右脑发射的抑制信号比正常情况下更少。这很可能解释了为什么当左脑做一些它擅长的事时，如阅读、聊天甚至处理税务等，都能使你从低潮或焦虑中走出来。同样，因失恋感到悲伤时，全力投入工作可以抑制右脑的情绪反应。传统上那种叫你不要去想它、继续过日子的治疗方法，其实是在把一个盖子紧紧地拧到发酵桶上，但迟早是要爆炸的。如今不断扩大的心理咨询和心理治疗行业鼓励我们谈论自己的情绪，把它"发泄出来"。

"谈话治疗"在某些情况下是有效的，但是这个效果很可能不是因为允许情绪自由释放，而是谈话帮助我们把感情提升到皮质层面，使它可以被有意识地处理。最成功的心理疗法之一是认知行为治疗（cognitive behavioral therapy, CBT），从定义上来看，其中包括了左脑的活动。谈论和思考情绪使我们可以控制它，从而不会再被它吞没。从另一方面来讲，任由情绪涨起来直到把我们吞没并不是一个好办法，假如它一开始就是个痛苦的经验，这样做可能会使我们更痛苦。例如，只是让受创者谈论痛苦经验的创伤后咨询疗法会增加患者的痛苦，而不是减轻痛苦，因为谈论只是在强化恐怖的记忆，以及随之而来的害怕的情绪。假如患者是被鼓励用正向的情绪去取代负向的话，他们就可以转化这种负面

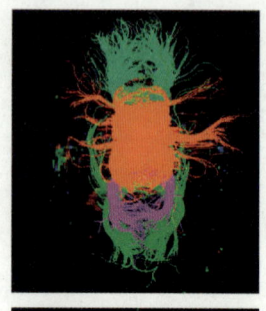

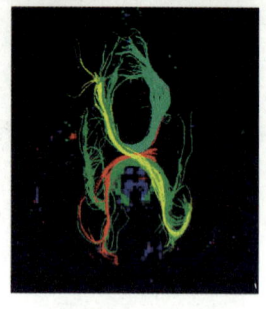

情绪，病情会有所好转。

左右脑分离的现象常常体现在我们对艺术的反应中。"我很喜欢这幅画或艺术品，但是我不知道为什么"等评论意味着，这件艺术品是在被右脑欣赏，但没有被左脑分析。艺术"专家"在评估属于其专业领域的作品时，倾向于更均衡地使用两侧脑半球。例如，大多数人主要用右侧脑半球听音乐，但专业音乐家同时在左侧脑半球处理声音，这反映出在情绪影响之外的批判性、分析性反应。许多广告设计就是要探索印象派右脑与批判性左脑之间的差异。有些广告使用视觉影像而不用文字，就是为了冲击右脑而不一定对左脑有影响。广告的目的当然是要我们买这个产品，我们可能会认为购买行为是理性决定的结果，然而这实际上只是一种冲动。

但是，我们不愿意承认这一点。对左脑来说，我们的行为是不理性的这一点简直不可接受。有一系列著名的实验显示，人们几乎不会承认自己做出了武断的决定。例如有个实验把一堆丝袜放在桌上，一群女性受试者可以从中挑选一双。当她们被问为什么选这双而不是其他时，每位受试者都有一套详尽、合理的理由，包括了从颜色、材质到质量的细微差异。事实上，所有丝袜都是完全相同的，这些妇女进行选择的"理由"，实际上是在合理化解释一种基本上无法解释的行为。

你一定马上就可以意识到，这就是我们日常生活中常常看到的那种，通过抬高情绪化或武断任性的身价来掩饰自己的行为，例如选择某一种肤色的员工而不聘另外一个同等能力的人。这也让我们很容易理解，为什么有那么多人会持续不断地、强迫性地分析和解释自己及他人的行为。事实上，不断精心地解释自己的行为方式是一种人类天生的嗜好。这可能也有助于解释为什么弗洛伊德的心理分析学派虽然几乎没有任何证据可以证明其疗效，却仍然在那些负担得起昂贵咨询费用的社会中盛行了近

在极少的情况下，由于胼胝体没有发育，两侧脑半球不能正常沟通。加州帕萨汀纳（Pasadena）的崔佛士研究院（Travis Research Institute）生物心理学研究中心（Center for Biopsychological Research）的最新研究显示，这类患者通常有类似阿斯伯格综合征的行为：社交困难，只听得懂字面意思，无法理解细微复杂的情境，他们通常也有眼手协调和辨识的问题。

上图红色区域为正常大脑两侧脑半球中间密度很高的纤维束，它们使信息可以左右沟通。下图为胼胝体发育不全的患者大脑，只有很细的神经束能运送极少量信息。这种信息交换发生在大脑的较低层（见下方黄色和绿色的神经束）。

一个世纪之久。

我们想把自己的行为合理化的欲望，或许在演化上有其重要的价值。人类能够存活到今天，主要是因为有复杂的社会行为，从狩猎团队到政治团体都包括在内。想要实现合作，我们必须对他人和团体有信心，必须相信这个团体的行动是基于理性的判断。当然，从某种层面来看，我们是在自欺欺人。例如，任何一届政府、任何一个社会都会存在某些不合理的政策，然而没有任何一位政府官员会承认这点，他们会把政策的制定合理化。我们可能会看穿政客的伎俩，但是我们还是宁愿他们这样做，因为这使我们觉得安全。

同样，把行为合理化也让我们对自己的理性更有信心。你在生活中随时可看到：一位母亲被她不听话的小孩惹得很烦，如果一再讲道理都没有用，这位母亲可能最终会大骂或揍孩子，又或者不再理他。对此，她会把自己的行为合理化：因为她感到恼怒、担心或疲惫。她的行为可能是由当时的处境所引起的，而这种处境与孩子本身无关。但是，孩子却感受到了这份冲击。或许夜深人静等孩子睡着后，母亲在比较轻松的情况下，会觉得白天发生的事自己有点不对。但是在那一刻，当孩子大哭着质问她为什么这样做时，她一定会为自己的行为找理由："因为你不乖、不听话。"不然，她对自己带孩子的信心会大打折扣。任何理由都比没有理由好。

奇特的分裂脑（split brain）病患

> 不知道为什么，我觉得很害怕，我有点心神不宁……我知道我很喜欢加扎尼加博士，但是现在，我出于某种原因有点害怕他。
>
> ——分裂脑患者告诉研究者

这位患者，V.P.，确实应该感觉心惊肉跳。她刚刚看了一段残忍的凶杀案影片，这严重地影响了她的情绪。谋杀案只发生在电影中，而负责这项研究的神经科学家迈克尔·加扎尼加（Michael Gazzaniga）并不是电影里的凶手。但是她对此并不知情。她在看电影时是清醒的，现在却想不起看过的影片，只记得有闪光。所以，她只能将这些图像引起的情绪归因于附近的任何事物，包括坐在她面前的实验负责人。

V.P.的情况是由一种奇怪而罕见的情况造成的：她的大脑被分成两半。她患有严重的癫痫，医生只好把中间连接两侧脑半球的胼胝体切开，使一侧脑的随机电流活动（她的痉挛来源）不会传到另外一侧，从而防止整个大脑都被癫痫的痉挛吞没。一旦完成这样的手术，癫痫将被局限在一侧脑半球，并且麻烦程度会降低很多。但手术也给她和类似的患者留下了有史以来最奇怪的神经副作用。

V.P.是把自己贡献出来做科学研究的第二批分裂脑患者。第一批患者接受了精神生物学家罗杰·斯佩里（Roger Sperry）的研究，他在1981年获得诺贝尔生理学或医学奖。斯佩里的实验显示，大脑是个模块化的系统，而不是一个全部同质性的黑匣子。他的大部分工作都基于切断动物大脑各部分之间的联系，并观察由此造成的影响。分裂大脑的技术已经被证明特别具有启发性。他与罗纳德·迈尔斯（Ronald Myers）把猫的大脑分成两半后发现，他们可以教一侧的脑去按横杆以得到食物，同时另外一侧的脑对此完全不知情。

人类的意识也可以这样分离吗？分裂脑患者提供了最好的验证方式，因为他们的两侧脑半球已经分离了。而且人类会说话，可以直接从内部报告在分裂大脑的猫身上观察到的奇怪状态。斯佩里设计了一系列恰当的实验，用来展示每一侧脑半球如何独立工作，并梳理出它们之间的功能差异。

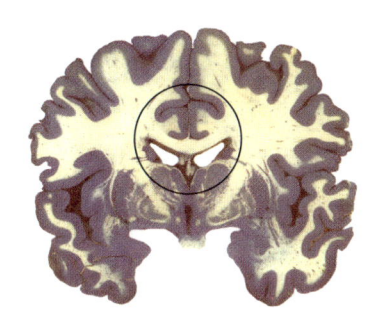

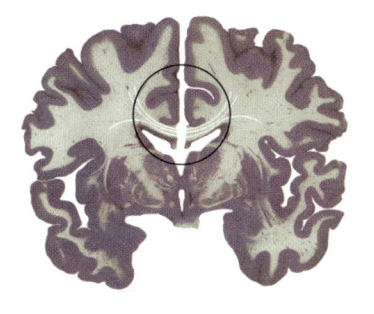

只要将胼胝体部分切开，就可以将两侧脑半球分离。

有一个典型的实验，由一位加州的家庭主妇 N.G. 参与进行。实验中 N.G. 坐在计算机屏幕前面，屏幕中央有一个黑点，实验者要求她的眼睛一直凝视在这个黑点上，从而确保从一只眼睛进入的影像只投射到相应一侧的大脑。随后，实验者在黑点右边短暂地投射了一个杯子的影像，只在屏幕上停留 0.05 秒。这个时间短到只能让单一影像被看到，但是不足以让人转动眼球使双眼聚焦，把信息同时传入两侧脑半球。所以，杯子的影像仅仅进入 N.G. 的左侧脑半球，但是没有办法进入右侧半球，因为传入另一侧的正常路径——中间的胼胝体被切断了。当实验者问她看到什么时，她无比自然地回答："一个杯子。"

接着，一张汤匙图片呈现在屏幕的左边，所以影像进入 N.G. 的右脑。这一次，当她被问看到了什么时，她回答："什么都没看见。"于是实验者请她把左手伸到屏幕下面的盒子里，仅凭触觉摸出一件与她刚刚看到的一样的东西。她的手在杯子、梳子、刀和笔之间摸过，最后坚定地选择了汤匙。当她的手还在盒子里面，因此她看不见自己拿的是什么东西时，实验者问她手中有什么，她回答："铅笔。"这些反应，虽然乍一看似乎无法解释，实际上却给斯佩里和他的同事展示了一个清晰的图景，让他们了解 N.G. 的大脑中发生了什么。

N.G. 是惯用右手的人，我们已经知道，大部分惯用右手的人的语言中心位于左脑。所以，当杯子的影像传送到左脑时，她

第 2 章 完美的分离

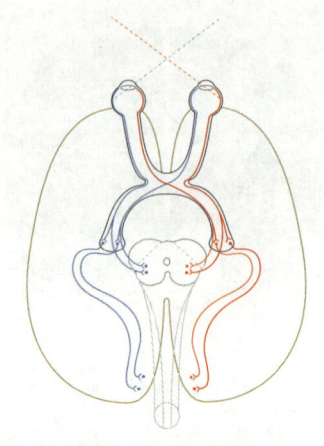

视觉信息在两侧脑半球间反复流动，使每一侧大脑都拥有整体的图像。

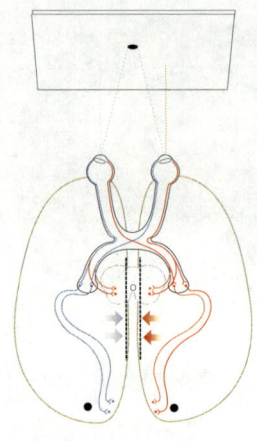

在分裂脑患者身上，视觉信息被困在各个半球。假如眼睛凝视不动，每一侧的大脑只接收到对侧视野的信息。

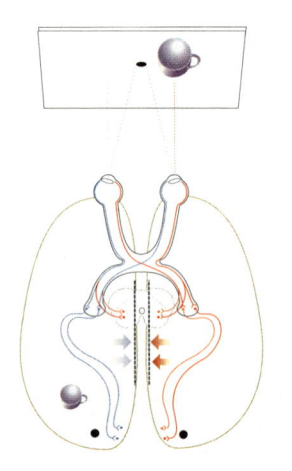

这个杯子的影像只到达左半球，因为两侧大脑是分开的，影像没有办法传递到右脑。

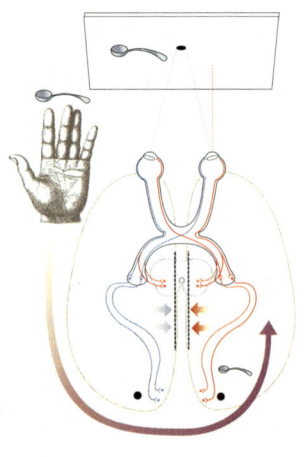

汤匙的影像只到达右脑，而因为右脑没有说话的能力，所以受试者无法报告自己看到了什么。不过，她的左手"知道"她看到了什么，因为左手也是由右脑控制的。

58　这样看大脑

可以正确地说出名字。而当汤匙的影像传送到右脑时，因为右脑不会"说话"，所以她无法告诉实验者自己看到了什么。也就是说，所谓的"什么都没看见"，其实是她的左脑在说话，那是唯一会说话的一侧大脑。由于左脑与右脑分离了，所以它说的都是实话：左脑的确什么都没有看到，因为胼胝体被切断了，汤匙的影像没有传递过来。

不过，这并不表示汤匙的影像没有传入大脑。当受试者用她的左手去选择右脑所看到的东西时，她会选汤匙，因为左手是由右脑控制的。但是当实验者问她手中握的是什么东西时，她又碰到了同样的问题，右脑还是没有办法告诉左脑到底左手握的是什么。这时左脑就出手相助了，做了它认为合乎逻辑的事情。由于左脑不知道汤匙的图像，它无法获知左手选择的是汤匙而不是其他物品。它又看不见汤匙，因为手放在屏幕底下的盒子里。而且，它还感觉不到汤匙，因为左手的感觉刺激会像正常情况下一样传入右脑，在胼胝体被切断后，该刺激便停留在那里。但是左脑知道左手里有东西，所以就用猜测或归纳法。左脑精通归纳法，它评估在所有可以放进屏幕下小盒子里的物体中，铅笔似乎是个不错的选择，所以它就说了"铅笔"。

这个实验清楚地说明，明确的事实信息无法穿越分裂脑患者的两侧脑半球。那么，情绪的刺激呢？胼胝体是两侧皮质——两侧大脑半球负责思维的部分间唯一的桥梁，但是在胼胝体之下还有一条更古老的通道：大脑前连合（anterior commissure, AC），它连接皮质下深层的边缘系统。原始的情感便在这个大脑的地下世界里被引发：威胁来时，这里会送出警报；虚假的微笑立即会被记下来；一看到有吸引力的异性，欲火便从这里点燃。

这些都是在潜意识里发生的，但是边缘系统有几百万个坚固且广泛的双向神经连接，将信息传到产生意识的皮质区。意识大脑所注意到的每一件事，如果在情绪上是重要的，都会由皮质送

两侧脑半球通过胼胝体传递信息

大脑前连合

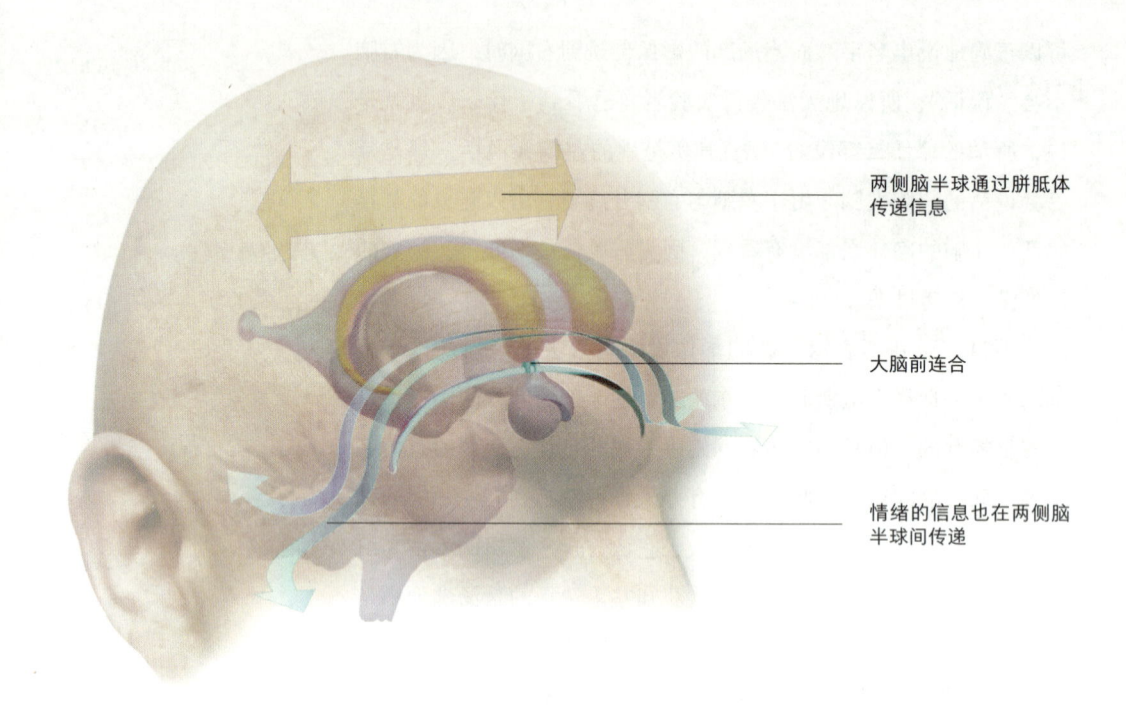

情绪的信息也在两侧脑半球间传递

大脑前连合位于胼胝体下方，连接了两侧脑半球负责潜意识工作的边缘系统结构，并在两者之间传递情绪信息。但是它并不连接脑的意识部分，所以文字与思想之类的信息不能经此路径传递。

往边缘系统，于是这里就会出现一个基本的反应。这种反应会再次回到皮质，皮质再把它处理成复杂的、对情境敏感的感觉，也就是当我们谈到恐惧、愤怒、尴尬或恋爱时的心情。

在分裂脑患者身上，这些精细的感情表达无法从一侧脑半球送往另一侧。但是，皮质下层所引发的基本情绪反应依然可以通过大脑前连合传递。这种情形很像一栋只通过地下走道相连的双塔大楼。

以第二批分裂脑患者为实验对象，加州大学的加扎尼加与纽约大学的约瑟夫·勒杜（Joseph LeDoux）合作完成了一系列实验，对这种情况加以证实。另一位研究人员，埃兰·赛德尔（Eran Zaidel），发明了一种特殊的隐形眼镜，能够反射眼睛接收的光线，使影像只进入一侧的视网膜。戴上这种隐形眼镜的受试者即使转动眼球也无法看到两个视野的影像，因此研究人员可以将更长且详细的信息传送到一侧的大脑半球。

在一个实验中，加扎尼加和勒杜让一位女性分裂脑患者的右脑观看一系列很残忍的电影片段，包括一个人把另一个人丢到火里。这位患者，V.P.，并没有意识到自己看到了什么。就像前面已经讲过的 N.G. 在被问到时对汤匙毫无察觉一样，她也回答："我想我只看到了一些闪光，或许有一些树——红色的树，就像在秋天那样。"然后她告诉陪同她的研究人员："不知道为什么，我觉得很害怕……我有点心神不宁。我不喜欢这个房间……或许是你的关系，你使我很紧张。"然后她压低声音说："我知道我很喜欢加扎尼加博士，但是现在，我出于某种原因有点害怕他。"而如果将愉快的影像传递到右脑，相应的潜意识情绪反应也会产生：加扎尼加和勒杜发现，海浪、落叶树林等景象会使病人有宁静祥和的感觉。

显然，右脑虽然沉默，但仍然能够让意识的心智感受到自己。但是，这个大脑半球中究竟发生了什么？是否有可能，它具有自己看待事物的方式和自己的观点？甚至拥有自己的个性？假如它可以说话，它会说什么？

斯佩里的分裂脑患者似乎完全丧失了右脑的语言能力，但是在加扎尼加和勒杜的患者中，有两位的大脑左右两侧半球都具有语言能力。因此，这些患者可以帮助他们阐明两侧大脑半球之间存在的广泛差异，其中一位患者更是提供了第一个已知仅从右脑发出的口头信息。它只由两个词组成，但是，正如我们即将看到的，它毋庸置疑地证明了"两种心智"可以不仅仅是一种修辞。

两种心智

在生活起居上，M.P.进步得很快。当左手来帮忙"排忧解难"后，她可以煎蛋卷了：先把几个不需要的鸡蛋整个连

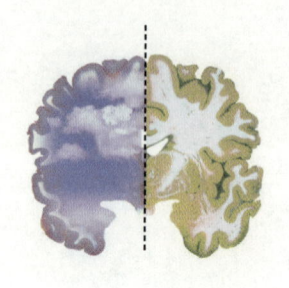

假如把一个温和的影像传递到分裂脑患者的右脑，右脑会产生一个有意识的情绪反应，尽管受试者根本无法意识到这个影像的存在。

壳丢入锅里，然后加入还没有剥皮的洋葱，最后把盐罐子都扔进去。有的时候，左手甚至会故意阻止右手做事。有一次，我请她把右手穿过一个小洞，她说："不行，另一只手正拉着它呢。"我探头去看，发现她的左手正紧紧地抓住右手的手腕。

——摘自实验报告

你能想象如果你的一只手不听使唤会是怎样的情形吗？当你的一只手刚把衬衫纽扣系好时，另一只手竟然伸过来，把它们一个接一个地解开，而你只能眼睁睁看着，一点办法也没有；你的手伸出去，从超市的架子上拿了一堆东西放进购物车中，全都是你不想买的；更糟糕的是，你伸出一只手爱抚情人的脸颊，却看到另一只手紧握拳头打出一记勾拳。这些事情真的都在精神正常、看起来没有什么毛病的人身上发生过。上述现象在医学报告枯燥的行话中被称为"手间冲突"（intermanual conflict），研究者则昵称它为"异己手"（alien hand）。

"异己手"会发生在一侧或两侧的辅助运动区受损的患者身上。辅助运动区在大脑顶部，位于控制运动的运动皮质前方。另外一些案例则来自胼胝体受损的患者。有些患者的手不听使唤（如那位遇到烹饪问题的女士）是因为脑出血或中风，不过大部分是由于癫痫而做了分裂脑手术。

每侧脑半球都对自己的物理领域具有局部的控制权，主要是左脑控制身体的右侧、右脑控制身体的左侧（有些面部神经的安排会有一点不同）。所以，如果要伸出右腿，必须由左侧脑半球送出指令，反之亦然。不过，整体的控制则由主控的脑负责（通常是左脑），这是最早做出"伸出右腿"这个决定的地方。左脑送出的指令——主要是抑制性的指令——通过胼胝体到达右脑。这个系统运作得很好，一个头颅内只容得下一个王。

然而，一旦把两侧脑半球中间的连接切断，在某些情况下，这个命令系统就瓦解了。具体到分裂脑患者的情况，就是抑制指令不能从一侧脑传送到另一侧。但是这在大部分的时间里其实没有什么影响，因为两侧脑半球都对自己分内的事情非常纯熟，它们可以像正常情况一样运作。偶尔，右脑决定要做一些原来左脑做得很好的事，但由于失去了惯常的沟通渠道，左脑完全不能阻止右脑的行动。于是，两侧脑半球就开始互相争夺控制权了。

举例来说，据一位分裂脑患者报告，她早上起床后要花好几个小时穿衣服，因为她的"异己手"一直想要命令她穿什么。一次又一次，她的右手从衣橱拿出一件衣服，左手却伸出来拿另外一件。有一次她的左手紧抓着一件衣服不肯放，她完全没有办法让左手服从她的意志，如果不穿上被抓住的那件衣服，就必须叫别人来帮忙松开她的左手。有趣的是，"异己手"挑选的衣服通常比她想要穿的颜色更鲜艳、款式更流行。

另一位患者有只手执着于把裤子拉下去，每次另一只手把裤子提上来，它就会伸出来再拉下去。第三位患者则是发现他的"异己手"解开衬衫扣子的速度跟另一只手扣上的速度一样快。那位把没敲破的鸡蛋丢进锅里的 M.P. 女士发现，她必须预留半天时间来打包行李，因为她每放一件衣服进皮箱后，"异己手"就会立刻把它拿出来。

大部分"异己手"只是很讨厌或令人哭笑不得。"就好像有两个顽皮的小孩在我的脑袋里面，两人不停地争吵。"M.P. 说。偶尔，"异己手"也不只是恶作剧而已。据一位患者报告，当他用右手去拥抱妻子时，竟看见左手挥起一个勾拳把她打倒在地。M.P. 也报告称，她的"异己手"不让她跟丈夫亲热。她的丈夫经常成为一场拉锯战的焦点，一只手把他拉过来拥抱，另一只手则把他推开。

尽管如此，这只"异己手"几乎没做过任何严重的暴力行

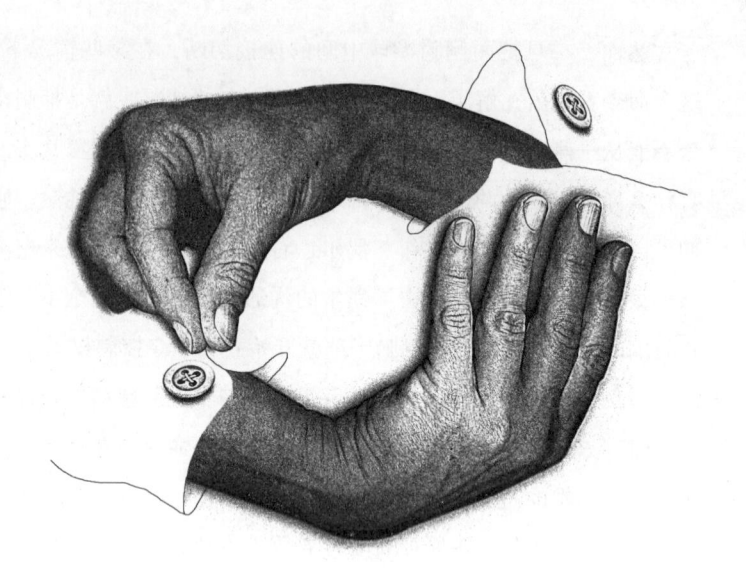

为，全世界仍在等待这样一份谋杀辩护，被告坚称："不是我做的，是我的手。"有些出现"异己手"症状的人，非常害怕不听话的手会在不知不觉中做出什么伤天害理的事来。例如，有个可怜的人晚上不敢入睡，因为他很担心这只手会趁熟睡之际把自己勒死。

两只手相抵触的行为反映出我们大脑的二分法本质：前和后、抓和放、战和逃。二者的输赢通常是由主控脑来决定的，"异己手"做出的动作只是表明，假如我们内在的冲突没有一直受到控制会出现什么情况。这并不代表我们有两个相互矛盾的意图，因为我们通常抑制的只是反射动作（reflex）而已。不过，"异己手"其实是从心灵深处跑出来的使者这一说法的确有很强的吸引力。

或许，这个现象或多或少可能是难缠的"另一个自我"在发挥作用。"异己手"几乎都是左手，所以它们的行为是由右脑控制的。而我们刚刚已经了解，右脑是大脑沉默的那一侧。由于它无法交谈、沟通，很多研究者认为，右脑是受到左脑主宰的无意识奴隶，无法形成自己的意图和观念。

可能情况也不尽如此。加扎尼加在加州大学研究的患者中，有一位叫作 P.S.，他的右脑有足够的语言能力，可以理解短句子和单词。更奇特的是，他的右脑可以用文字进行沟通。

不过，要与他的右脑交谈，需要很精密的仪器设备或实验设计。即使是对分裂脑的患者，通过语音提出的问题也不能像影像那样，只送到一侧的脑半球。如果一个问题是以正常的方式说出来的，语音还是会同时跑到两侧的脑，因为耳朵到大脑的听神经通路不能像视神经通路那样完全分成两侧，左脑会"抓住"并抢答它。

勒杜和加扎尼加设计了一个实验解决这个问题。他们先给 P.S. 听一个句子，但是没有能让他作答的关键词，然后通过视觉呈现的方式将关键信息只送到右脑。所以 P.S. 会听到"请你拼出……"，然后" hobby"这个词则直接投射到他的左眼视野中，进入右脑。这个复杂的方法确保了右脑是唯一获得了作答所需全部信息的半球，而不会被左脑抢先。P.S. 的右脑没有语言能力，

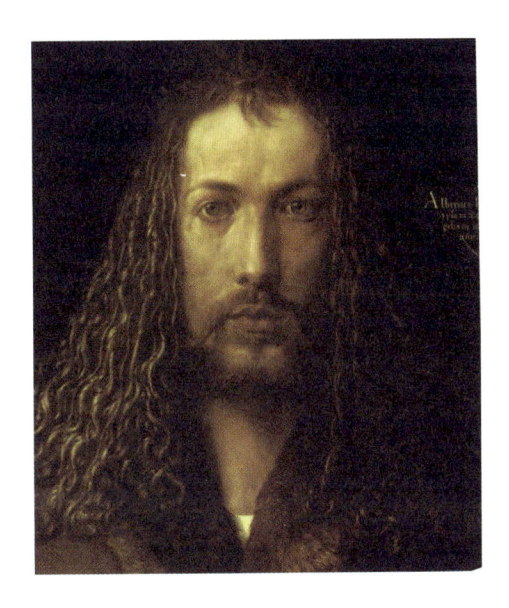

两侧脑半球的差异，可以通过这张脸孔显示出来。这是文艺复兴时期德国画家丢勒（Dürer，1471—1528年）的自画像，将其从中间分成两半，再把左右两侧各自以镜像合成一张脸。这两张脸拥有明显不同的特性。

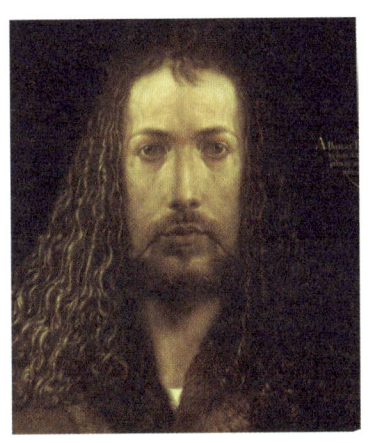

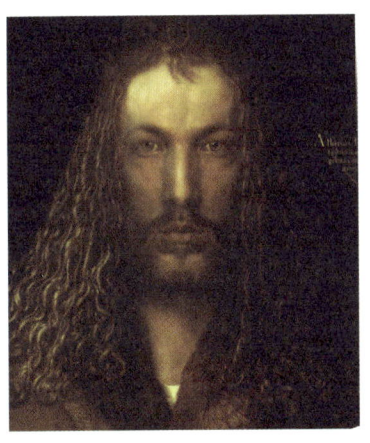

第 2 章　完美的分离　65

/本文作者/

查尔斯·布拉克（Charles Brack）
神经政治学网站 Neuropolitics.org 创始人

保守派的左脑，自由派的右脑？

许多研究都暗示了左、右脑在政治意见上的分歧，例如有一位分裂脑患者的左脑报告说他喜欢尼克松总统，但是他的右脑马上表示并非如此。[i]

这种认为左右脑一个是保守派（conservatives）、一个是自由派（liberals）的说法其实已经由来已久了，20 世纪 30 年代就有人开始持这种观点。保守主义者和自由主义者在认知上的分歧非常像左、右脑的行为。

保守主义者比较倾向黑白分明，而自由主义者可以容忍很大程度的模棱两可，这反映出左脑按部就班的认知模式不同于右脑的模糊处理。[ii] 保守主义者跟自由主义者正好相反，他们赞成自由，而把平等放在后面顺位，或许因为他们有比较高浓度的多巴胺表达，所以更容易受到"驱动"。有些研究认为，左脑多巴胺的功能高于右脑。[iii] 这也有可能是因为左脑喜欢把人按权势等级排序。[iv]

保守主义者对语言威胁的反应比自由主义者强，因为语言暴力会活化左侧的杏仁核。[v] 自由主义者的种族偏见程度较轻，而抑制种族偏见主要由右边侧化的神经网络在处理。[vi]

长远来说，保守主义者的性伴侣比自由主义者少，他们的亲密关系也维持得比较久，更可能拥有后代。浪漫关系好像是多巴胺系统的活动在促进，有一些证据显示，浪漫的爱情发生时，右脑相比左脑要更不活跃。[vii—viii]

i   M. Gazzaniga and J. LeDoux (1978). *The Integrated Mind*. Plenum Press, New York and London. pp. 153.

ii J. Coney and K. Evans (2000)'Hemispheric asymmetries in the resolution of lexical ambiguity'. *Neuropsychologia*. Vol. 38, No. 3, pp. 272-282.

iii H. Demaree, E. Everhart, E. Youngstrom, and D. Harrison. *Brain Lateralization of Emotional Processing: Historical Roots and a Future Incorporating "Dominance"*. Behavioral and Cognitive Neuroscience Reviews. 2005; 4;3

iv K. Knutson, J. Wood, M. Spampinato, and J. Grafman (2006) 'Politics on the Brain: An fMRI Investigation'. *Social Neuroscience*. 2006 March ; 1(1): pp. 25-40.

v   M. Gazzaniga ed. (2004) *The Cognitive Neurosciences*, MIT Press. pp. 1006.

vi J. Richeson, A. Baird, H. Gordon, T. Heatherton, C. Wyland, S. Trawalter, J. Shelton(2003)'An fMRI investigation of the impact of interracial contact on executive function'. *Nature Neuroscience*. Nov 2003.

vii A. Bartels and S. Zeki (2004) 'The neural correlates of maternal and romantic love'. *Neuroimage*. 21 (2004) pp. 1155-1166.

viii A. Bartels and S. Zeki (2000) 'The neural basis of romantic love'. *NeuroReport*. 11: pp. 3829-3834

但是可以写字，所以他的左手（受右脑控制）就可以从拼字盘中挑出字母，将看到的单词正确地排列出来。

P.S. 的右脑的大部分反应都和左脑一样（如果用同样的问题问左脑的话），但是右脑显示出强烈的自我喜好。假如让两侧大脑分别评估一长串事物，包括食物、颜色或个人私事（例如他和女朋友的名字）等，右脑给出的分数都比左脑低。而比这更令人吃惊的，是实验者分别问两侧大脑关于生涯规划、事业心等问题时出现的差异。

"你毕业以后想做什么？"有一天，他们先以说出来的方式向 P.S. 的左脑（主控脑）提出这个问题。他回答："我要成为一名绘图员，我已经在接受这方面的训练了。"

"你毕业以后想做什么？"这一次，"毕业"两个字改为用视觉方式呈现到 P.S. 的右脑。于是，他的左手开始在拼字盘中挑选字母排列。令大家非常惊讶的是（甚至可能包括 P.S. 自己在内），他的左手拼出来的单词是"automobile racer"（赛车手）。

这两个单词构成了从非支配半球（右脑）发出的最长、最复杂的语言信息。两种截然不同的行业，显示出右脑有自己的想法，只是迄今为止都隐藏在其孪生兄弟的阴影之下，没有被外界看到。直到复杂的实验方案被设计出来，右脑才得以发声。

这个实验暗示的可能情况令人有点不敢相信，也就是说，我们的头颅内监禁了一个不能讲话的犯人，这个犯人有他自己的人格、野心和自我意识，全部与我们每天接触的那个"自我"不同。我们的意识可能只是单股的流动，只来自占主控地位的左脑。假如是这样的话，另外一个自我在哪里实现它的体验呢？或许还有别的解释：在分裂脑患者中观察到的这种意识双歧化，偶尔也会出现在我们自己的身上，可能只是反映出两侧脑半球间的意识是在不断交互替换——是一条蜿蜒而过的河流，而不是两条单独的河流。又或许，我们的脑海中存在着非常多意识的支在某些认知能力上，同性恋者都与异性恋者有所不同，显示他们的大脑结构可能存在微妙的差异。如今，脑成像研究的结果显示确实如此。

有一项研究对 90 名同性恋者和异性恋者的大脑进行了扫描，测量他们两侧脑半球的容量。结果发现，同性恋女性和异性恋男性的脑半球大小都有着特殊的不对称性，而异性恋女性和同性恋男性则在两侧脑半球的大小上没有差异。

换句话说，至少在结构上，同性恋男性与异性恋女性的大脑比较相似，而同性恋女性与异性恋男性的大脑更像。

进一步的研究发现，显著的差异也存在于大脑的杏仁核处。异性恋男性和同性恋女性的右侧杏仁核拥有更多的神经连接，而同性恋男性和异性恋女性在左侧杏仁核的神经连接更多。

这种生理上的差异已经大到不可能是因为环境的关系，同性恋的成因似乎在胚胎发展的初期就已经设定了。

流，在 P.S. 身上看到的人格分裂现象，可能只是因为他的情况特殊，使他无法将这些不同的支流完全整合起来而已。

我们的另一半生活在一个平行的宇宙中，无助地看着我们在生活中疾驰，而忽略了他们的哭喊——这是所有解释中最耸人听闻的一个。但是，这正是斯佩里在长时间近距离观察他的分裂脑患者之后得出的结论。"我们观察到的每个事实都在向我们指出：手术使这些患者有了两个心智，也就是说，两个不同的意识世界。"他写道。

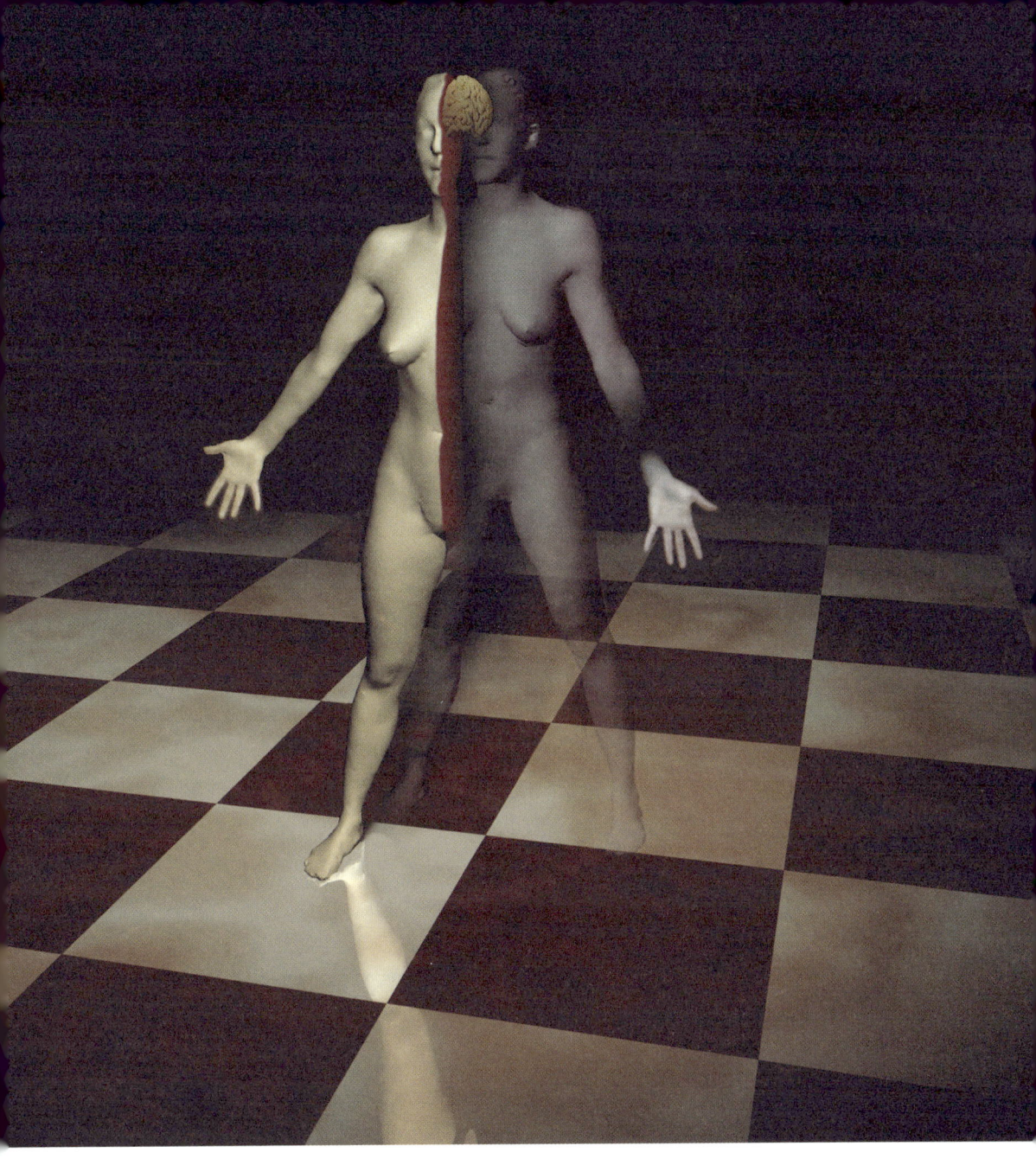

当非主控脑暂时获得控制权时,"异己手"就出击了。

左利手的迷思

世界上大约有 90% 的人惯用右手。这个数字自有人类以来便是如此：对石器时代制造的工具，远古时期洞穴上的壁画，以及据推测遭到猎杀的狒狒头骨上的骨折痕迹的分析都显示，绝大多数人惯用右手而不是左手来完成需要专门技术的单手任务。

右利手与左脑主控有很密切的关系。那么，又该如何解释那 5%～8% 惯用左手的人呢？他们的大脑组织是否为惯用右手者的镜像？

并不完全是。大约有 95% 的惯用右手者，其语言中心位于左脑，而惯用左手者大脑的组织方式差异更大。他们中有大约 70% 的人语言中心在左脑，至于其余的 30%，其中大部分似乎在两侧脑都有语言中心。

惯用左手的人是病态的吗？在文化上，过去的确是如此看待他们的，而且几乎每一种语言都有一些不好的字眼来自"左"这个词源。"gauche"是法语中的左，在英语中则用于描述奇怪、怪诞；"mancino"在意大利语中表示欺骗和左的意思。

正因为存在这样权威性的偏见，所以父母通常会花很大的力气把惯用左手的小孩纠正成右利手，也就不足为奇。很多人被成功地改成惯用右手，虽然大脑的安排使他们倾向于另一种情况——这一事实给后续的研究造成了一定的困扰。

当婴儿出生时，惯用左手或右手就已经决定了——事实上，最初的迹象早在怀孕 15 周时就可以看到。因为那时，大部分的胎儿就已经显示出吸吮右手大拇指的偏好了。

现在大家对于惯用左手的共识是，这是由基因决定的，并没有什么特别的意义，有一些人却是因为胚胎期或出生后被事故干扰了左脑（右手）主控的发育。比如说，可能是因为轻微的脑损伤在关键时期影响了左脑的发育；也有可能是因为神经细胞凋亡失败，或神经元没能迁移到对的地方。大约有 20% 双胞胎惯用左手，比一般人口的比例高出太多，所以有些研究者认为，部分（或者所有的）单独出生的惯用左手者，都是双胞胎中一个死亡后存活下来的那个。像这样大脑主控权有所改变的情况，可能是因为双胞胎在子宫中竞争有限的资源时，大脑受到轻微的伤害，或是因为子宫有缺陷、经历创伤，导致双胞胎中一个死亡、另一个留了下来——留下来的胎儿就变成了左利手。也有一些基因会对惯用左右手的情况造成影响，尤其是 LRRTM1（Leucine-rich repeat transmembrane neuronal 1），它不仅与左利手关系密切，也与发展出某些神经上的失常，包括精神分裂症等有一定的关系。

一个有趣的理论认为，惯用左手是某种发育异常造成的，而这使你到底用哪只手去签名显得无足轻重。不列颠哥伦比亚大学（University of British Columbia）心理系教授斯坦利·科伦（Stanley Coren）宣称，惯用左手的人比惯用右手的人平均短寿9年。这个发现如果正确，就与"左利手与多种生理异常现象有关系"的发现相一致，其中大部分可以追溯到发育或免疫系统功能障碍，包括哮喘、肠道和甲状腺疾病、近视、阅读障碍、偏头痛、口吃和过敏（如花粉热）等。不过也有积极的一面，那就是左利手与各种类型的创造力成正相关性。一项研究发现，在上过大学的男性中，左利手比右利手富裕15%，如果他们顺利毕业了，这个比例还会提高到26%。

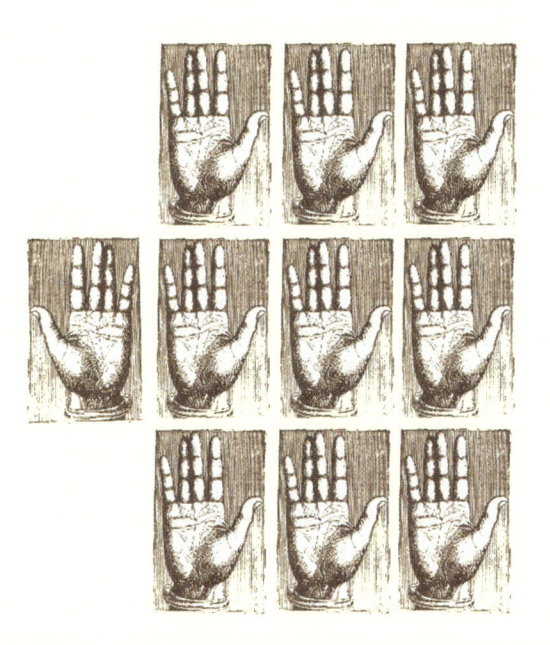

在数量上，惯用右手的人至少是左利手的9倍。

第 3 章

在表面形态之下

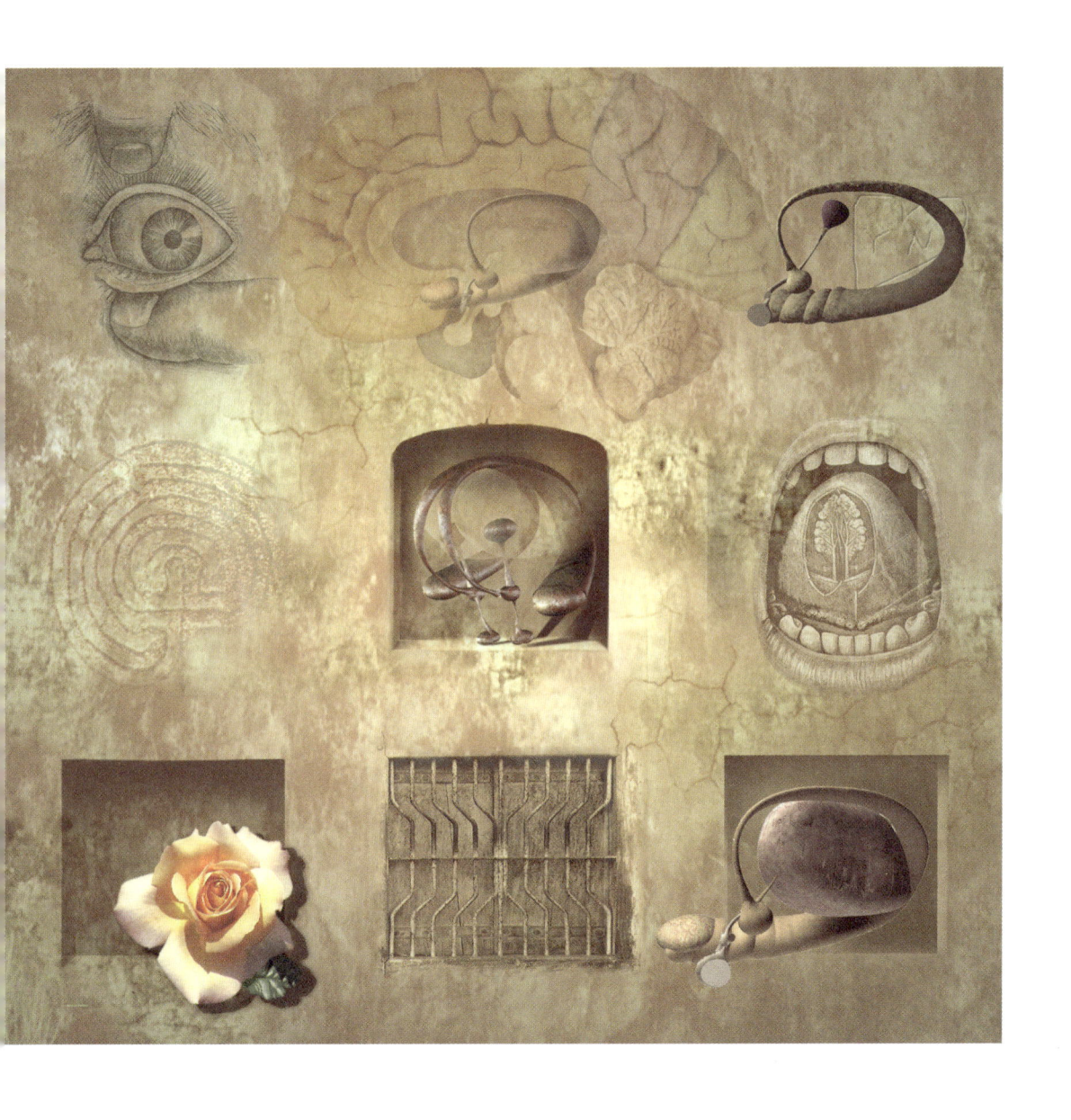

大脑的结构比我们一般印象里"有皱褶的皮质"所代表的意义更复杂。位于中间部分的是一簇形状奇特的模块，叫作边缘系统。它是大脑的发电厂，负责产生食欲、动机、欲望、情绪和心情，并驱动我们有所行动。我们的意识思想只不过是为了这些潜意识世界产生的生理需求，扮演调节者与传译者的角色而已。当思考与情绪发生冲突时，情绪会较为强势，因为它原本就设定在我们的神经回路里。

图雷特综合征（Tourette's syndrome, TS）的重症患者可能会在最拥挤的人行道上清出一条空旷的路来：他们跌跌撞撞、脸部抽搐，嘴里吐出一串奇怪的声音，既像动物吼叫，又掺杂着脏话。有些人瞪着他们，孩子们发出咯咯的笑声，偶尔还有些人会骂回去，但大多数人都退避三舍。假如你觉得碰到的这种情形令人尴尬，请你试着想象一下 TS 患者自己的心情。他们中的多数人都有正常的智商，甚至比一般人还高，他们通常非常清楚自己在别人眼里有多么可笑、讨厌。秽语症（coprolalia）尤其令他们难堪，因为这比其他任何事情都更让人们避之唯恐不及。有些人可以通过专注到某件需要大量皮质注意力的活动上来控制症状（有十几位知名的外科医生是 TS 患者，他们都安全地工作着）。然而，一旦他们松懈下来，或者情绪变得激动时，脸就会开始抽动，眼皮一直眨，动物般的吼声和长串的诅咒脏话从大脑内的潜意识世界中爆发出来。

这种疾病早在 19 世纪末叶，法国医生图雷特（Georges Gilles de La Tourette）以自己的名字为它命名之前便存在了。很多中世纪关于魔鬼附身、撒旦降灵的记录，其实描述的都是它的症状。后来，弗洛伊德的心理分析学派把这种症状当作压抑愤怒造成的典型后果。"你看！愤怒一定要得到释放，不然爆发出来就是这样。"因此，当时对 TS 的治疗方法就变成找出患者的"愤怒根源"，或者鼓励患者大胆地把愤怒表达出来。这种治疗方法当然

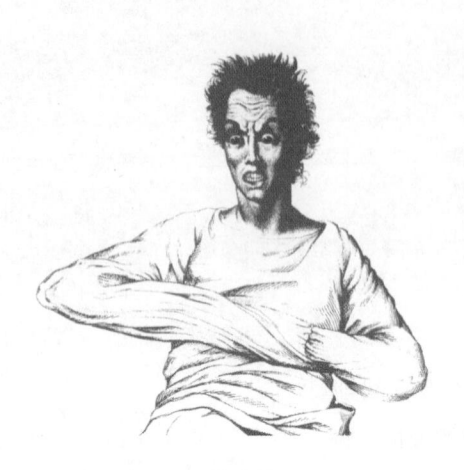

> 这团东西……从我的肚子开始，在一两秒钟之内便越过了我的胸部，最终到达我的嘴巴、喉咙和声带，一堆话好像要呕吐那样汹涌翻滚而出。我（对医护人员）说，这个（要大喊脏话）冲动可能使用到一部分打喷嚏的神经机制，因为这团东西以及随之而来的念头，可以在我强行屏住呼吸后被压抑住。他们完全不理会我的说法……他们认为我的毛病是一个动机问题，只要我把愤怒发泄出来，骂脏话的冲动就会消失。
>
> ——彼得·查德威克（Peter Chadwick），心理学家，曾经的 TS 患者

是无效的，而且经常使患者的情况变得更糟，但心理治疗师却没有放弃它（事实上，直到今天还有人这样做，如查德威克发现的现象）。

这种认为 TS 的病因是愤怒受到压抑的理论，到了 20 世纪 60 年代便受到严重的挑战。因为随着一种新药的问世，病症的发作被有效缓解了，在有些情况下甚至可以使症状完全消失。这种药物能够阻断神经递质多巴胺的受体，使多巴胺无法进入细胞来活化神经元。一旦神经元静止下来，病人的抽动、眨眼也就停止了。今天我们已经知道，TS 是大脑中神经递质系统功能失常引发的一系列疾病之一，和很多心理疾病一样，它也起源于大脑。

大脑最主要的功能是保持有机生物体的生存和生殖。我们会欣赏音乐、坠入爱河、创造出宇宙理论、有伟大的发明，其实都是从这压倒一切的野心中产生的副产品而已。所以，假如你发现大脑有相当大的一部分结构和功能，都被用来确保身体各部门执行它们应该做的觅食、性交、防卫和其他必要的行为时，实在不必太过惊讶。

这些部门受到一个很完善的、软硬兼施的系统监督，其中有三个基本的步骤：

第一，为了响应一个适当的刺激，大脑会产生必须立刻满足的需求。假如刺激是血糖降低，那么必须被马上满足的需求就是饥饿；假如这个刺激是与性有关的，那么性欲就会马上出现，眼睛就会去搜索可交配的对象。假如是比较复杂的刺激，如社会孤立，或离开熟悉的环境进入陌生的地方等，那么背后的需求就不是那么明显，可能是和别人社交、合群的动机，也可能是回到熟悉温暖的家。不管动机以什么样的形式出现，通常都伴随着"空虚感"，如胃的空虚，或心情低落等比较抽象的精神空虚。

无论这些感觉是什么，其目的都是相同的：引发行动。

第二，由第一阶段所引发的行为，如进食、性交、回家、社交等，都会带来快乐的正向感觉。请注意，动作才是重点，而不仅仅是食物、性或是在家里本身。把营养物质送入血液会使你活下去，但不能像准备食材、烹饪、吃饭、嚼咽那样带给你快乐感，这便是为什么很多重要的功能都伴随着一套仪式。例如，烹饪食物、婚前的求偶行为、回家的归途，这些不仅仅是必要的附件，更是使生活快乐的主要元素。

第三，当动作圆满完成后，追求快乐的感觉便会被一种满足感所取代——请注意，是"圆满完成"。

大部分时候，我们的这个系统有效率地默默循环着"欲望 - 行动 - 满足"这个周期，不仅塑造出我们的行为，还能提供每天规律生活的背景。当身体缺少燃料时，我们会觉得饥饿，急着找东西吃。进食是件令人愉悦的事，我们会从中获得满足，宁静的

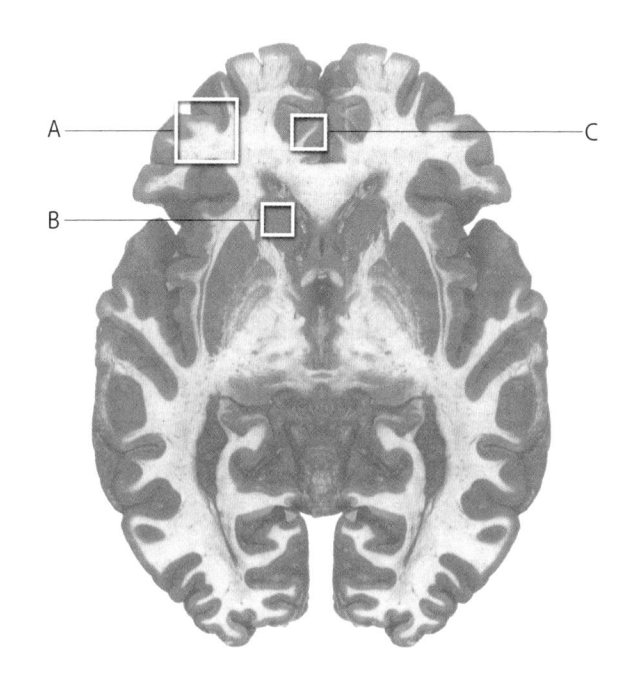

50名TS患者的大脑扫描图显示，有三个脑区明显缺乏活动，这三个脑区都在左脑。一个是背侧前额叶皮质（A），该区域与产生合宜的行为有关。另一个是左基底节（B），与控制自动化动作有关。第三个是前扣带回皮质（C），与使注意力集中到行动上有关。如果这三个脑区缺乏活动，会出现不合宜的行为，如脸部的不正常痉挛。[资源来源：Moriarty, J.et al. 'BrainPerfusion abnormalities in Gilles de la Tourette's syndrome', *British journal of Psychiatry* 167 (2): 249-254 August 1995]

第3章 在表面形态之下 77

感觉会持续到身体再度需要燃料的时候。但是，这个系统有的时候（实际上相当频繁）会出现故障。其中一种可能性是，我们的欲望无法激起恰当的行为反应，或是正常的行为无法带来满足。

第一种功能失常的后果十分严重。在最机械的情况下，一旦执行目的性动作的机制出现问题，便会导致如帕金森病和类似运动障碍中出现的身体停滞。当高层次的大脑区域受到损坏时，产生的结果可能更细微，但是同样会对生活造成困扰。如果一个人失去了自我保护的欲望，或是天生的动机被后天的野心（例如征服喜马拉雅山或参加危险的赛车活动）所掩盖，那么他就会冒险犯难、不畏生死，很可能使自己受伤；如果一个人没有了保持干净的动机，健康就会受损；如果一个人无法察觉饥饿，或被自我拒绝的意识所支配，他就会饿死。

相反，如果一个人的欲望变得无法满足，就难以再保持举止正常。身体的持续需求会迫使他们或是一而再再而三地进行曾经让他们放松的动作，例如一直往嘴里塞食物，只要有对象就不断性交等，或是重复能够使自己感到舒适的仪式，包括洗手、检查门窗或喋喋不休等，直到精疲力竭。即使如此，他们仍然难以摆脱饥饿、性欲或焦虑感。

TS患者的脸部抽动就是一个例子。这种抽动是一些技能的残余碎片，每一次小小的抽动都是过去目的性动作的残余回响，并且都是由大脑无意识部分中一个叫作壳核（putamen）的区域突然活动产生的。壳核是基底神经节（basal ganglia）的一部分，深埋在大脑中心底部。它的功能是处理自发动作，也就是那些通过不断重复而变得自动的行为。一旦这些动作能够平稳顺畅地进行，意识的大脑便可以专注于决定如何引导它们和学习新的动作等重大事务。以骑自行车为例（如果骑手足够娴熟的话），骑手一直不断踩踏板的动作就是由壳核控制的，而如果要学习一段复杂的新舞步，那就需要大脑的其他区域负责控制了。

在正常人身上，这些运动能力的小痉挛在变得明显之前，就被邻近区域的神经元抑制住了，错误的火花得到了平息。但是，这种抑制作用在 TS 患者的大脑中失效了，各种举动浮现了出来。

有些 TS 患儿是在罹患感染性疾病后开始出现症状，或是症状变得更严重。一种理论认为，某种细菌会造成自身免疫的内环境，使纹状体（striatum）内的抑制性细胞被选择性地杀死，这种情形被称作伴有链球菌感染的小儿自身免疫性神经精神障碍（paediatric autoimmune neuropsychiatric disorders associated with streptococcal infection, PANDAS）。但是，虽然经过了十多年的研究，我们仍不清楚感染究竟是否真的引起了 TS，或只是众多原因之一。大多数 TS 患者可以察觉某些"冲动的预感"，而且可以用意志的力量去压抑随之而来的动作。但是，脸部的抽动却不受控制。这个念头（或欲望）如果没有变成行为表现出来，便会一直敲打意识的门，就像背上的痒如果不抓就会越来越痒，一直到抓了才会平息。

有一名男子，他有着相当复杂的肩膀抽动、下巴开合的习惯，大约 1 分钟内要做 5 次。他说：

"假如必要的话，我可以控制住几分钟，甚至一个小时。当我初见一个人，或正做一件重要的事情时，我可以在过程中表现得相当正常。但是一旦压力解除，我必须做很多次把它补回来，我通常会为此把自己在厕所里锁上 10 分钟。人们问我：'假如你能控制一阵子，为什么不能永远控制住？'我向他们解释，这就像屏住呼吸，你可以坚持几分钟，却不能一辈子都这样。当你放开时，就会大口喘气。"

TS 患者喊叫和发出其他奇怪声音的习性，源自另一条连接潜意识和意识的多巴胺能通路过度活跃，这条通路影响颞叶的语言区。患者口中的这些字，似乎是某些早已遗忘的句子的残留片段。就如神经科学家奥利弗·萨克斯（Oliver Sacks）在他的《火

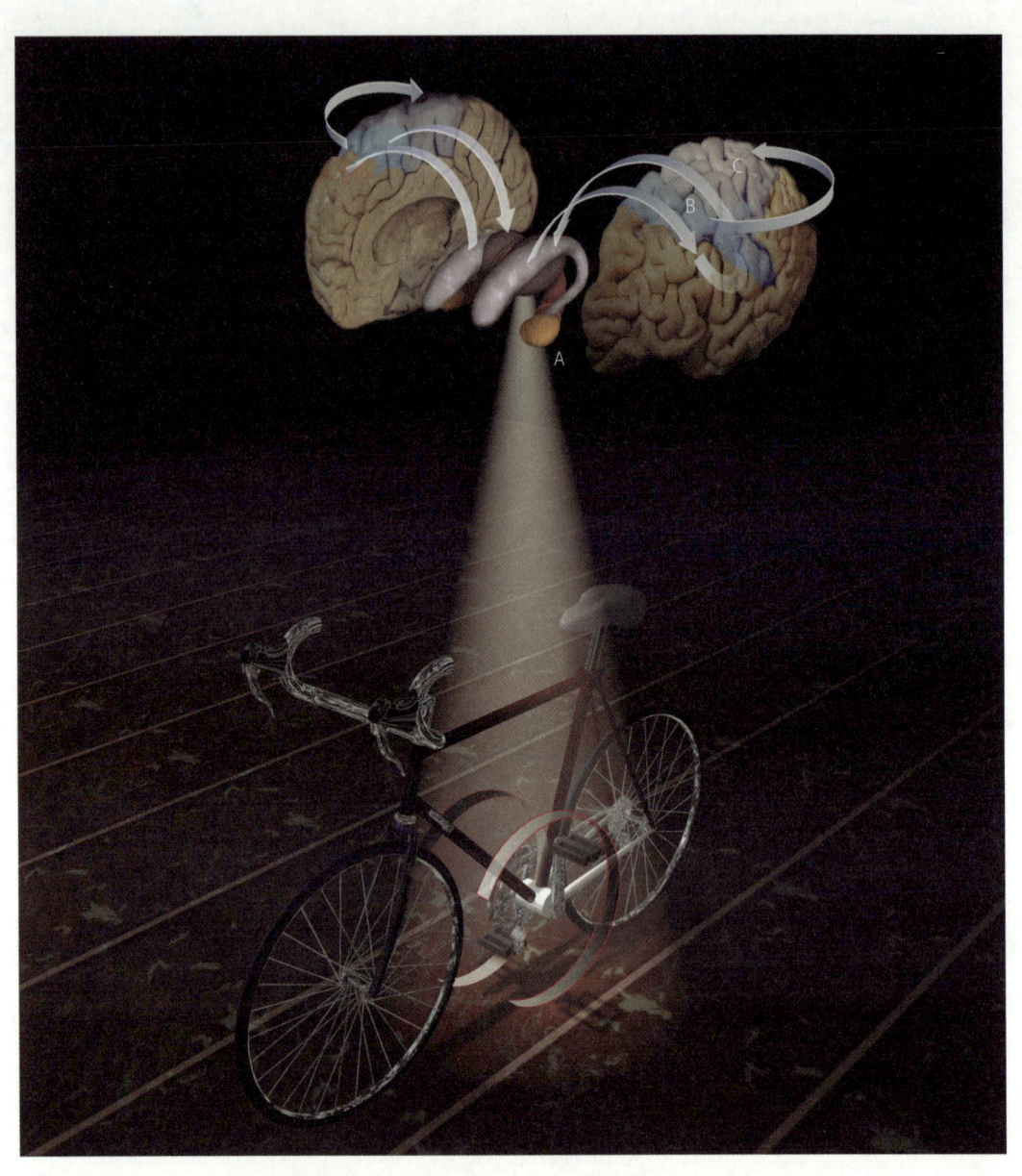

很多熟悉的运动技能，例如骑自行车等，都是由壳核（A）控制的，属于无意识的边缘系统的一部分。壳核经由复杂的神经回路与前运动区（B）相连，而前运动区属于意识大脑的一部分，负责驱动运动的发生。当壳核受到刺激后，便将信息向上传至前运动区，后者又会将"动！"的命令传递给邻近的皮质（C）。接下来，运动皮质便指挥适当的肌肉进行收缩。TS患者的壳核过度活化，因此会促使他们在不适当的时机里，表现出习得的技巧的片段。

星上的人类学家》(*An Anthropologist on Mars*)一书中描述的那位患有 TS 的外科医生，不时会抽动着发出"嗨！派西！"的声音。派西是他的前女友，但是这位外科医生并不知道，为什么以前打招呼的方式会这么顽固地盘桓在脑海里不肯离去，迫使他在几十年后仍在不断重复。至于为什么他还一直感叹"好可怕啊"，就完全无迹可寻了。或许他曾经在某个场合听过一次，这句话从此就进入了心田，而他被迫不断进行的重复，更使相关神经痕迹永不磨灭，哪怕最初说这句话时的情境早已经从意识中退去了。

TS 有这么明显的身体症状，有时又有很夸张的行为，从表面上来看，它与强迫症（obsessive-compulsive disorder, OCD）患者那种安静的心理苦楚似乎有着相距光年之遥的不同。不过，近年来有学者发现，这两种病症其实是同一种潜在生理问题引发的不同表现。

强迫症患者的心理驱迫力比 TS 患者还要复杂，不同于后者被迫喊出某些词，或者以特定方式舞动肢体，他们被驱迫做出复杂的仪式行为，来安抚一直存在的不安定感或焦虑感。这两者有程度上的差异。

强迫症患者的强迫动作有时可能纯粹是心理问题，表现为强迫进行每天必做的、惯例的复杂行为。其中计数是最常见的，例如有一位女士说：

"我每吃一口饭都得数 7 下，假如有人在我吃饭时向我提问，我必须数完才能吞咽，然后再回答他的问题。假如在没有数完前就吞咽，我就会噎到。假如我忘记数到几，就必须把食物吐出来，数到 7 下后再吃新的一口。"

另一位强迫症患者的特殊数字是"4"，每一件事都要做 4 遍：早上起床后，棉被必须折 4 次才能下床，走 4 步到门边，刷牙按照 4 次一组上下刷动，诸如此类。他很害怕碰到奇数，有当强迫症患者处在使他们感到不安的情况下时，大脑中就会产生一个神经活动循环。该循环从尾状核（A）开始，促使"去做！"这样的冲动产生，再传到眶额皮质（B），就出现了"不对劲"的感觉，最后再传到扣带回（C），使注意力集中在不安的感觉上。

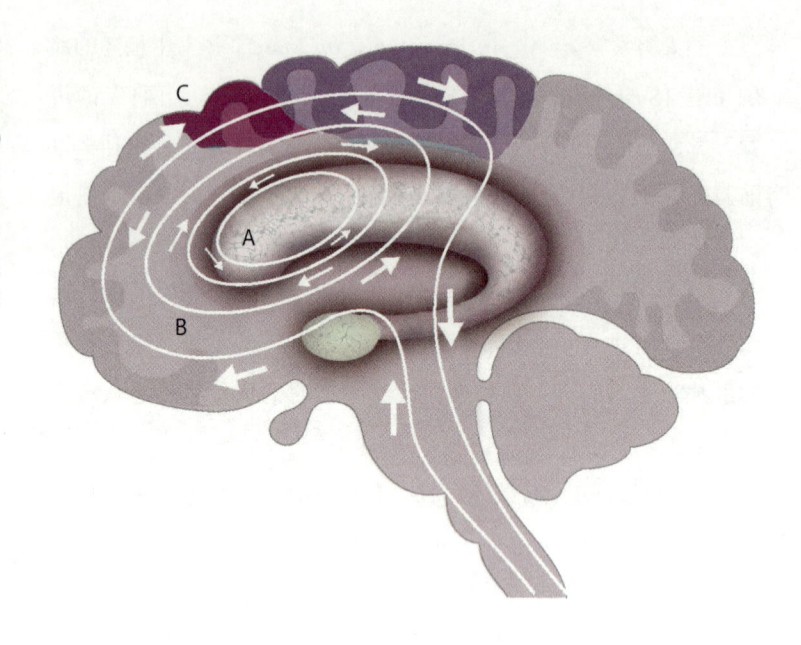

一次他的女友向他表白爱意，他不确定要不要回应，但是这句话"仿佛悬在空中，像个大大的数字'1'"，所以他回应说自己也爱她。他的声音可能不是很确定，所以女友再一次说了"我爱你"，来确认他刚刚的回应。当然，这句话此刻像个大大的数字"3"般悬在那里，所以他必须再回复一次，使它变成"4"。他的女友很高兴，于是说愿意嫁给他。求婚过程就这么没完没了地进行了下去，因为对话一定得结束在偶数句才行。

其他的强迫行为可能有：一直想着同一个主题，其他统统都得排开；一句话一直不停地反复讲；以为自己做了某件很可怕的事，如杀了人等。有强迫症的人通常极其优秀，因为他们会加倍努力地去避免做任何不对的事。他们大多数非常坚持道德标准，自己也无比诚实。这种对诚实的需求有时过分到不可理喻，例如下面这位患者：

"假如我跟你说话，提到我看过某人穿红色的衣服，这句话一讲完，我就会开始想：它真的是红色的吗？会不会是其他的颜色？一旦'我可能会误导你'的想法进入我的脑海中，即使这件衣服的颜色一点都不重要，我仍会不断纠结：要不要承认自己说错了颜色？还是忍住一辈子不讲，接受良心的煎熬？所以，我避免说任何可能会出错的话。我在每一个句子前面加上'我想''我不确定'或'我可能'。这变成了一种仪式，一种确定自己永远没有说谎的方法。"

放眼全世界，强迫症患者的行为几乎全都一样，最普遍的两种就是洗手和检查。不停洗手的人可能会因为不断地用肥皂和清水擦洗，而把自己手上的皮肤都磨破。至于那些要不断检查才安心的人，他们发现自己把所有的时间都花在这些行为上面了。有个人很怕开车时会撞死人，所以他早上必须黎明时起床，这样才可以来回检查去上班的路上有没有发生事故的迹象。同样，回家的路上他也要反复检查好几次。即使这样，每日每夜他还是在担心，会不会在检查时遗漏了被压碎后掉到阴沟中的尸体。患有疑病症（hypochondria）的人会不停检查身体有没有生病迹象；患

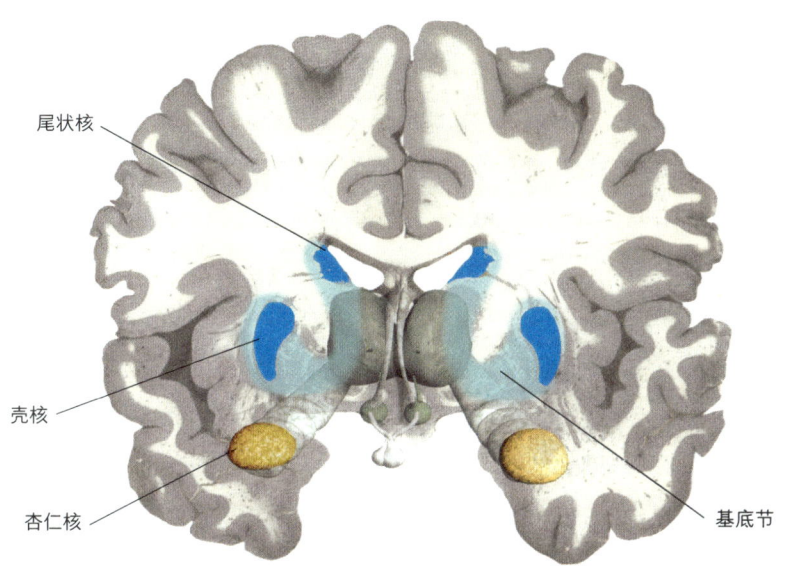

尾状核与杏仁核紧密地连接在一起，后者是产生恐惧的地方。尾状核在强迫症患者身上的效应，或许可以部分地解释为何他们会感到焦虑。

尾状核
壳核
杏仁核
基底节

第 3 章　在表面形态之下

有躯体变形障碍症（body dysmorphic disorder）的人则认为自己的身体一定有什么看起来不对劲，这两者也都属于强迫症。很多人认为，大约有一半的强迫性拔头发的症状是因为强迫症。

这些精神和行为上的抽搐，就像 TS 的身体抽搐一样，都是一些事先设定行为的残存部分。但是在这种病例中，对那些行为的记忆并不是从人的一生中拾取的个人记忆，而是构建在物种的天生本能中。保持干净、不断检查环境是否安全、保持平衡和整齐有序，这些都是基本的生存本能。在强迫症的情况中，这些本能脱离了生存所需的架构，以单独的、不恰当的、夸张的姿态表现出来。

就像 TS 一样，强迫症也是某个神经通路被过度激活造成的。这次是从额叶（包括前运动区）到基底节另一端的尾状核（caudate nucleus）的神经通路出了问题。尾状核和壳核是连在一起的，在胚胎期原是同一个结构。两者之间的差异在于，壳核主要与前运动区相连，而尾状核与负责思考、评估和计划等最高认知功能的额叶相连。在正常的大脑中，尾状核负责自动化思维的某些层面，就像壳核负责自主运动一样。尾状核的功能是当你太脏时提醒你去洗澡，当你出门时提醒你巡视一下门窗，以及当任何东西脱序、不对劲时，提醒你特别注意这些地方。

尾状核通过激活位于眼睛上方的额叶的某个特定区域来完成这一切，即眶额皮质中的一个点。一旦有出乎意料的事情发生，这个区域就会活跃起来。眶额皮质最早是由牛津大学的 E. T. 罗尔斯教授（E. T. Rolls）发现的，他训练猴子对蓝色和绿色的灯做出反应：蓝色的灯亮就有果汁喝，绿色的灯亮则是盐水。一旦它们学会蓝灯＝果汁、绿灯＝盐水后，实验者就把颜色调换。突然之间，猴子发现明明是蓝灯，出来的却是盐水！这时，大脑中一块原来很安静的区域突然活跃起来了。眶额皮质的神经元被激活不仅是对盐水的反应，因为味觉区辨和判断"真难吃！"的反应发生在大脑其他的区域；这块眶额皮质的活化，纯粹是发现有些情况不太对劲，然后产生"咦，这是怎么回事？"的反应，它是天生的错误侦察设备。一旦猴子习惯蓝灯会伴随盐水而不再是果汁后，这个区域的活动又消失了。

此后的人类大脑扫描结果也显示，强迫症患者的这个区域特别活跃。若要一个有洁癖的人想象身处肮脏的地方，他的尾状核和眶额皮质简直会疯狂地活动，而大脑中间一个叫扣带回皮质（cingulate cortex）的区域也有强烈反应。这个区域是意识大脑表达情绪的地方，它的活化显示强迫症患者感到并不愉快。

如果要求正常人想象巨大的天灾人祸，如眼睁睁看着房子烧

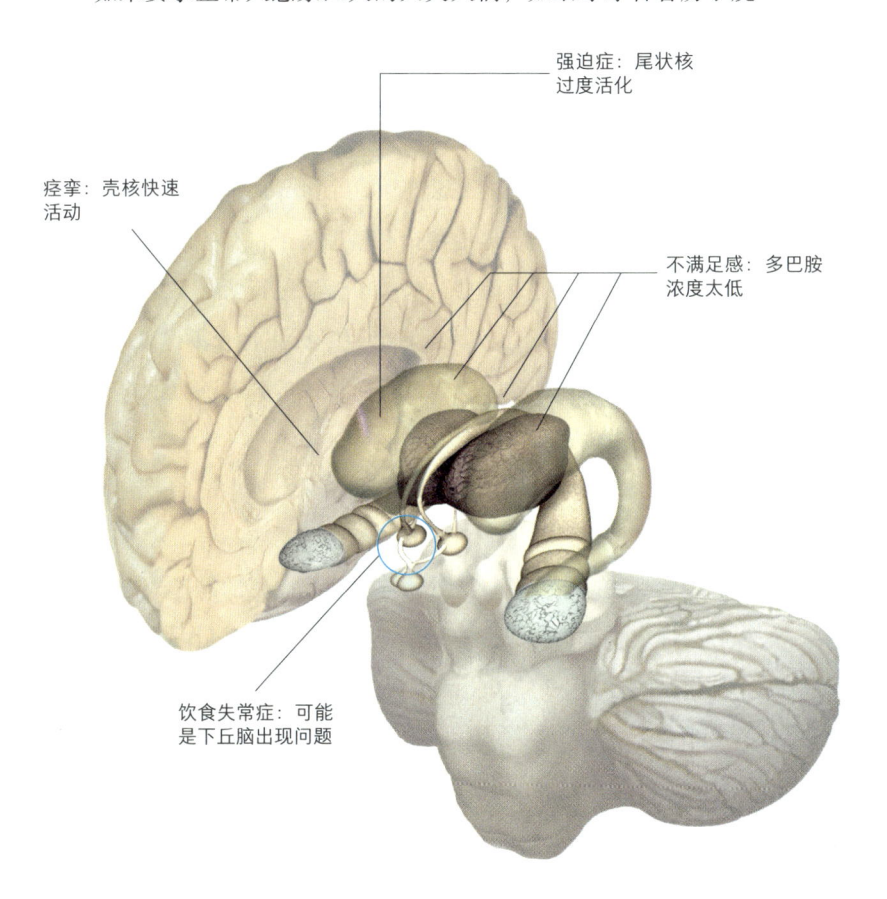

强迫症：尾状核过度活化

痉挛：壳核快速活动

不满足感：多巴胺浓度太低

饮食失常症：可能是下丘脑出现问题

第 3 章　在表面形态之下　85

成灰、一家人都陷身火海来不及逃跑等，也可以看到同样的大脑活化。在这些想象被植入受试者的大脑后，即使研究人员请他们放松，忘记这些可怕的念想，强迫症患者的尾状核和眶额皮质仍然保持活化状态。虽然他们明知实验室和自己的双手都很干净，但是受到污染的思想却清除不掉，一直萦绕在心头。一旦他们离开扫描仪可以去清洗了，这种感觉才稍微减轻一点——那一刻的扫描结果显示，尾状核和眶额皮质的活化程度都降低了一些。但是很快，这个回路又活跃起来，患者再次燃起想要去洗手的欲望。他们的错误侦察机制始终停留在"警觉"层面，不管"关闭"的行为做了多少次，都一直在尖声拉响警报。

通常直到强迫行为已经干扰到正常生活后，患者才会去求医。根据美国的诊断标准，每100人中有1~3人有这种问题——在有统计数据的地方，似乎或多或少都是相同的比例。不过，就算没有强迫症，人们也还是会产生这个世界似乎每一件事都不太对劲的感觉。有些人不停地清扫和整理房子，有些人晚上睡前要来回检查门窗两三遍，有些人坚持去医院进行两倍于身体所需的健康检查，即便如此还是怀疑自己得了医生检查不出来的绝症。这些可能都是错误侦察系统过度活跃造成的，这条通路太容易被激活，而且活化状态持续得太久。

同样，有些人过度担心自己的行为会对他人造成影响。就像洗手和检查门窗的行为源自对身体安全的需求一样，对自己的社会行为感到忧虑或许源自身处团体内对安全感的需求。这些萦绕在心头挥之不去的念头使他们一再回忆讲过的每句话、分析说过和没说过的每个字句，更担心这些字句背后的意义。

想要成为一个"好人"，以及需要执行某种仪式才能安心的强迫性念头，可能使一些强迫症患者拥抱仪式化的宗教或加入某个教派，从而在安全感方面获得满足。因为在那里的每个人都遵守一套严格的价值规范，并且没有足够的空间来怀疑这是否正

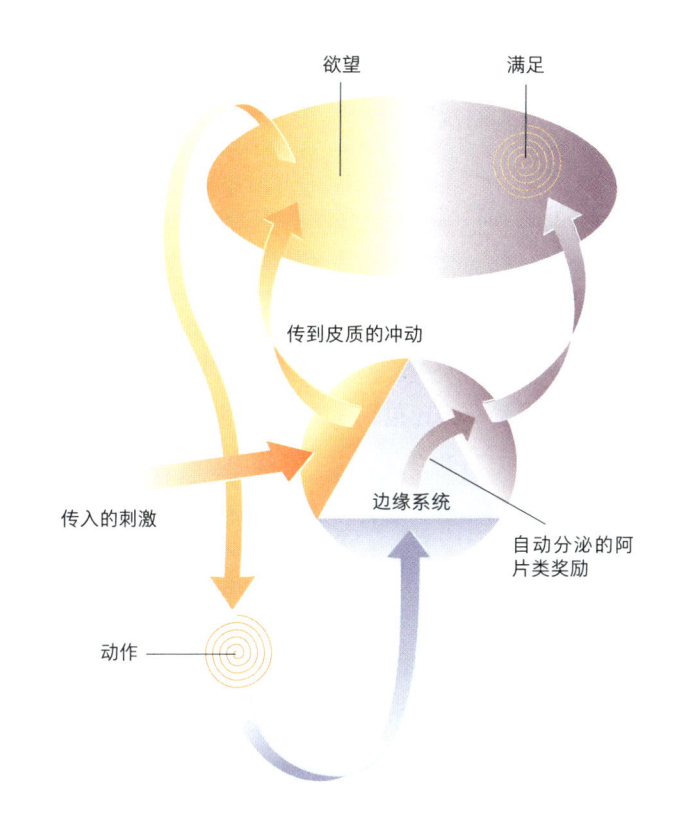

大脑使用了一套"胡萝卜加大棒"的系统，来确保我们去追求和获取生存必需的物品。一个从外界传入的刺激（比如看到食物），或从体内传来的信息（比如血糖降低），会被送到边缘系统，进而产生一种强烈的渴望，传到意识界时就变成了欲望。这时，皮质就会指示身体去做任何必要的动作来满足这个欲望。这些活动会传送信息回到边缘系统，使其释放阿片类神经递质来提高循环中的多巴胺浓度，令人得到满足的感觉。

常。TS 甚至在正常人身上也有一些小小的苗头：有些女孩重复地拂开想象中覆在眼睛上面的头发，有些人不断眨眼，有些人不停揉鼻子、清喉咙——这些都来自壳核神经活动的抽搐吗？

同样，有些人似乎处于永远喂不饱的"饥饿"状态，无论是食物、性、冒险或毒品，永远都不够。美国遗传学家肯尼思·布卢姆（Kenneth Blum）和戴维·科明斯（David Comings）把这种类型的不满足命名为"奖赏缺陷综合征"（reward deficiency syndrome），并且认为范围相当广泛的失调现象都可以归为这一大类。因为奖励系统受影响最大的部分（也就是哪一部分大脑）有所不同，所以一个人可能的表现从轻微的焦虑症、易怒、尝试冒险，到较严重的饮食失调、强迫性购物狂或赌博、嗑药、酗酒等，不一而足，都可以纳入这个综合征的范围。就如名称所暗示的，有奖赏

第 3 章　在表面形态之下　87

缺陷综合征的患者无法从生活中得到满足,大脑的工作方式出现了问题,使他们无法抑制欲望。

这种类型的不满足非常普遍。有些调查表明,每4个人中就有1人会出现布卢姆和科明斯罗列出来的问题之一。很多问题很难治疗,因为牵涉大脑的各个层面。虽然所有的欲望都事关身体的需求,有些却会引发非常复杂的举动,以致最后这个举动本身变成了目标。例如,吃的欲望可能会引起特别复杂精细的行为:不只是找到食物那么简单,还包括仔细挑选食材、以特定的方法烹调等。一旦尝试过吃巧克力饼干和奶酪冰激凌的乐趣,你就会有一种想开冰箱的模糊冲动。所以,欲望包括最机械的大脑功能(例如在肚子饿的情况下监控血糖浓度)和最进步的大脑功能,也就是从脑干到额叶的所有功能。

这个复杂的系统已经演化了千百万年,到现在为止,它的功能都发挥得很好。在一个资源并不丰富的世界,它为寻求快乐的行动和目标所带来的奖励,确保了人们会努力去追寻自己的晚餐,或辛勤劳作以获取生存下去的食物。然而演化的问题在于,它往往跟不上人类的创造力。如今,我们只要撕去包装、打开微波炉就有猪排吃,不必再去亲自追逐野猪。也难怪,我们能得到的只有这种微小的成就,而它所带来的满足感实在太少了。

随着大脑地图逐渐形成,我们越来越有可能看到在何处以及如何改变大脑的结构和功能,使它比目前通过演化实现的设计更能符合时代需求。制药公司已经投入大量资金,尝试开发出可以影响神经递质浓度的药物,减缓欲望驱动下的行为。如今,行为药理学(behavioral pharmacology)已经成为一门公认的职业类别了。

在药物之后则是基因工程的发展。这个曾经为我们提供如此良好服务的系统编码在我们的基因中,不久之后,我们可能还会拥有一些知识和技术来对它进行微调,使大脑更适合现代生活。

我们的奖励寻求系统的基因基础其实相当复杂，研究者已经找到超过 1,500 个人类基因突变，与全球性的、仍在持续增长的上瘾问题有关。这些基因似乎都会影响一小部分多巴胺能神经通路。

大部分人一听到基因工程就退缩了，因为他们认为这是欺骗大自然或扮演上帝的角色。当然，这其中确实存在着一定的危险性。从"科学怪人"弗兰肯斯坦的故事，到抗生素的抗药性，都足以让我们看清科技误用的严重性。

但是，使用过时的仪器来诊断也有危险。演化给我们一个极好的机制来帮助生存，然而生活环境改变得太快，演化的速度根本来不及使我们相应地发生变化。或许，是时候利用我们天赐的脑力，使我们更适合自己创造出的世界了。

饥饿

人们正在一天天地变得越来越胖。在美国及西欧，大约有 30%—40% 的人口超重。2005 年世界卫生组织预测，到 2015 年，将有大约 7 亿肥胖人口。*每年都将有几百万人因为动脉血管阻塞，或是其他与肥胖有关的疾病而早夭。对享乐的追求正在杀死我们。

就如人们所有的欲望一样，产生和满足饥饿的机制集中在下丘脑。身体各部分通过激素、神经肽（neuropeptide）及神经递质等复杂的交互作用，不断把信息送到下丘脑。假如血糖、矿物质或脂肪浓度降低了，相关信号会从血液、胃、小肠和脂肪细胞中传送出来。随后，下丘脑把这些信息送到皮质，通知专门负责活化饥饿意识、寻找食物，以及准备和进食的区域。一旦开始用

---

* 2024 年 3 月 10 日，世界卫生组织援引一次研究结果表示，2022 年全球肥胖人口已超过 10 亿，约占全球人口的 1/80。——编者注

多巴胺驱动

多巴胺驱使我们去填满自己的欲望和胃口。当这个驱力无休无止时，我们就会上瘾。

多巴胺的力量在于它可以激发思想、感觉，使我们感受到外界重要和有意义的事物。它把事情综合起来——看到一个美女就会马上想到和她上床，想到食物就渴望马上吃进嘴里等，它还促使我们看到事物之间的关联和形态，帮助我们认识自己的目标，并引导我们的行为。太多或太少的多巴胺（或是对它太敏感或不敏感）都会造成很大范围的影响。

多巴胺过多时，我们被驱使着看到很多不存在的关联和形态——大脑中控制认知和信念的部分多巴胺能活动过多，会使人产生幻觉和魔幻的思想。如果与运动有关的脑区多巴胺太多的话，就会使人出现不可控制的动作，例如 TS 患者。如果在"忧虑通路"（worry circuit）出现多巴胺不平衡，就会引起强迫症和强迫行为、过度兴奋、情绪亢奋，以及夸大事物的意义（躁狂症）。

如果多巴胺不足，我们会出现颤抖，并且无法开始自主运动（帕金森病就是由此产生的）。它还会使患者沮丧，觉得一切都没有意义，无精打采，感觉忧愁（抑郁）、僵直，并且出现不喜与人来往、退缩（精神分裂症的负面症状），精神难以集中（成人型的注意力缺失症），充满渴望的同时又不自觉退缩等症状。

强迫症的种类

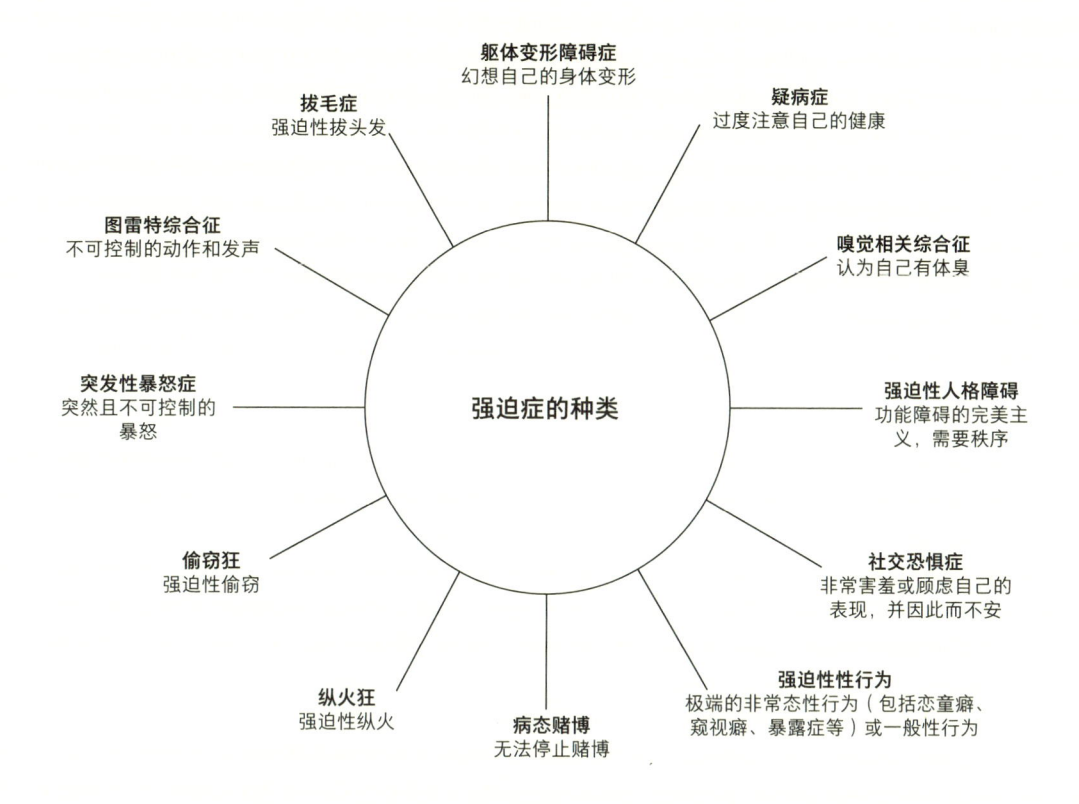

- **躯体变形障碍症** 幻想自己的身体变形
- **疑病症** 过度注意自己的健康
- **拔毛症** 强迫性拔头发
- **嗅觉相关综合征** 认为自己有体臭
- **图雷特综合征** 不可控制的动作和发声
- **强迫性人格障碍** 功能障碍的完美主义，需要秩序
- **突发性暴怒症** 突然且不可控制的暴怒
- **社交恐惧症** 非常害羞或顾虑自己的表现，并因此而不安
- **偷窃狂** 强迫性偷窃
- **强迫性性行为** 极端的非常态性行为（包括恋童癖、窥视癖、暴露症等）或一般性行为
- **纵火狂** 强迫性纵火
- **病态赌博** 无法停止赌博

很多强迫性的行为和状况都与无法抑制冲动有关。有些表现为无法中断的想法一直在脑海中盘桓，其他则更外在地表现为自我伤害或社交方面不可接受的行为。

第 3 章 在表面形态之下 91

餐后，这个系统就会反过来运作：身体传送自己已经满足的信号到下丘脑，下丘脑再把信息送到大脑，于是意识便决定停止进食。

一切看起来非常简单、有效，然而，"演化"这条保险丝显然还不足以阻挡过食（有时候则是吃太少的厌食）在全球范围内的流行趋势。

进食障碍的原因之一可能正在于下丘脑。下丘脑有两个神经核——外侧核（lateral nuclei）和腹内侧核（ventromedial nuclei），在控制食欲方面发挥着核心作用。外侧核负责感应血糖降低，并发出饥饿的信号，腹内侧核则负责升高血糖浓度，送出饱足信号。外侧核被破坏的动物会吃得很少，而腹内侧核遭到破坏的动物则会一直吃个不停。然而，这个双向机制并不是简单地开、关食欲而已。腹内侧核被破坏的大鼠固然会吃过量，但这只发生在很容易取得食物的情况下。如果必须按控制杆才有食物吃，它们甚至会比正常大鼠按的次数更少。有个实验显示，同样的情况可能也会出现在人类身上。两组超重的受试者面前都有两盘花生、腰果等坚果，让他们在做一些无聊工作的时候可以自由取用。其中一盘坚果是已经剥好的果仁，另一盘还带着壳，但是旁边有剥壳器。受试者吃了很多果仁，却很少碰需要自己动手剥壳的。这个有趣的发现也许在一定程度上可以解释，为什么肥胖症与只需加热即可食用的料理包和垃圾食品等饮食成正相关。

厌食症（anorexic）与肥胖症一样，都是下丘脑功能失常造成的。脑成像研究显示，边缘系统的活动并没有被正常地传递到皮质。出于某些未知的原因，从下丘脑食欲感受器到皮质表达饥饿意识的区域间，神经连接通路没有正常传递信息，使信号传输不够有效。这可能便是厌食症患者都声称自己感觉不到饥饿的原因，尽管他们的身体已经瘦得皮包骨头了。

不能把身体变化的全部影响传递到意识大脑的现象，或许可以解释厌食症和正常饮食者的奇怪差异。匹兹堡大学（University of Pittsburgh）的研究者让两组受试者玩一个游戏，同时监控他们大脑中与即刻情绪反应相关的区域，即前腹侧纹状体（anterior ventral striatum）。这个游戏很简单，赢的人可以得到奖金。大脑扫描结果显示，在正常人组，大脑情绪区域的反应根据输赢的情况而大不相同。相比之下，那些最近才康复的厌食症患者则没有表现出输赢的差别，就好像他们感受情绪的能力被缩小到一个更窄的范围。因此，很可能吃一顿美食的奖赏和忍耐饥饿的惩罚对他们来说，没有什么情绪上的差异。边缘系统深处——例如下丘脑受损的情形很少发生，所以大部分下丘脑的功能失常似乎都

下丘脑是一群神经核的组合，其中每个神经核都帮助控制身体的渴望和食欲。它属于间脑——即其字面所指，"在大脑之间"的意思——的一部分，在身体和大脑之间发挥着桥梁的作用。下丘脑很小，质量只占大脑的1/300，却影响重大。哪怕其中一个神经核出现了微小的失常，都会给身体和精神带来巨大的问题。

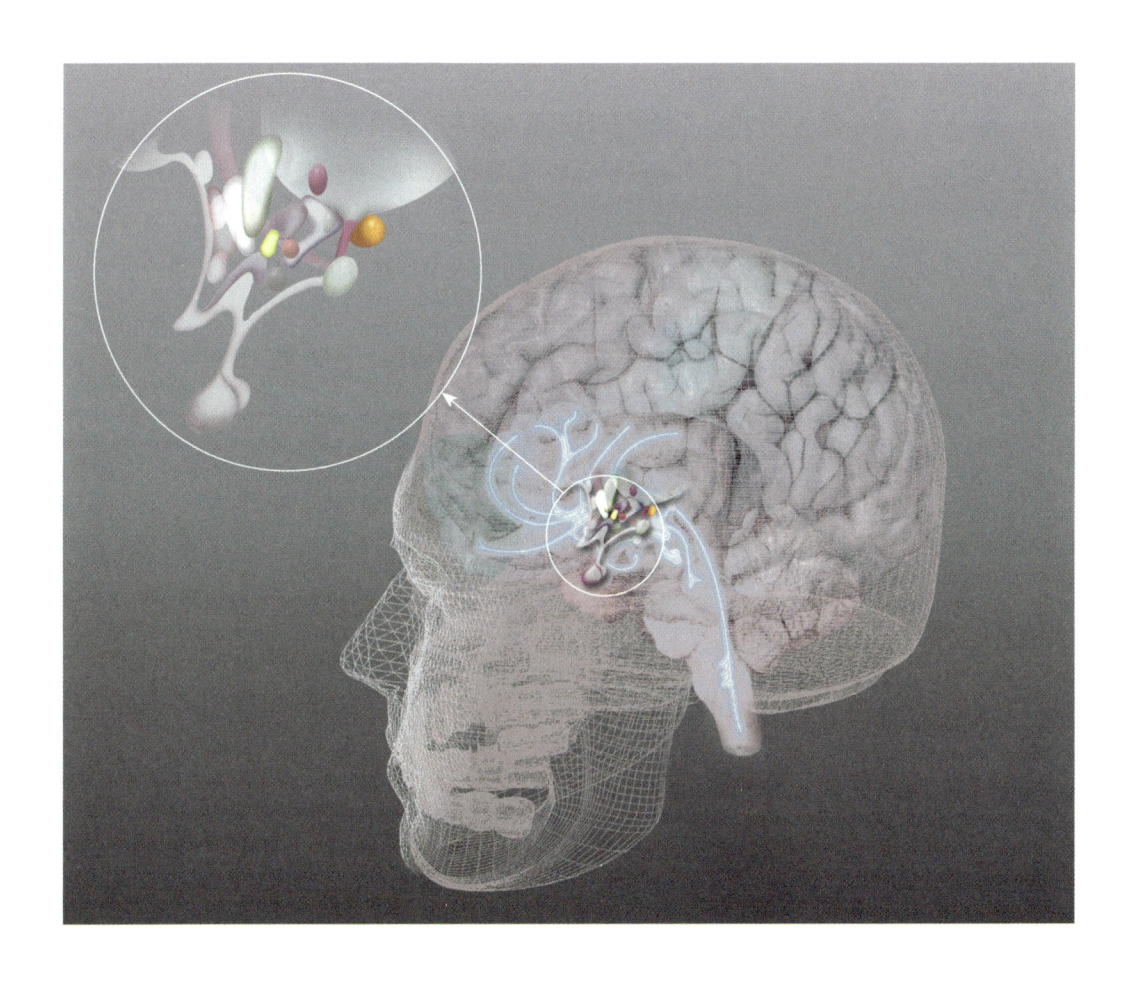

第 3 章 在表面形态之下

来自携带信息的神经递质出现了问题，使信号不能顺利送达和释出。例如，血清素会减低下丘脑两侧的活动，所以高浓度的血清素就会抑制食欲，反之则会促进。现在有很多研究都证实，神经性厌食症的确与血清素水平异常升高有关，而暴食症（bulimia）患者的血清素水平则过低。暴食和厌食若长久下去，都可能造成大脑的损伤，因为大脑的某个区域如果没有受到足够的刺激就会逐渐萎缩。

虽然边缘系统区域功能失常越来越多地被认为与进食障碍有关，但是很显然，这只是一部分的潜在原因，文化也在其中扮演了重要的角色。厌食症患者的欲望是要"比瘦更瘦"，暴食症患者则决意阻止身体吸收吃进去的热量，这些都是大脑的意识在起作用，并且很明显与患者本人的想法有很大的关系。例如，厌食症患者通常都很有自制力和意志力，可以坚持下去，而暴食症患者往往更容易冲动和放纵自己，事后再进行补救。这些特性使人觉得可以用心理治疗的方式来治疗进食障碍，所以尽管现在有一

下丘脑的外侧核及腹内侧核是人类食欲的"开关"。

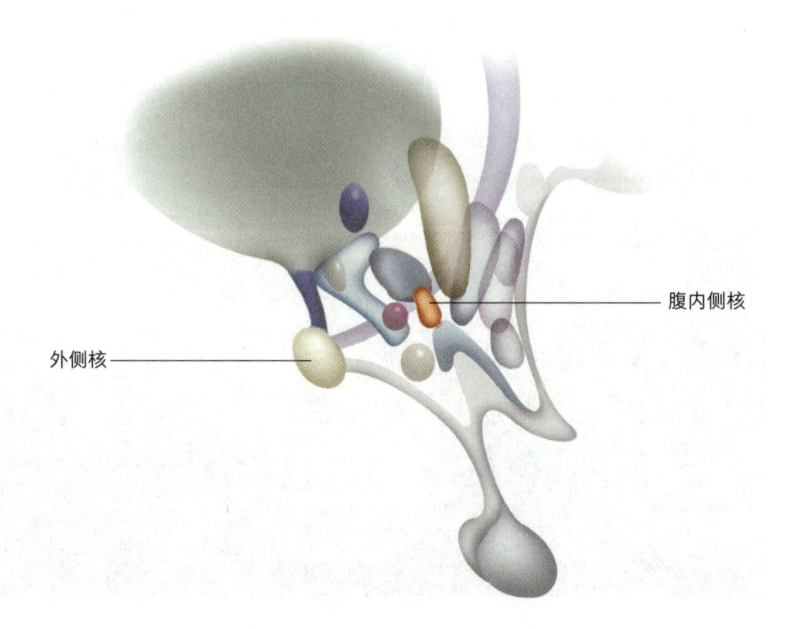

腹内侧核

外侧核

些相当有效的药物可以直接作用于大脑，但是大部分的治疗方式还是以改变意识为目标，而不是改变生理。

总有一天，大脑地图的研究可以提供一个清晰的蓝图，让我们知道如何对食欲系统直接进行改造，就像如今在强迫症患者身上进行的尝试一样。目前，我们体内的食物搜寻基因仍在继续带领我们的身体去寻找食物，给血管塞满脂肪，让我们提前进入坟墓。

性

> 男性受试者被绑在像椅子一样的仪器上，在无痛的情况下，他的头被固定住，一根精细的微电极被插入下丘脑。在距离他们几米之外，女性受试者也被用同样的方式绑着。
>
> 男性受试者手边有个按钮，让他可以把女士的椅子移近自己，两人可以在男士不必移动头的情形下性交。所以，头上的电极可以告诉我们，从看到女士一直到完成性交的这段时间里，男性受试者的大脑神经活动。
>
> 当男性受试者通过按钮使女性受试者靠近时，大脑中最高的神经活动频率（50赫兹）是从下丘脑的内侧视前区（medial preoptic area）记录到的。性交过程时，神经元的发放频率降低，而性交完毕后，神经元则彻底停止发放。在对照组实验中，女性受试者被替换成一根香蕉，证实了这种神经活动的特殊性。
>
> ——摘自实验报告

大脑研究者如果要研究"性"，尤其是人类的性行为，必须忍受比别的实验加倍的辛苦与挫折。

首先，寻找受试者就是一个棘手的问题。如果你能解决这个问题，那么接下来就是实际操作中扫描仪的限制：在做脑电波记录时头部不能动，以免造成电极移位（例如在 PET 扫描中）或影像模糊（例如在做 fMRI 扫描时）。此外还有扫描仪的设计问题，其中的空间通常只能容纳一个人。即使能说服一个人接受头被固定住，或用牙齿咬住橡胶"咬棒"的条件，并且在一个叮当作响的金属容器中还能勃起，有限的空间也会严重限制性交活动的进行。

上述实验是在日本九州大学（Kyushu University）完成的，受试者是日本猕猴——这可能会让你松一口气。不过，近年来有些大胆的人类受试者自愿在刺激自己时，或在自己被刺激到高潮时接受大脑的扫描。

结果我们再一次看到，活化程度最高的就是多巴胺驱动的奖励回路，这个回路参与产生性高潮的兴奋和最终的狂喜。另外，它的活化也会产生难以抑制的抚摸冲动，以及与浪漫爱情有关的强迫性思维。虽然浪漫的幻想看起来很纯粹、高贵，但归根结底还是性。因此，当多巴胺回路活化不足时，性欲和性反应都会降低。所以，患者在服用治疗抑郁症的选择性血清素再吸收抑制剂（selective serotonin reuptake inhibitor，SSRI）类药物时，他们的性欲会下降。当血清素浓度升高时，多巴胺的浓度就会下降，因此一旦 SSRI 开始发挥作用，病人在感到安宁冷静的同时，可能也会熄灭对浪漫感情的那种强烈渴望。"我太太一直抱怨，当我的（SSRI）药量太高时，我表现得好像没有任何感情。""我既没有悲伤也没有忧郁，但是也没有快乐，所以假如她特意为我做了什么事，我必须学会特别去感谢她，不然她就得不到任何积极的反馈。"在一个为抑郁症患者建立的网站上，有人这样写道。另有人写道："（SSRI）这种药对我的帮助太大了，但是我对我先生很难再像过去那样产生温柔又温暖的感觉。"另一个人回忆起自己服用 SSRI 类药物的感受时表示："我还是会想要性，但是不再感到性兴奋……高潮可能一连几个小时都不来，我觉得它在一定程度上使我的情绪变得麻木了，但是那种很低沉的情绪几乎消失了。"（摘自 http://depression.about.com/b/2009/04/17/can-ssris-make-you-fall-out-of-love.htm）

当男女在描述性高潮时，他们所讲述的情况都很相似，所以他们大脑活化的位置很相似也就不奇怪了。多项脑成像研究都显示，男女两性的大脑在处理生殖器感觉的区域都有相当疯狂的活动——这应该不会令你惊讶，另一个活化的脑区是边缘系统与奖励有关的地方。

有一些证据显示，达到性高潮后，男女在大脑的活动上有很奇怪的差异。荷兰格罗宁根大学（University of Groningen）的格特·霍尔斯泰格（Gert Holstege）教授和他的同事做了一系列实验，记录两人相互刺激到性高潮时，大脑在 PET 扫描下的情形。其中一项实验扫描了 13 名健康的异性恋妇女与她们的配偶在休息时、假装性高潮时、阴蒂被配偶用手刺激到性高潮时、自我刺激阴蒂到性高潮时，大脑活化的情形。

以往对男性的研究显示，杏仁核的活动在性高潮时会降低。杏仁核主要与情绪反应和警觉有关，但在男性性高潮时会和大脑的其他"情绪"部位保持最低程度的活化。对女性来说，情况则正好相反，大脑的很多区域在高潮时都突然停止活动，一切都静止了。这些悄无声息的大脑区域包括外侧眶额皮质（lateral orbitofrontal cortex），这里在活化时会产生强烈的有意识知觉。在额叶相邻的部分，背内侧前额叶皮质（dorsomedial prefrontal cortex）也沉寂到几乎没有任何活动。这个区域在道德推理上扮演着主要的角色。研究者对此现象的解释是，女性在性高潮时，情绪觉知、判断和推理都比男性在更大程度上被关闭，从而更能享受愉悦。鉴于这些区域的大脑功能主要是自我保护——情绪警觉提示潜在的危险，判断和推理能启动直接的反应，那么似乎在高潮的时刻，女性把维护安全的责任交给了她的伴侣，而自己在那一瞬完全放空，卸除了全部防卫。这个发现或许就可以解释，为什么在婴儿期有过不安全感受,以致成年后表现出社交逃避行为(social avoidant behavior)的女性比较难以达到性高潮。她们的情绪警报系统已经扩张到极点,即使在性交时,她们还是不能放下警戒心,让高潮出现。

相反,有些人的性高潮来得非常容易。尽管大多数人通常要生殖器官被刺激才会达到高潮,有些人却仅仅通过想象就可以。而且研究发现,这些"都在脑子里"的高潮与实际性交达到高潮时的生理反应(心跳加快、血压改变、瞳孔放大、对疼痛的忍受度变大等)一模一样。(Whipple, Ogden, Komisaruk, 1992)

性欲中枢位于下丘脑,但是像其他的欲望一样,它会投射到边缘系统和皮质的很多区域。它也像很多其他的欲望一样,可以被分解成各种元素,每一种都有其特定的位点。这些产生不同层面性感觉和行为的细胞组织不仅受到神经递质的影响,也受到雌激素(oestrogen)和睾酮的影响。这些激素帮助设定一个人的性取向(同性恋或异性恋)、性交形态和性驱力。

与性有关的大脑区域存在男女性别上的差异。基本的线路图是由基因设定的,大部分发生在出生前。这些生理上的差异与行为上被观察到的不同是相符合的。在任何一个足够大的族群中——无论是人类、猴子或老鼠,行为上的差异都大到足以让我们正确地谈论典型的男性和女性性行为。

典型的男性性行为比女性更有主宰性,通常比较有攻击性,涉及扮演插入者的角色;典型的女性性行为则比较服从,通常涉及脊柱前凸、展示性器官,并且在性交过程中扮演接受者的角色。这些行为上的差异有一部分可以由大脑的物理布局来解释。

在交配的日本猕猴中非常活跃的下丘脑的内侧视前区似乎是男性性行为的中心。在这里,对雄性激素(androgen)敏感的神经元数量最多,而且在男性脑内的面积比女性大。当这个区域受到刺激时,公猴会对任何发情期的母猴产生兴趣,而假如母猴

内侧视前区

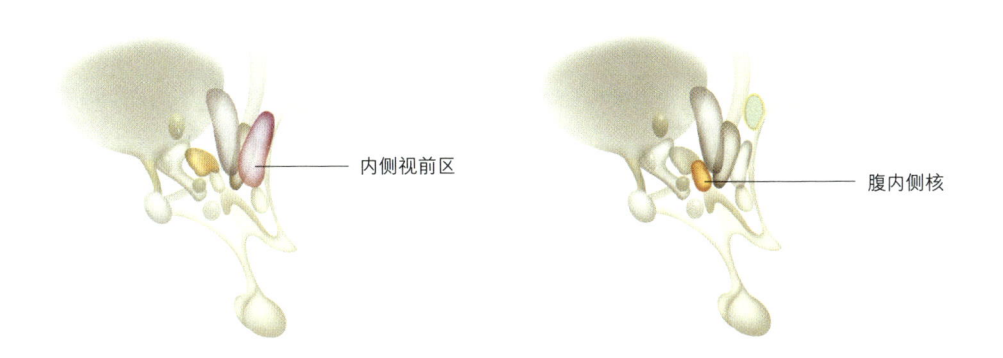

腹内侧核

不在发情期，公猴就对其没有兴趣。相反，如果把内侧视前区切除，公猴会对所有母猴失去兴趣——不只是对性交失去兴趣而已。脑部这个区域被切除后，公猴还可以自慰，但是会出现越来越多典型的雌性性行为，如展示生殖器等。

这些实验结果说明，内侧视前区的主要功能是对发情期母猴引起的激素信号产生反应。这些信号从很多方面传进脑部，对猴子来说，嗅觉系统是主要的来源，对其性行为相当重要。不过，嗅觉系统在人类性行为中的作用尚不明确。

内侧视前区同时也接受杏仁核的两个神经核传送过来的信息：一个是皮质内侧核（corticomedial nucleus），另一个是基底外侧核（basolateral nucleus），两者都与攻击行为、主宰性、维护自己领地的行为有关。这种关联或许可以解释，为什么男性在性交时会有攻击性行为出现——下丘脑内侧视前区的兴奋可能对杏仁核有激发效应，使攻击性出现。

一旦被适当的性刺激兴奋后，下丘脑的内侧视前区便将信息送往大脑皮质，使（或者试图使）身体做出适合交配的姿势。与此同时，信息也被送往脑干，使阴茎勃起。一旦性交开始，运动皮质就会参与进来，制造出恰当的抽送动作。最后，另一个下丘脑的神经核——背内侧核（dorsomedial nucleus）激发射精动作。

典型的男性和女性性反应是由下丘脑的不同部分引起的。

左图：内侧视前区引发对女性的性欲。这里产生的信号会传递至皮质，产生意识的兴奋，然后向下传递，使阴茎勃起。

右图：典型的女性性行为是由腹内侧核激发的。这个神经核也参与食欲的控制。当它在性的情境中被激发时，会促进性器官的展示。在一些动物身上，展示性器官也是臣服的表现。

上瘾

以边缘系统为中心的奖励系统包括中脑腹侧被盖区（ventral tegmental area，VTA）以及伏隔核，不过还有很多其他脑区也与奖励有关，例如额叶区就与寻找的行为有关，隔膜与吸毒时的愉悦感觉有关，杏仁核与产生情绪反应有关等。

每一种毒品的作用方式略有不同，各自产生独特的效果。

摇头丸（ecstasy）会刺激制造血清素的细胞，使前额叶活化，产生非常快乐、飘飘欲仙、认为生活很有意义、对世人充满爱心的感受。这和抗抑郁药的药效相似，但是摇头丸会使细胞产生更大量的神经递质，作用强度远超过抗抑郁药。如果长期强迫细胞大量分泌神经递质，会使细胞过劳而早夭，造成暂时性的戒断症状，带来罹患慢性抑郁症的长期风险。

迷幻药（hallucinogenic drug）如 LSD 和致幻蘑菇（magic mushroom）会刺激血清素的产生，或含有模拟其效应的化学物质。除了刺激大脑的快乐中心外，这些毒品还会刺激颞叶负责产生幻觉的区域。恐怖的幻觉可能是因为杏仁核受到刺激，那是大脑制造害怕感觉的地方。

可卡因（cocaine）会阻断通常清除过量多巴胺的机制，使多巴胺的水平增加，同时也会阻断去甲肾上腺素和血清素的再摄取。这三种神经递质的增多会带来狂喜（多巴胺）、自信（血清素）和精力充沛（去甲肾上腺素）的感觉。

安非他命（amphetamine）能促进多巴胺和去甲肾上腺素的分泌，从而增加精力，但可能产生焦虑和烦躁情绪。

尼古丁（nicotine）通过模仿多巴胺和细胞表面感受体结合的方式来激活多巴胺能神经元，所以其主要的效应与多巴胺激增类似。不过尼古丁很快就会使神经元去敏感化（desensitize），所以一旦开始脱敏，相关的效应就不存在了。尼古丁也影响制造乙酰胆碱的神经元，这种神经递质与警觉性和提高记忆力有关。

阿片类药物（opioid）与吗啡和海洛因一样，会与内啡肽和脑啡肽的受体结合，启动大脑的奖励通路，使多巴胺大量涌出。这些药物之所以能够止痛，是因为它们使大脑皮层中一个叫作前扣带回（anterior cingulate gyrus）的区域活化程度降低，该区域负责把注意力集中在不好的内在刺激上。阿片类药物造成的退缩效应，与压力激素急剧上升，激活大脑制造渴望的区域有关。

酒精和镇静剂（tranquillizer）如苯二氮䓬类药物，能够减少伽马氨基丁酸（gamma amino butyric acid, GABA）能神经元的活动。如果药物能阻断这些神经元上的受体与神经递质结合，就可以减少喝酒的快乐，从而有助于戒酒。酗酒（或许还包括所有的毒品上瘾）与遗传因素密切相关。例如，酗酒者的孩子即使在远离亲生父母的正常环境中长大，他们变成酗酒者的概率还是比一般人高4倍。

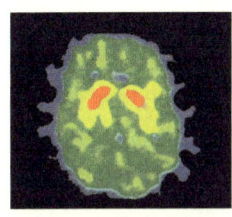

可卡因能造成狂喜状态，因为它阻断了大脑中清除剩余多巴胺的感受体，使更多的多巴胺可以自由地去激活主管心情的脑区。脑成像扫描显示了正常的大脑中多巴胺的吸收水平（红色＝高度吸收，黄色＝中度，绿色＝低度）

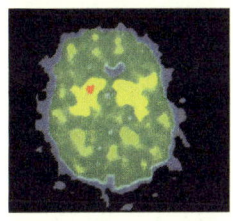

上图：施用安慰剂（对照组）
中图：服用低剂量可卡因（每千克体重0.1毫克）
下图：服用高剂量可卡因（每千克体重0.6毫克）

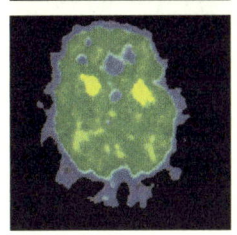

你可以看到，服用高剂量之后，几乎没有任何多巴胺被吸收，全都自由地作用于其他神经元。

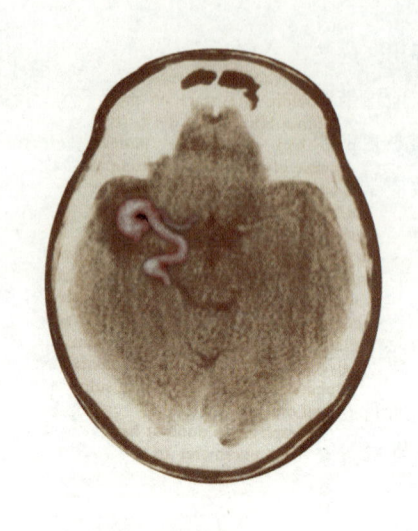

直接刺激颞叶会产生强烈的性欲。在这张脑部扫描图中，肿胀的血管引发了一阵活动，使患者在完全不恰当的场合产生性高潮的感觉。在患者查明原因之前，这种不速之客般的性高潮大约每两周发生一次，持续了3年之久。

正常情况下，这些步骤都按部就班地进行，但是有时因脑损伤或功能失常，其中有一两个因素不同步、不举或举后不疲。例如，在癫痫发作的同时，背内侧核也受到刺激，患者就会在没有任何性刺激的情况下射精。而众所周知，如果刺激男性的隔膜——边缘系统中邻近下丘脑的一个组织，可以制造没有快感的性高潮。所以，这至少证明了一点，即所谓性高潮，从根本上说是一种"反射性癫痫"。隔膜受损也会引起异常勃起，也就是阴茎永远勃起不倒。相反，如果这些性神经核缺少刺激，就会造成阳痿。例如下丘脑的信息无法抵达脑干，就无法勃起。

女性的性行为中心位于下丘脑的腹内侧核，就是在饥饿感觉中发挥关键作用的那个神经核。这个区域有很多对雌激素敏感的神经元，便是这种激素使腹内侧核兴奋，做出展示性器官的动作——在很多物种中，这是典型的性邀请行为。对老鼠来说，展示性器官是个反射行为，只要抓住雌性老鼠的背就会自动出现，因为这是雄性老鼠爬到其背上交配时最先接触到的地方。但是，它还是不同于膝跳反射这种简单的反应，多少受到一点意识的控制——假如刺激来自雄鼠，反射的强度会远大于来自实验助理的手。在人类中，展现性器官的动作则完全受到意识的控制，不过看成人影片的人可能会告诉你并不全然如此。

虽然雌激素似乎主宰了性行为的类型，但对性欲的强度却没有什么作用。在强度方面，男女两性都受到肾上腺素和睾酮的控制。这两种化学物质对大脑内广泛的区域都有作用，并且性欲似乎是很多脑区相互作用的结果，而不是仅由某个区域左右一切。

性充斥着整个大脑，尤其是人类的大脑，从边缘系统中的性嗅探区、性寻求区到性激发区投射出来的神经连接，几乎辐射到皮质的各个角落，把相关冲动注入我们的意识思维。

有所谓的"同性恋脑"吗?

1991年,享有盛誉的科学期刊《科学》(Science)发表了一篇论文,证实一群死于艾滋病的同性恋男性的大脑经过解剖后,其结构异于异性恋男性。他们的下丘脑内引发典型男性性行为的神经核比一般人小很多,更接近女性大脑的情况。这篇论文的作者是美国加州圣地亚哥沙克生物研究所(Salk Institute for Biological Studies)和加州大学(University of California)生物系副教授西蒙·莱维(Simon LeVay),他在论文发表后立刻受到同性恋团体的攻击,他们害怕同性恋会因此被认为是一种生理疾病,进而导致再度遭受污名化。莱维本人也是同性恋者,并且他后来又发现,同性恋者的胼胝体也更大。3年后,美国国家卫生研究院(National Institute of Health)的分子生物学家迪安·哈默(Dean Hamer)发现,母系方面有一个特殊的基因会影响男性的性取向。2008年,瑞典的科学家研究了90名同性恋和异性恋男女的大脑扫描图,发现相比异性恋男性,同性恋男性的两侧脑半球的大小与异性恋女性更相似。异性恋女性的两侧脑半球大小相近,而异性恋男性的右脑比左脑略大。但是在这项研究中,同性恋男性的两侧脑半球相当对称,与异性恋女性很像,而同性恋女性的大脑不对称,更接近异性恋男性的大脑。综上所述,这些研究为同性恋存在生物学原因提供了有力的证据,对这种观点的敌意也就基本消失了。

大脑与性别

目前观察到的男性和女性大脑在结构上的不同点主要有：

* 下丘脑 1NAH3 神经核

位于内侧视前区，男性的平均比女性的大 2.5 倍。这个神经核负责典型的男性性行为，对雄性激素敏感的细胞数量比大脑任何其他区域都多。有些研究发现，女性的豪迈独断（男性典型）和过度男性化的行为，以及乳房小、声音低沉、多粉刺、多体毛等体貌之间都存在关联。这些身体特征通常意味着高浓度的雄性激素，这类女性的行为很可能是她们的激素刺激 1NAH3 后产生的。

* 胼胝体

这是两侧脑半球用来沟通的神经纤维束，通常女性的比男性的大。脑中的前连合也是如此，这是只连接两侧脑半球无意识区的更古老的神经纤维束。

这或许就可以解释，为什么女性通常更能体察自己和他人的情绪：因为在她们的大脑中，对情绪敏感的右脑可以传送更多信息到左脑进行分析，从而使情绪更容易融入语言和思考的过程中。女性的中间块（massa intermedia）组织也比较厚，可以紧密地连接两侧丘脑。

* 在老化的过程中，男性的大脑细胞比女性的死亡更早，数量也更多

男性尤其容易失去额叶和颞叶的神经细胞。这些区域与思想和感觉有关，失去它们往往会引起易怒和其他的人格改变。女性更容易失去海马和顶叶的神经细胞，这些区域负责记忆和视觉空间能力，所以女性年老时比男性更健忘，更容易迷路且没有方向感。

脑成像研究显示，男性和女性使用大脑的方式有所不同。在完成一项复杂的心智工作时，女性会调动两侧大脑一起工作，而男性只调用最适合该工作的一侧。这种大脑激发形态上的不同，显示了女性在一定程度上对生活持更广阔的视野，例如在做决定时会把情况的更多层面纳入考虑。而男人则比较专注，不易分心。

男性

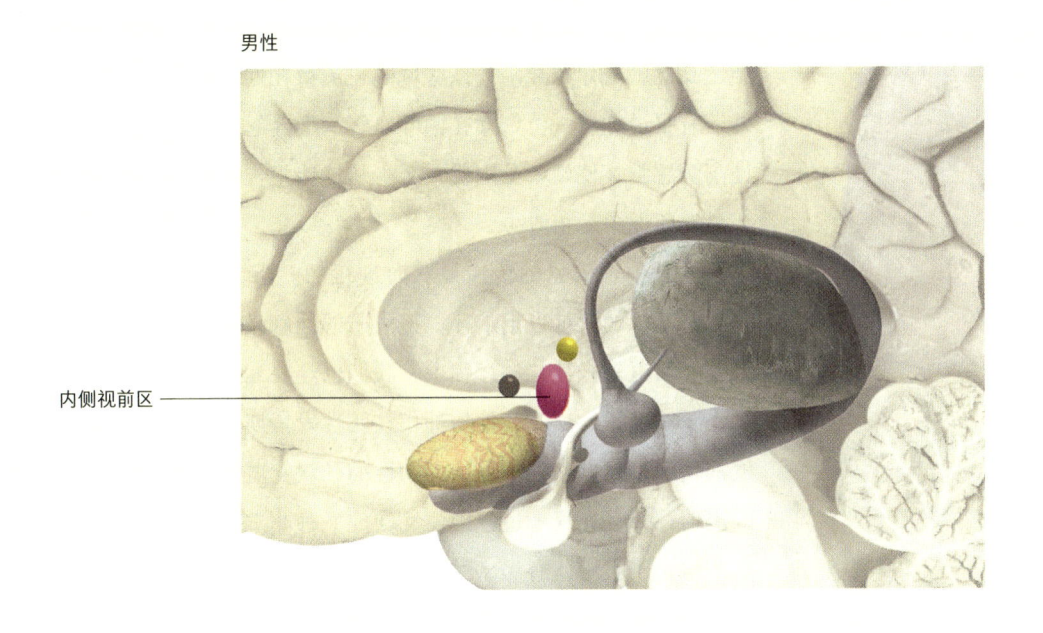

内侧视前区

女性

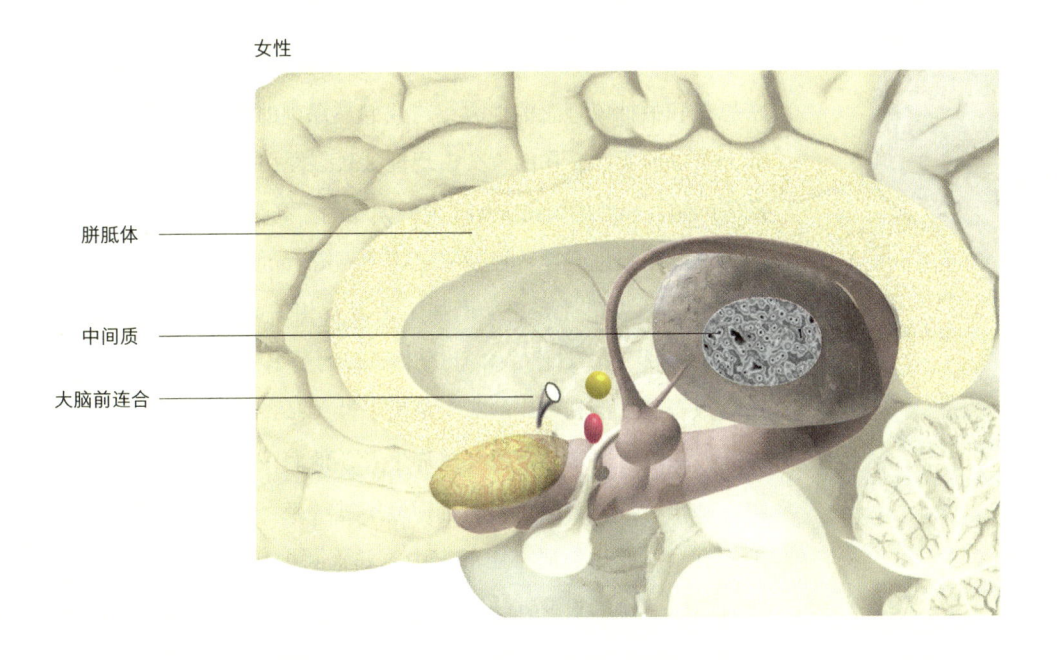

胼胝体

中间质

大脑前连合

第 3 章 在表面形态之下 105

皮质区中与性感觉最密切相关的是右额叶,有一张罕见的人类性高潮脑成像图显示,该区域的血流量在性交时大幅增加。另外还有报道称,一位妇女在额叶血管病变隆起后,一直有自发的性高潮感觉,使她备受困扰。至少从这些报告看来,人类的性欲在男女两性中是相似的。

大脑中性信息的传递是双向进行的。当性刺激自下传送上来时,意识的大脑也把从环境搜集来的性刺激信息向下送往边缘系统。在这来来往往的过程中,我们已经在大脑的层面上做好热身,随时准备性交。其他物种仅在雌性发情期才会表现出这种程度的兴趣,只有人类把性从周期性的狂欢发展为任何时间都可以的消遣,并且在这个过程中使性变成一种非常复杂的存在。性交其实包含了大脑所有类型的活动,从高维的认知(浪漫的爱)到视觉和身体的辨识,一直往下到情绪和直接的身体功能。正因如此,大脑中任何地方出现问题,都可能会引起某种性功能障碍,以及其他困扰。因为性渗透了额叶,而额叶又是人类构建最精密思想和最抽象理念的地方,与我们最深刻的道德观念纠缠在一起,所以前额叶受伤的人会出现性猥亵、淫秽和不可抑制的性冲动等问题。额叶的损伤破坏了他们大脑的"高级"功能。

额叶受损也会导致被爱妄想症(erotomania),即一种带有强烈性成分的强迫性妄想。例如,患者会相信某个人——通常是名人——爱上了自己,并且送来秘密的爱慕信息。有时,他们还会报告称自己和着迷的对象发生了性关系,即使他们从未见过对方。跟踪者通常是被爱妄想症患者,他们一般是无害的,但是跟踪盯梢的行为会使他们的目标透不过气来。最近发生了一个案子,有个人闯进邻居小姐的家中,并不断把自己的东西搬进去。在此之前,他从来没有与她说过话,只是每天进行跟踪。警察逮捕他时,他宣称两人已经订婚了,当下正准备开始同居。脑部核磁共振结果显示,这个人的左额叶长了一颗很大的良性肿瘤。肿瘤一经切除，他的行为也随之恢复正常。另有案件报道，一位40岁的老师突然开始偷偷登录儿童色情网站，而且去按摩院嫖妓。当他的太太发现他有性侵幼儿的蛛丝马迹时，他被依法逐出家门。因猥亵儿童而获罪的同时，他还被强制治疗恋童症。在入监的前一晚，他因剧烈头痛而前往医院，并且表示害怕可能会强暴自己的女房东。核磁共振扫描发现，他的大脑在右额叶旁长了一颗鸡蛋大小的肿瘤。当肿瘤被切除后，他的强迫性性行为也消失了。然而好景不长，几个月后同样的情况又出现了。意识到自己的变化后，他马上回到医院接受检查——果然，那颗肿瘤又长回来了。

颞叶也对性功能有重要影响。如果颞叶前侧以及底下的杏仁核受损，会导致克鲁维儿-布西综合征（Kluver-Bucy syndrome），患者会把眼前所有的东西都塞进嘴里，或与这些东西做爱。有一个可怜的男人被逮捕时正准备与人行道的水泥地做爱。

这种奇怪的行为之所以会出现，是因为双侧颞叶切除综合征患者的颞叶皮质部位受损，此处在正常情况下负责输送抑制性信息到下丘脑的腹内侧核。我们在前面已经提到，腹内侧核会驱使人把容易拿到的食物不断塞进嘴里，而它的另一项功能则是激发典型的女性性行为。所以当颞叶受损，腹内侧核不受抑制地大量激发时，患者就会持续不断地产生进食和性交的欲望。这种无论什么都拿来吃，或不分对象都要与之性交的奇怪现象，很可能还与患者失去辨识物体类别的能力有关，而这正是颞叶的另一项重要功能。把这两项功能障碍结合到一起，就难怪水泥地也可能看起来很美味，并且充满性吸引力了。

感觉和运动皮质位于额叶和顶叶交接的地方，这是脑中所谓的"身体地图"，身体的每一个部位在大脑皮质都有一个相对应的区域。这里还提供了另一个性对人类很重要的证据：感觉运动区划给性器官的面积，要大于胸部、腹部、背部加起来的总面积。刺激皮质上代表性器官的区域，会引发性器官的感觉和该部位本身的动作。如果癫痫病发作的位置正好落在该区，患者就会有很强的性感觉，导致他们有时会做出性交的动作。

但是性并不只是性交动作和射精，人类的性更不止如此。在人类中，它会引发一系列非常精致、复杂的情感和想法，我们称之为爱。

刺激强烈的浪漫爱情和母亲对孩子的那种更温柔的爱，都来自相似的大脑活化——最显著的就是多巴胺的奖励系统。只不过，母爱并不能使多巴胺奖励系统活化得那么厉害。另一个相似之处，就是这两种爱都会关闭大脑中与恐惧和关键性批判有关的区域。如此这般的结果就是"推我－拉我"（push-me pull-me）的机制，它会带来一种亲近和被赞许的感觉，使我们忽略对方的毛病，同时还使我们在想到对方或和对方在一起时，感到兴奋快乐。除此之外，在所有类型的爱中都扮演关键角色的另一种神经

大脑的"触觉地图"：记录身体触觉的皮质区域就像一条发带似的环绕着大脑，其中分配给性器官的面积，几乎与胸部、腹部、背部的总面积等大。

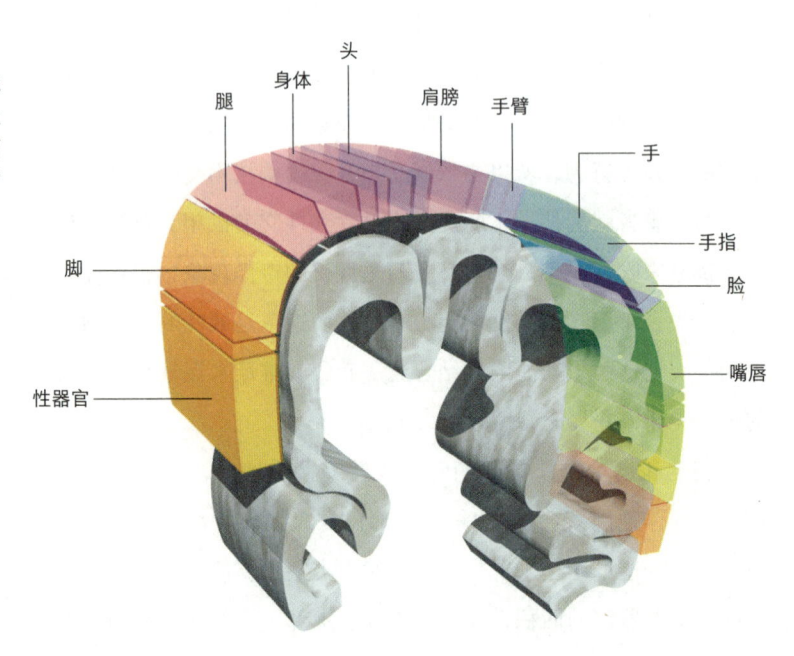

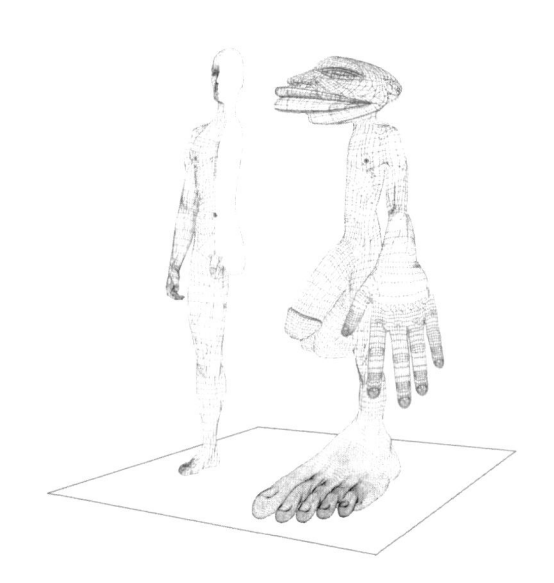

如果把分配给每个身体部位的面积与其敏感度成比例地画出来,我们的身体看起来就会非常不一样……

递质就是催产素。

催产素被认为是演化中比较古老的激素"血管加压素"(vasopressin,作用是升高血压)在相当近期才出现的突变种,两者在化学组成上十分相似。血管加压素是一种抗利尿剂,主要的功能是控制血流量和血压。然而,这种激素也可以帮助新生记忆的设定,还有很多人把它用作(或者说滥用,这取决于你持什么观点)认知加强剂或"聪明药"(使人变聪明,这其实已经是滥用了)。性器官和生殖器官受到刺激后,下丘脑会制造催产素,然后释放到血液中。在性高潮和生产的最后阶段,催产素会充斥在大脑中,使人产生温暖的、飘飘欲仙的和爱的感觉,从而强化夫妻或亲子之间的联结。短时间内,催产素似乎可以使记忆退化,但是它很可能"继承"了血管加压素的特质,可以强化新的记忆。因此,导致催产素分泌的记忆可能特别强烈。这个机制或许和上瘾很相似:催产素与内啡肽(大脑内的阿片类化学物质)的结构很相似。恋人在分离时所感受到的痛苦,可能有一部分来自他们血液中升高了的催产素浓度。无数的心理学研究显示，处于激素风暴中的人往往会脱离现实，尤其在对所爱的人进行评估时。他们常常看不见对方的缺点，因此对未来的亲密关系抱有过分乐观的期待。假如我们持客观冷静的视角，浪漫的爱其实只是化学物质引发的疯狂状态，它是社会组织再糟糕不过的基础，正如西方世界的离婚率所说明的情况一样。

然而，从大脑的角度看来，爱却是最大的惊喜与刺激。只要边缘系统仍在驾驶座上，性就会继续扰乱我们：或者使我们快乐，或者偶尔在我们毫不设防的时候发动伏击。它可能无法推动地球运转，却可以使这个世界变成一个更有趣的居住地。

孤独症是男性大脑的一个极端现象吗?

女性:

* 在一些语言测验中比男性成绩优异
* 显示出更快的语言发展速度
* 出现"发展性言语障碍症"(developmental dysphasia)的概率更低
* 在一些社会判断力、同理心及合作方面的测验中成绩比男性好
* 更擅长配对测验
* 在产生不同想法的创造力测验中成绩更高

男性:

* 在数学推理测验中比女性的表现更好,尤其是几何与应用题
* 在区分背景和主体的测验中成绩更优越
* 善于在脑海中旋转物体
* 掷飞镖命中目标的概率更高

/ 本文作者 /

西蒙·巴伦-科恩
(Simon Baron-Cohen)
剑桥大学实验心理学系教授

他从几十年关于男女性别差异的心理研究中,发现有些差异在不同的实验中重复出现,虽然不是每个人都如此,但是在进行群体比较时肯定都会存在。

我并不是说某个性别比另一个更优越,只是说男性和女性似乎有不同的认知方式。也就是说,并不是每一个男性的空间感都比较好,但假如你是男性,你的空间感比较好的概率就会增加。这些性别差异当然有社会化和生物学等先天因素在内,我认为这些心理上的差异有一部分来自大脑发育的区别,而这又是不同基因和内分泌的产物。我之所以沿着这个逻辑进行研究,主要是因为孤独症。

第一,从模式上来说,我们可以用"大众心理学"和"大众物理学"等名词来说明大脑的发展。前者是指根据心智状态来了解一个人,后者则是以物理的因果关系和空间关系来了解一个物体。在这里,我将通过操作型定义来说明,即把所谓"男性大脑"定义为一个人的大众物理学能力比大众心理学能力好,而"女性大脑"则正好相反。大众物理和大众心理一样好的,我们称之为"认知平衡型大脑"。孤独症是一种遗传性很强的精神问题,其特征是社交和沟通能力的发展异常,兴趣范围狭隘,行为重复且缺乏想象力。男性和女性的罹病比例

[1]

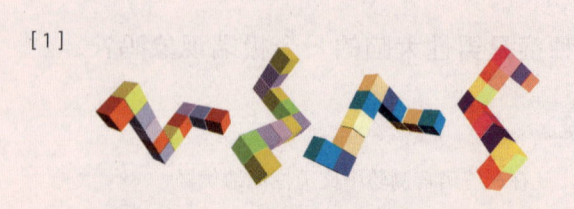

[2]

[3] Priests, Politicians, Pundit, Physicists, Psychologists, Parents, Pedagogue, Police, Philosopher, Paedology, Polymath, Palaeontologist, Palimpsest, Pagan.*

[4]

*这个测验叫作词语流畅性测验（verbal fluency test），即在特定时间内说出以某个字母开头的、所有想得到的单词。如本例为以 P 开头的词汇。——译者注

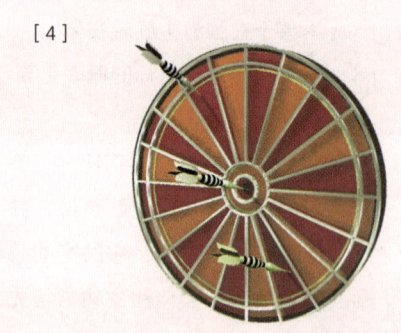

一般而言……
1. 男性比女性更擅长在脑海中旋转影像。
2. 当两个影像相似时，女性识别得更快。
3. 并且能够更快地说出单词。
4. 男性投掷东西更准，可以命中目标。

[5]

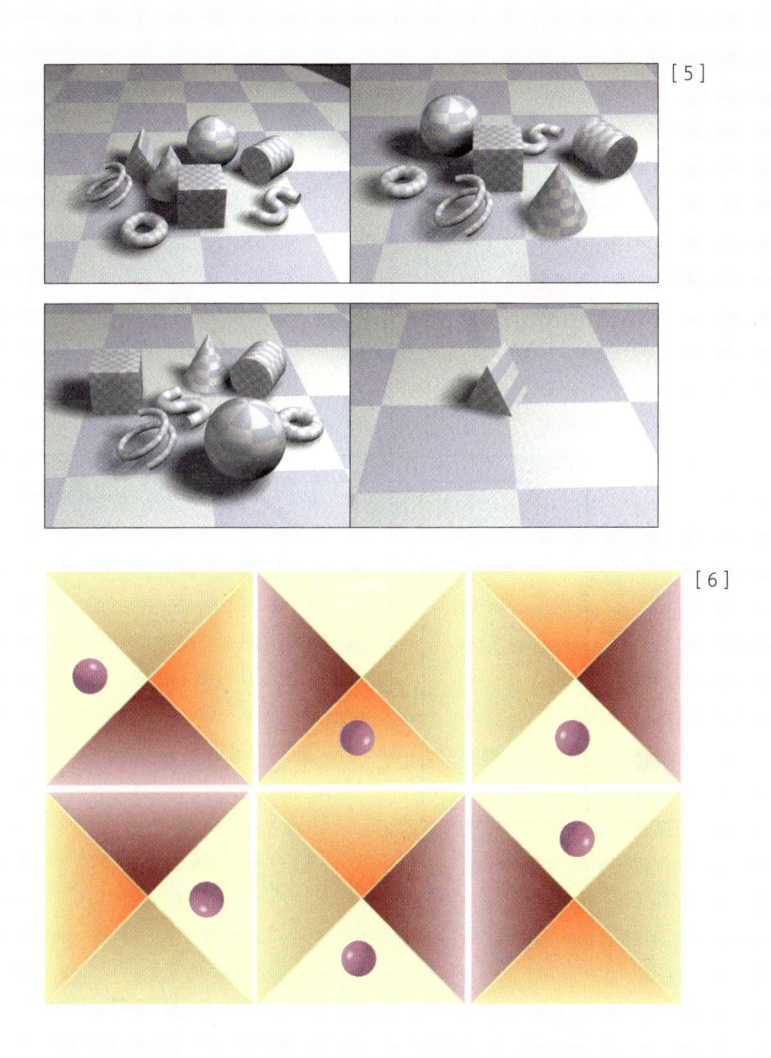

[6]

[7]

5. 女性能更快地识别出缺失的部分。
6. 和 8. 男性更容易识别隐藏在复杂图案中的某个形状。
7. 女性的手指更灵巧，例如可以把木桩更快地插回去。
9. 女性更擅长做数学四则运算。
10. 但是数学推理测验对男性而言更容易。

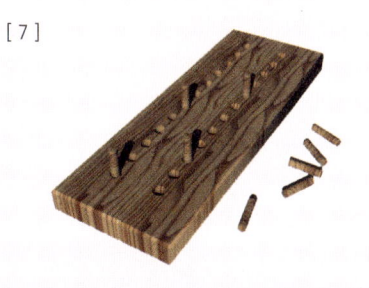

第 3 章 在表面形态之下 113

[8]

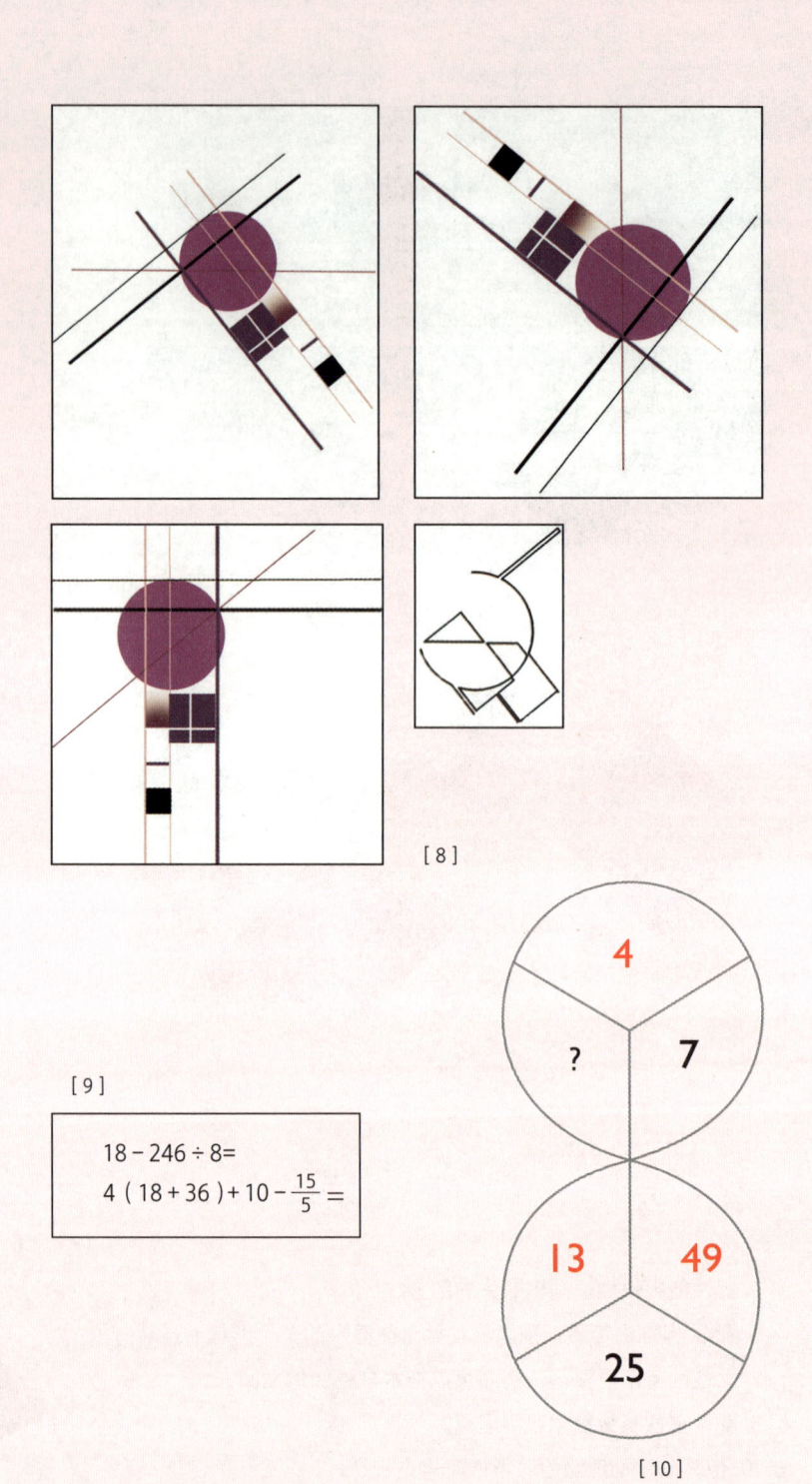

[9]

$18 - 246 \div 8 =$
$4(18+36)+10-\dfrac{15}{5}=$

[10]

是 4∶1，而阿斯伯格综合征（Asperger's syndrome，"纯粹的"孤独症，没有其他障碍缺陷）的男女比例更是高达 9∶1。目前我认为，孤独症和阿斯伯格综合征是男性大脑类型的极端形式。

有孤独症的孩子在镶嵌图形测验（embedded figures test）中的表现，比同样心智年龄的对照组好——在这个测验中，正常男性的表现通常比正常女性好。孤独症患儿在社会认知的某些层面，例如了解他人精神状态的测验中表现很差，而在这方面，正常女性通常比正常男性好很多。事实上，即使是孤独症患儿的父母，也都比同性别的对照组更多地表现出男性大脑类型。我认为这并非偶然，而是反映出孤独症患者群体中存在与性别有关的神经发育过程。

那么，到底是什么样的神经发育过程呢？下面我们来看一下被广泛研究的胚胎睾酮作用模型：

在一个男性胚胎中，XY 基因控制了睾丸的生长。睾丸大约在胎儿 8 周时形成，并开始释放睾酮。很多人认为，睾酮与胚胎大脑发育间存在因果关系，因此大脑在出生时就存在明显的性别差异。有些心理学家声称，刚出生的女婴对面孔和声音等社交刺激关注的时间更久，而男婴对空间性的刺激更感兴趣，如会动的东西等。研究发现，出生前睾酮的浓度可以用来预测 7 岁时的空间能力。

到底哪一些结构可以用来区分上述两种大脑形态呢？对此，目前科学界仍然存在争议。有人发现，男婴的右脑皮质比女婴的厚，还有人发现，女性的胼胝体比男性的大（这可以解释女性语言流利的优势），而孤独症患者的胼胝体更小。也有证据显示，接触雄性激素可以提高女性的空间能力（被阉割过的大鼠的空间能力降低），这和男性或女性大脑类型与神经发育关键期循环激素水平的高低有关的看法不谋而合。

所以，有一种理论认为，人类在男性和女性大脑类型方面属于一个连续体，孤独症和阿斯伯格综合征是男性大脑的极端形式。不过，还有许多问题没有解决。例如，究竟发生了什么，使一个人的大脑落到这个男女性连续向度的极端，并发展成孤独症？是早期激素浓度的关系吗？是遗传基因的问题吗？在神经生物学上，说一个人的脑属于极端男性类型是什么意思？假如一些性别差异是由于神经发育的过程，那么是怎样的演化因素促成了这种性别二态性的出现？

第 4 章

可以变化的阴晴圆缺

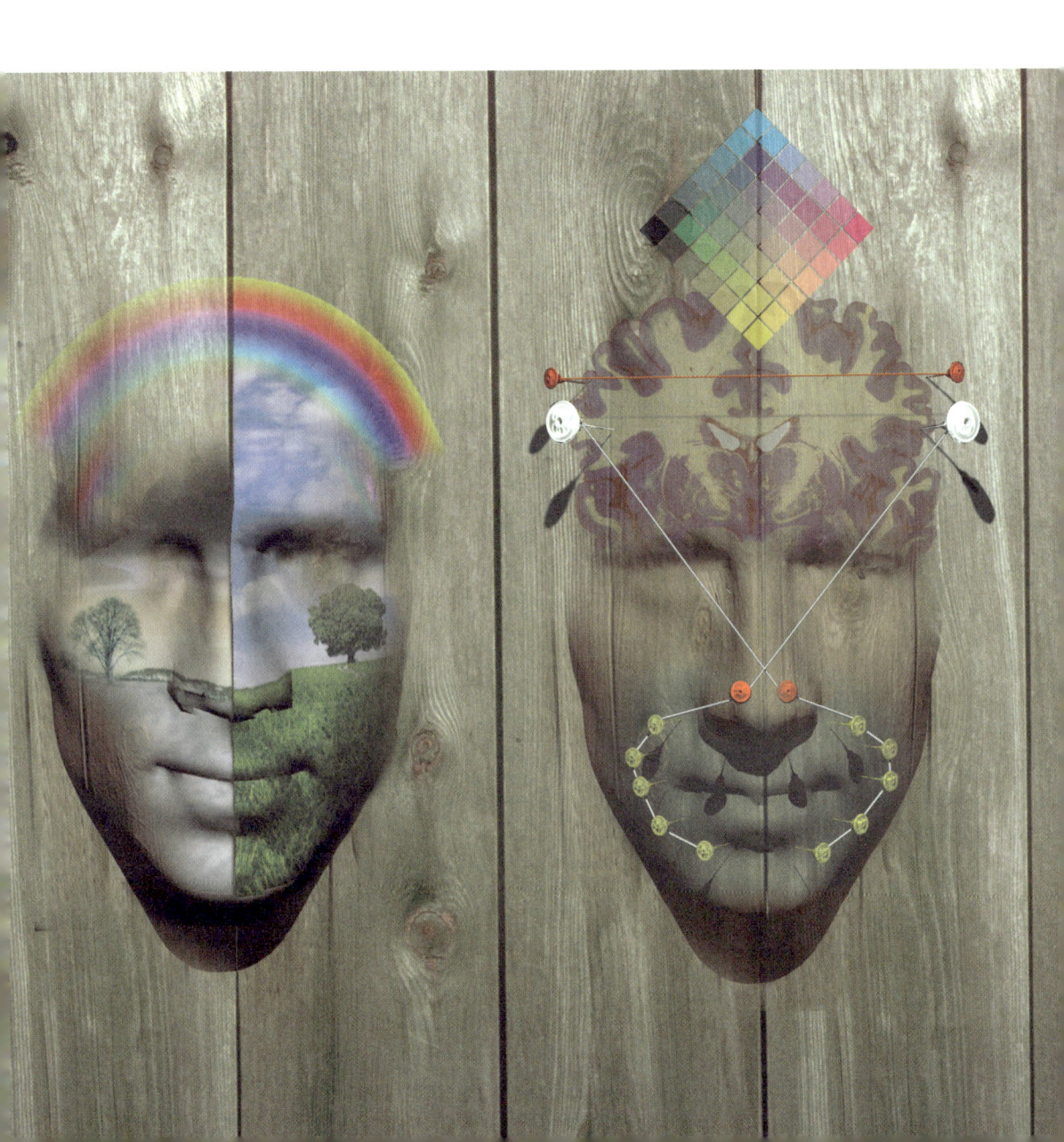

无论感觉或行动都是一样的——笼罩着我们心田的阳光和阴影，都是大脑内部生化物质操控的结果。大脑中各种模块被打开或关闭，制造出不同的神经作用模式，从而产生了我们的心情。边缘系统发出针对恐惧和愤怒的紧急信号，皮质再对此做出反应，用情绪淹没我们的意识。

心理学家有时候会用一组照片来引发情绪反应。这些照片记录了人们在严重车祸后的痛苦神态，浮沉在洪水中可怜无助的表情，或是从大火燃烧的窗口中呼喊救命的样子。

　　在一次特别的实验中，这些图像被逐一全彩地呈现在大屏幕上，受试者在观看时的身体反应被记录下来。他们显然都因为这些照片而备受惊吓：脉搏加速，血压升高，压力激素开始进入到血液。当他们看完照片后被问到感觉时，大多数人表示感到哀伤、反胃或焦虑。偶尔有一两个人承认自己有种类似刺激般的兴奋感。

　　不过有个受试者，艾略特，却什么感觉都没有。多年前，他切除了大脑额叶附近的一个快速生长的肿瘤，周围的大片组织也必须同时切除。从此，他成了一个没有感情的人。安东尼奥·达马西奥（Antonio Damasio）这位神经病学家曾受邀来评估艾略特的病情，他写道：

　　"他永远都表现得很有自制力，永远以局外人不带感情色彩的观点来解释自己的感受。他完全没有任何受苦的感觉，也没有压抑内心翻涌或抑制内在感情共鸣的表现。他根本就没有任何可压抑的东西。"这是一个没有欢乐或爱情，没有悲哀或愤怒的人生，听起来无聊得令人难以置信。但是，你可能会认为至少有一个好处，那就是可以很理智地做决策，即使身处危机之中也丝毫不会心慌意乱，因为他感受不到危机的压迫。所以，这种情况可能会使一个人具备取得成功的主要条件。

如果从边缘系统到皮质的神经通路被阻断了，强烈的情绪就无法被皮质记录。

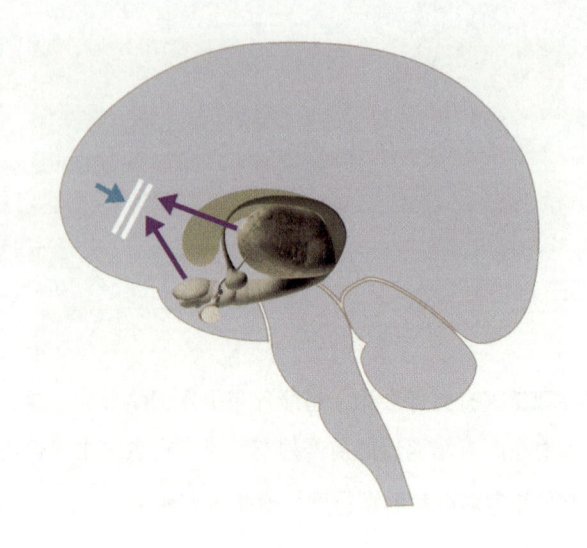

然而，实际情况恰好相反。艾略特之所以会被达马西奥诊视，最主要的原因就是手术似乎令他在任何方面都无法有效率地工作。他的智商仍和手术前一样，记忆力没有问题，计算和推理能力也都完好，但是他难以做出最简单的决策，也很难执行任何单一计划直至得出圆满的结论。他需要在别人的催促下起床，上班时他东摸西摸，或是因为无法决定先做哪一件事而蹉跎掉一整天，或是因为过分关注不重要的细节而忽略了紧急待办的事务。当他被开除后，又先后投资过许多新的公司，最终破产。

经过一长串的神经心理学测验后，艾略特的问题根源终于被找到了：他的大脑无法标记和记录情绪，而一旦失去情绪的指引，他就不能分清孰轻孰重。当面对需要采取果断行动的情况时，他可以做出全方位的适当反应，但是他不知道哪一个才是"更对的"。这样一来的结果，就是他无法从其中做出选择。他没有任何第六感来警告他规避会诈财的投资公司，也没有本能来告诉他谁是可以信任的。他会破产的原因之一，是他遇到一个人——那种普通人马上能识别出是个骗子的人，并且选择此人作为合伙人。这并不意味着他不知道"正常的情绪反应"，他也承认，自己的反应中缺少一些重要的东西。在他看完那些照片后，他说："我知道这些情况都很悲惨，我只是无法感受到一丝一毫。"

艾略特所表现出来的这种认知和感情的奇怪分离，原因在于他的额叶皮质到边缘系统的神经通路被切断了。前文已经提到，额叶是情绪被有意识地记录下来的地方，边缘系统则是深埋在皮质下的无意识核心，是情绪产生的地方。艾略特的个案和类似的病例让我们了解到，知觉和行为是由我们甚至都没有意识到的大脑过程处理的，纯粹是内在反应产生出来的信息。

我们的情绪词汇，如心痛、喉咙哽咽、颈椎痛等，其实都直接反映了身体状态和情绪感受之间的关系。

潜意识情绪对我们所做的决定有何影响，可以从达马西奥发展出的一个"设定"纸牌游戏（fixed card game）实验中看出。在这个实验中，受试者被要求玩两副牌，一副牌经事先设定，比另一副牌有更大的取胜机会。但是由于差别很小，所以在玩的过程中，受试者并不会有意识地注意到这一点。在玩了一阵子后，受试者会被提问更喜欢选哪一副牌。正常情况下，人们都会选设定过的那副牌，因为所谓的直觉其实是很细微的内部信号，会驱使我们做出决定。然而像艾略特这种人就分辨不出细微的差别，因为他们失去了直觉的反馈。

情绪也在道德判断中发挥关键作用。我们都认为道德是人类最高的成就之一，与其他动物仅出自本能的行为有天壤之别。然而，许多我们所谓的人类特有的道德决定，仔细检视起来也不过是情绪的反射反应罢了。

下面是深受道德哲学家喜爱的一个思想实验，可以深入探讨人们在对人类行为做出价值判断时的内在偏见。具体情况是这样的：

你恰好站在一条铁轨旁，往旁边看时发现，有 5 个人在远方正沿着铁轨走。不知为何原因——或许他们在热烈讨论一个问情绪刺激被杏仁核记录。意识情绪的产生有直接和间接两种方式，直接途径是从杏仁核送往皮质，间接途径则经过下丘脑，后者会传递激素信息到身体，产生如肌肉收缩、血压上升、心跳加快等生理变化。这些变化又会反馈到身体感觉皮质，后者再把信息送到额叶皮质，最后经由额叶皮质把这些生理变化解释为"情绪"。

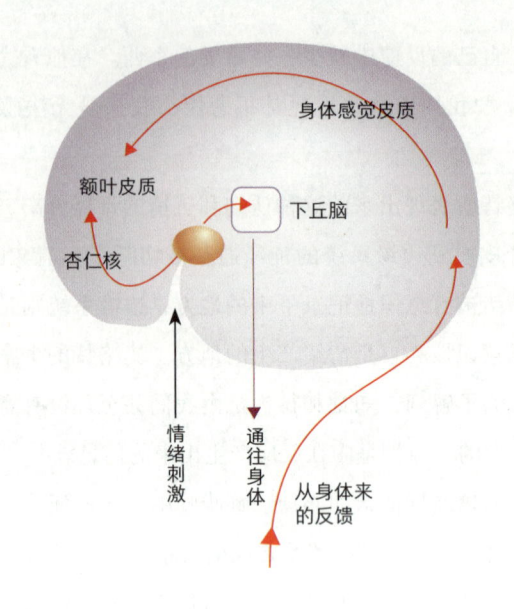

题，也或许他们都是聋人，又或许仅仅是愚蠢——他们并没有注意到周边发生的事。在你和他们之间有条铁轨支线从主线分岔出去，在那条支线上你看到有 1 个人正沿着铁轨走。不知道为什么，他也没有注意到周遭的情况。在交叉点，有铁轨转换器，可将火车引导至主线或支线。当你往另一个方向看去时，恐怖的一幕出现了：主线方向上出现了一列火车。更令你感到恐惧的是，火车司机睡着了，所以不可能看到前面有人并踩下刹车。因此，这 5 个人一定会被碾死——除非你去扳动转换器，把火车导至支线上去。但是支线上也有 1 个人在沿着铁轨走路，如果这样做，你会救了 5 个人的命，却牺牲了另一个人。现在的问题是，你该不该去扳动转换器呢？

当被问到这个问题时，大部分人认为自己会扳动转换器救 5 个人的命，尽管这意味着另一个无辜的人要被牺牲掉。但是这个故事很聪明的地方就在于，理性的决定是很容易被感情摧毁的。

假设你现在并不是正好站在铁轨旁边，看到 5 个很不谨慎的行人，而是站在桥上俯视着铁轨，身旁还有个相当肥胖的朋友。

你同样是看到火车来了，并且知道如果不采取行动的话，这5个人会被碾死。但是你在桥上，并无转换器可扳动。你能够停住火车的唯一办法就是把身旁的朋友推下去，因为他过胖，所以他的体重应该可以阻止火车前进。你会救了那5个人，却势必牺牲这个朋友。

这种情况基本上与前面的是相同的，牺牲1个人去救5个人。所以表面看来，正确的行为应该是把肥胖的朋友推下去。但是，当以这样的情况去向人们提问时，只有比之前少得多的人认为把朋友推下去救5个人是对的。大家之所以都赞成扳动转换器去救5个人，是因为在动作和后果之间存在一定的距离。但是，亲自动手去推人致死就令人无法接受了。这并不是因为胖子和支线铁轨上的人承受了不一样的悲惨命运，也不是因为问题的最终结果有所差别，它看起来不对是因为我们的直觉如此认定。

大脑腹内侧皮质受损的人，如艾略特，就不会有这种不能接受的感觉。他们认为把胖子推下去和扳动转换器是一样的，因为后果没有差别。在这一点上确实存在争议：虽然他们的判断表面看来很冷血无情，实际上却更接近理想的理性决策，而这正是法官想要在法庭上达到的状态。

心理变态

虽然像艾略特这种人缺乏对和错的直觉（尽管可能也是一种缺陷），至少他们不会去做反社会行为。就像他们不会因他人遭受的苦难而产生负面情绪，他们也不会因强过他人而得到正面的感觉。但是，心理变态的人会从伤害他人中得到快感和满足。

心理变态的人，例如腹内侧前额叶皮质受损的患者，与正常人的差别在于缺乏社会和道德相关的情绪，例如同理心、罪恶感、羞惭和悔恨等。但是，和艾略特不同的是，他们会采取行

有所谓的道德器官吗？

不同于道德由情绪驱动的观点，另一种看法仿效语言学家诺姆·乔姆斯基（Noam Chomsky）思考语言的方式来考虑这个问题——这也是我曾在我的研究中采用过的方法。这个看法认为，所有的人类都具有道德器官，也就是一套冷漠无情的计算系统，负责评估一个行动的道德成分。它的标准是这个人的信念和意图，以及对行为的后果会有多好或多坏的预测。因此，就像乔姆斯基提出了普遍语法（universal grammar）来解释所有语言的习得在结构和形态上的相似性，再结合神经理论可以被化约到更小层次的本质，我们或许也可以提出一个普遍语法，用于解释我们道德系统中的相似层面。直到最近，这个观点才在实证的基础上得到探讨。

假如这种和语言的类比至少在一定程度上是正确的，那么道德器官就在情绪之外独立运作，作为一套冷漠无情的计算系统提供一系列抽象的原则来构建道德系统。在伤害发生时，它会被系统化地分解。最近有许多研究的结果都与这一观点相符，但是前面仍有很多重要的挑战。

我和同事们对心理变态者进行的研究展示了人们在面临道德困境时，所作判断的正常模式是什么。所以，面对为了救5个人而把1个人推下去是否道德的问题时，心理变态者回答不道德的概率比扳动转换器更高。这个结果，再加上脑成像实验以及对额叶受损患者所做实验的结果，表明对于许多不同的道德问题，他们的评估是冷漠的，缺少从大脑情绪系统的输入。

很多由我的学生和同事完成的行为研究显示，至少有6个原则可以代表部分的普遍道德语法。它们在我们的觉知之外运作，像反射反应一样是自动化的。这6个原则分别是：

1. 造成伤害的动作比没有动作还糟，即使没有动作也会引起同样的伤害。
2. 以伤害他人作为达到更大利益的手段，比无意中误伤他人更糟。
3. 用身体接触去伤害别人比没有身体接触所造成的伤害更糟。

4. 故意造成有直接因果关系的伤害，比没有直接因果关系的伤害更糟。
5. 使用个人暴力造成的伤害，比间接的、非个人原因造成的伤害更糟。
6. 伤害别人以获得更大的利益，并且使对方的情况比原来更惨，比采用伤害他人的手段却没有使对方比原来的状况还惨更糟。

为了说明这6个原则，请想象前文讲过的火车难题。原则1就是推一个人下去比没有警告在铁轨上走的人更糟。原则2是比较推一个人与扳动转换器，前者是为了救5个人而不得不做，后者是扳动转换器的不幸副作用。原则3、4、5都是比较推人（有实际身体接触）和扳动转换器（透过媒介而没有身体接触，不构成直接的因果关系）。在直接因果关系层面来说，推人下去是有意图的，这将直接导致其跌落铁轨而死亡，却救了5个人的命。相反，假如这个人在支线上，扳动转换器使火车改道后，虽然都是牺牲了此人的性命，但是先将火车导入支线，然后才有人死亡，因此是间接而非直接因果关系的。最后，原则6可以用推人的例子来解释。这个动作会使被推者的情况变得更糟，而推一个死者的尸体到铁轨上则不存在这种问题，所以前者比后者更糟。

无论这些原则是否有普遍性，也不管它们是否为自动运行的，或是否对文化的改变或反思免疫，都是很有趣，并且在目前没有答案的问题。但它们是可以找到解答的，这也是为什么道德判断的科学是一块令人兴奋的处女地。它让我们有机会把大脑如何运作的基础科学，与日常相关的健康、教育和法律等应用议题联系在一起。

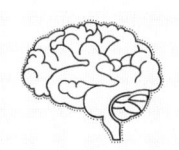

动。当正常人对他人伸出援手时，他们会充满了热情，大脑中化学物质和电位的爆发都会使他们感到温暖和鼓舞，从而推进他们采取行动；当正常人欺骗或不信守诺言时，会对自己感到厌恶。但是，心理变态的人唯一感受到的驱动力只有使自己受益。

心理变态的人缺乏正向的社会情绪去削弱这种驱动力，他们会采取说谎、欺骗、殴打、威胁等在道德上令人发指的手段，只为达到自己的目的。他们知道自己的所作所为是错的，却毫不在意，他们只看重有没有拿到想要的东西。

按照标准诊断测验得到的测量结果来看，在一般社会中，心理变态的人不是很多（谢天谢地），大约每200人中有1个。然而在监狱里，他们会更常见。在阶层性的组织内，管理层的位置上也常会出现这种人：他们霸凌下面的人，踩着别人的头往上爬。的确，虽然心理变态与犯罪有关，但是聪明的、有社会背景的心理变态者根本不必动手去做违法的事，因为他们所要的金钱、权力和成功等，很容易就可以合法地拿到——只要没良心，没有什么做不到。

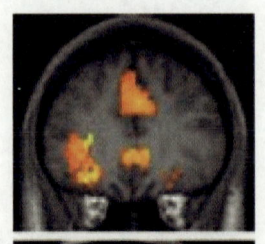

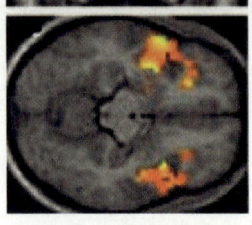

心理变态者的大脑扫描图显示，他们的行为有一部分原因可能是杏仁核的功能出了问题。当把一套很可怕和暴力的图片给正常人看时，他们的杏仁核会剧烈活化（上图），而同样的图片在心理变态者的大脑中几乎没有引起什么反应（下图）。

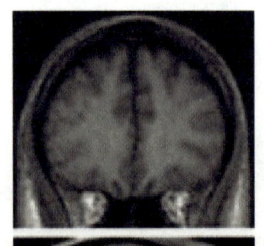

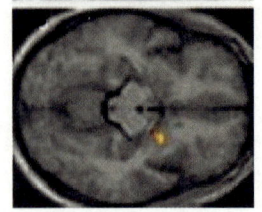

情绪是什么

上述情况如此完整地告诉了我们什么？我们一直都认为情绪是一种"感觉"，但实际上这个词有所误导，因为它只形容了一半——我们的确有一半是在"感觉"。但是，情绪其实根本不是感觉，而是一套以身体为基础的、能够帮助生存的机制，演化出来使我们远离危险、避凶趋吉。感觉作为心智的构成要素，不过是一种精密复杂的基本机制而已。纽约大学的情绪研究员勒杜把"感觉"称为"装饰物——蛋糕上的糖霜"。

情绪在边缘系统产生，尤其是杏仁核，这是一个小小的细胞组织，深藏在颞叶皮质中。从感觉器官进入大脑的信息，沿着平行的处理路径被分流到大脑各处。其中送到杏仁核的路线是最短、最快的，信息的重要性将在那里得到评估。如果该信息值得注意，比如它具有威胁性，或有望带来好处，杏仁核会马上通过引发生理变化的方式来做出反应，使身体立刻进入最佳反应状态。这个此刻已经被杏仁核"贴上标签"的信息，随后就会被送到额叶皮质去做更进一步的处理。

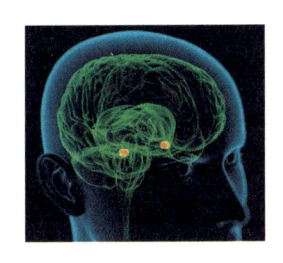

杏仁核位于颞叶。它一直不停地"品尝"着各种输入的信息，判断它们是否重要，然后做出情绪反应。

与此同时，信息还会被直接送往额叶皮质，因此大脑"有思想"的这部分会接收到"双重信息"——直接传入的感官信息可能会说："这是一个很大、有毛的东西，长着尖尖的牙齿，它正在走过来。"而从杏仁核传上来的信息则说："小心！大而有毛的坏东西正在靠近。"这时身体已经做好逃跑的准备了。

杏仁核能够引起的反应是有限的，基本上，它可以使身体准备好逃跑、打架或投降。身体的改变并不专门针对某一个特定的刺激，许多刺激都会产生肾上腺素，使身体出现颤抖、发麻、胃里打结、呼吸不畅、肌肉紧张等情况。当意识的大脑注意到这些时，它会根据过去对相关情境的了解来解读新传入的信息。这个解读顺序首先是"我想我应该觉得生气"，紧接着是"没错！我好像感觉到一些东西"，最后是"那一定是愤怒"。

虽然作为情绪背景色的身体反应范围很小，基本上只是"好"和"坏"而已，但是额叶可以把它们调配成范围几乎无限大的各种复杂的心智状态。

人类的情绪其实很像颜色：只有几个主要的颜色，但是你可以通过将它们混合起来而得到无限丰富的色彩。比如，你收到一位朋友送来的生日贺卡，但是你却忘记了他的生日。所以你虽然为他的祝福而高兴，却又因不记得他的生日而充满罪恶感，心中情绪十分复杂。这张卡片本身没有任何激发情绪反应的作用，只有当你看到卡片上的笔迹，由此产生的思绪与记忆才汇流成情绪的材料。例如，你会想起这位朋友的生日临近时，你曾决定不予理会。这给你造成了罪恶感，其中混杂着恐惧（对报应）和厌恶（对自己），而且这里面还包含着你们友谊的背景——融入了喜欢，一种温和的爱。你可能还会想到为什么你决定不寄卡片给他，你太忙了，所以这时又有懊恼在内——一种轻度的愤怒。把所有这些感受放在一起，仔细搅拌一番，你就得到了复杂的情绪，这种情绪（我们假定）只有人类才会感受得到。

即使到了这个阶段，情绪依然还不是完整的，它若想成为有助于生存的机制，就必须表达出来，而这又需要另一套认知过程。情绪的表达需要一些身体行动，可以是啜泣、挥拳、躲避，或是在中性的声调中插入一些语气的变化。

表情

述情障碍（alexithymia）的患者可以感受但不能表达情绪，他们与艾略特的情况很不一样，后者的不能表达是因为完全感受不到情绪。无法表达出感受到的情绪，可能是因为从皮质的（意识）情绪处理区到控制脸部表情、语言，以及与情绪显示相关的其他身体反应的皮质区之间的神经通路出了问题。假如中断的地方出现在从情绪大脑到左脑的语言区之间，可能的结果就是奇怪的平淡声调。这类患者会用中性的语气说："我非常愤怒。"然后，他会注意到这样的陈述可能存在某些缺陷，于是再加上一句："我是说真的。"

采用实验方法可以造成同样的神经中断，其结果与述情障碍患者一样。在一个实验中，研究人员暂时中断受试者大脑传送信息到面部表情相关的肌肉，然后给他们看各种表情的照片。在这种情况下，不同于大脑"火力全开"时的状态，受试者无法通过照片中人脸上的表情判断那个人的感觉是什么，这再一次证实模仿表情对同理心的重要性。

述情障碍剥夺了患者的一种很重要的社交工具，也就是快速且有效地传达感觉的能力。他们也许知道自己想说的是什么，也找到了适当的字眼，说出的话却没有达到预期的效果。

然而，达到预期的效果正是情绪的目的。在最艰困的情况下，情绪强迫我们打斗、逃跑或尖叫。当我们做出这些举动时，便体验着情绪。情绪的主要目的是在他人身上引起相应的情绪改变，使他们做出对我们有利的行为。

当然了，单纯对他人展现情绪并不足以引发对方的情绪改变，这种情绪表达的接收方必须有所反应才行。对大多数人来说，接收他人表达的情绪是立即而且无意识的，这是因为人类（以及一些其他的灵长类）的大脑中存在一种叫作镜像神经元（mirror neuron）的神经细胞。它会通过产生相同的情绪，使我们对他人的情绪表现产生反应。

有些人的镜像神经元作用很强，以至于对他人的情绪能感同身受，尤其当那是他们深爱的人时，他们的大脑会出现与报告感到痛苦的人相似的大脑活动。这种大脑活动并没有使观察者感受到有意识的痛，但是似乎使他们能够"知道"对方有多痛。

镜像神经元也使我们可以模仿看到的表情，并且知道产生那个表情的情绪是什么。这种自动化的模仿非常迅速，在我们意识到自己看见了什么之前就已经出现。事实上，我们甚至不必亲眼看到这个表情。有两个人因为视觉皮质损伤的关系，视野中有一部分是盲的。但是，他们却能对呈现在视野盲区中的图片——人们或笑或皱眉头的表情——做出反应，至少达到了肌肉抽搐的程度。这是"盲视"（blindsight）的一个例子，指的是在缺少有意识的视力之下，大脑可以利用从眼睛进来的信息引导身体动作。但盲视通常只在我们真正需要知道的刺激出现时才可能发生，如一个很大的物体朝我们飞过来。因此，盲视还可以检测到一个人面部表情的微小改变，这表示大脑把它们当作非

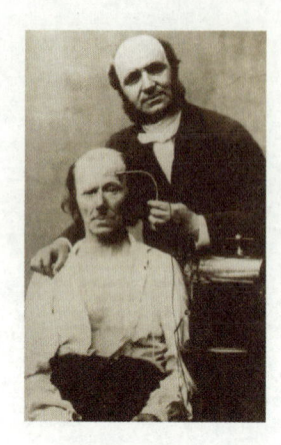

法国神经学家杜兴让电流通过患者的面部神经，使之"发笑"，这是他研究情绪表现的生理基础时的一部分。

常重要的信息。

人类有各种表达情绪的方式，包括动作、肢体语言、手势和文字等。但是用得最多的还是我们的脸。

想象一下，你在一家快餐店工作，老板要求你对每一位顾客都面带微笑。你家有妻小嗷嗷待哺，不敢失去这份工作，但是每天都有200多位顾客上门。

感觉到那些相关肌肉的收缩了吗？干得漂亮！你已经在你的脸上摆出了"社交微笑"，这是人类脸上可以做出来的7000种表情之一。这些表情为我们提供了一套攻无不克的社交工具，有些表情（尤其是社交微笑）有着非常特别的角色：使我们可以隐藏内心的感觉。其他动物并没有这种能力，因为它们无法控制自己的面部表情。

社交微笑与真正快乐的微笑有很大的不同。首先，你刚刚在脸上成功摆出的那个微笑此刻肯定已经消失得无影无踪了。真正的微笑会持续得更久，而且是很平均、缓慢地消失。不过，这两种笑容的差异其实比表面上看到的还要深刻：它们由不同的面部肌肉控制，所以受控于完全不同的神经通路。自然产生的微笑叫作"杜兴式微笑"（Duchenne smile），以纪尧姆·杜兴（Guillaume Duchenne）这位首次发现这一神经通路的法国解剖学家的名字命名。它是从潜意识脑传送出来的，并且是自动产生的。而"祝你今天过得愉快"的社交笑容则来自意识皮层，可以听从意志召唤。

意识皮层可以提供很大范围的表情供我们选择，但始终与自动产生的笑容有所不同，因为有些面部肌肉是不受皮质控制的。例如，杜兴式微笑会收缩眼眶旁边许多小小的肌肉，社交微笑却无法指挥到它们。我们在看到情人或很有吸引力的人时，瞳孔会放大，这便是为什么谈情说爱时最好点烛光或把灯光调暗，因为黑暗也会带来同样的效果。

在全世界范围内，人们的面部表情都非常相似，说明控制这

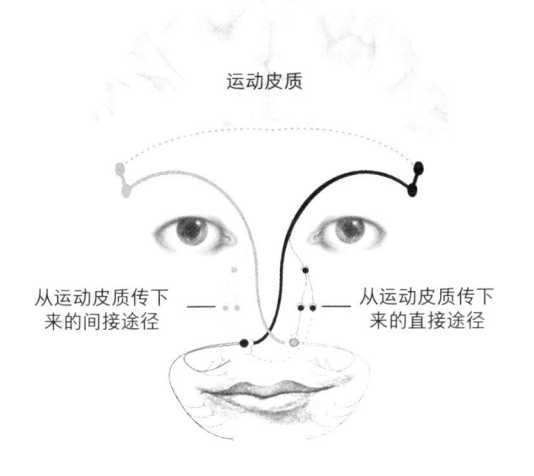

自主性微笑的神经通路　　　　　自动产生微笑的神经通路

运动皮质

边缘系统

传到微笑肌肉的直接途径

从运动皮质传下来的间接途径　　从运动皮质传下来的直接途径

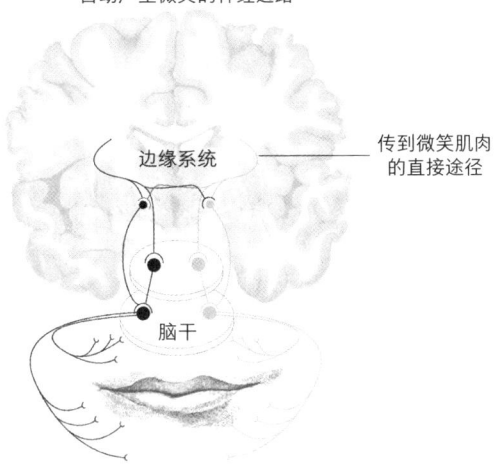

脑干

些表情的神经通路是先天就构建在大脑中，而不是后天文化塑造出来的。基本的表情有悲哀、快乐、厌恶、愤怒和恐惧等，其余的几千种表情都源自这些基本表情的混合。

孩子一出生就会对表情做出适当的反应，但是随着年龄的增长，他们在这方面的表现会越来越好。这种改进与额叶的成熟在时间上一致，因为皮质区与情绪有关。

恐惧的表情由杏仁核处理，它是边缘系统里的一小块组织。一部分的杏仁核会对面部表情起反应，另一部分则对声音中的语调敏感——声音常常不自觉地泄露我们心中的愤怒或害怕。左侧杏仁核似乎对声音表达有更大的反应，右侧杏仁核则对面部表情更敏感。一个人的杏仁核如果太过敏感，这个人可能就很容易生气或感到受伤；而如果杏仁核反应很慢，这个人就会给人留下迟钝、神经大条或有疏离感的印象。

不够活化的杏仁核不尽然完全不利，它有时可以保护一个人免受创伤事件造成的严重心理伤害，但同时也会使其不能感受到兴奋和喜悦，并且导致社交上的障碍。对觉察他人表情和声调变化有困难的人而言，即使随便聊天也是一件很痛苦的事情。正如

使嘴唇微笑的神经可以由意识自主控制（左图），而那些使眼角产生鱼尾纹的微笑，则是由来自潜意识边缘系统的神经通路控制的（右图）。

第 4 章　可以变化的阴晴圆缺　131

有个人曾描述过的：

"我学会了去留意对我讲话的人的嘴型，看他们的牙齿什么时候露出来。这是我判断他们是否在笑的方式。一旦看到了他们的牙齿，我就要记得回给对方一个笑容。我也会注意他们的眼睛。当人们笑时，眼角会弯起来。

"但问题是，等我把这些归纳出来，时机已经过去了。对方继续往下说，而我回应的笑容总慢了半拍。很多人为此而生气，在他们看来，我一定没有认真听。

"正常人一定通过表情交换了大量信息，我必须很努力才能知道他们到底交换了什么。当我听别人说话时，我知道自己遗漏了很多并非通过语句传递的东西，这使我觉得被排除在外。

"但最糟的是，很多时候他们根本不把我当一回事。假如我没有看到别人的表情，我就没有办法做出同样的表情。除非我很努力，不然无法使脸上出现表情，这就让别人觉得我说的不是真的。其实我的每一个字都是心里话，但总有人以为我在说谎。

"我以前会为此感到难过，现在我学会了使用额外的字眼来强调我说的话。假如有人给我东西吃，而我想告诉他我很喜欢，我就一定要说点特别之处，例如'这道菜里的香料非常可口'，而不是'很好吃'。假如我要让某人知道我很生气，我可能会诅咒他、骂脏话。我不喜欢这样做，但有时候这是唯一能把信息传递出去的办法。现在我已经习惯骂脏话了。

"正因如此，我发现与人打交道是件痛苦的事。有时我觉得太累了，宁可自己待着。所以偶尔也会很寂寞。"

某些身体的姿态，如高卢人以耸肩表示轻蔑，突出骨盆表示攻击性，垂下肩头表示退让等，似乎都在被大脑通过与对面部表情和声调相似的方式进行处理。小丑、哑剧演员和卡通画家常夸大这些姿态。当他们诠释得很好时，那些通过身体的动作和姿势传递出去的信息就变得很有说服力。不过在日常生活中，人们常常刻意压制肢体语言，因为有些人对肢体语言非常敏感，比如有个人是这么说的：

"有时，跷腿或摇屁股都会使我突然皱眉或发笑。当这种情形发生时，情绪的反应非常快，而且是下意识的。我发现自己会不自觉地模仿某种情绪，但我知道，在真实世界里，别人绝对不会把这种情绪表达出来。当我这样做时，旁观者大多对我微笑，但是偶尔也有人对我怒目而视或有其他的反应。大约每个月都有一次，会有人发自内心地开怀大笑，我也以微笑回报他。如果有人因此而问我（其实很少有人会问），我就说：'噢！抱歉，刚刚我没留神，想到别的事了。'"

有些人对情绪的表达非常敏感，仿佛配备了内置测谎仪似的。基于肌肉张力来测量面部表情的系统，在判断一个人是否说谎时的准确率最高能达到85%，但是有些人每次都能看出对方在撒谎。

他们看到的就是心理学家保罗·埃克曼（Paul Ekman）所谓的"微表情"（microexpression）——从一个人的脸上闪过的微小且不自觉的表情，通常出现在这个人有意识地表达一件事，但是实际上的感觉又是另外一种时（即所谓的口是心非）。这种小小的肌肉抽动，如害怕时嘴角的横向快速闪动，或是感到厌恶时鼻孔胀大的那一下等，通常只有1/15秒的时间，在大部分观察者有所察觉之前就消失了。但是，人们可以通过训练捕捉到它们。

然而，大部分人凭借面部表情识别谎言的能力是很差的。在一项实验中，一组护士观看受重伤病患的影片，另一组护士则观看愉快的影片。然后，研究人员请她们接受采访，说出看到了什么、感觉如何。看愉快影片的护士只需据实回答，而另外一组护士则被要求装出灿烂的微笑，假装看了愉快的影片。研究人员告诉她们，这是一个测试，目的是要看看她们有没有能力在真正的灾难发生时，仍在患者面前保持一副"不必担心"的面孔。

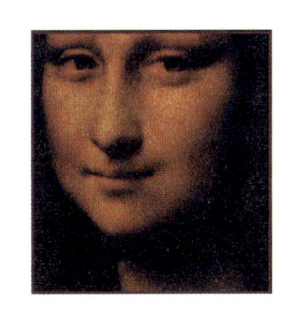

蒙娜丽莎的微笑有着特别的吸引力，因为它似乎会在你的眼前发生变化：这一刻还是温柔甜美的，下一刻好像就变成悲伤和讽刺的了。会有这种感觉的原因之一，就是大脑从画像中接收到混在一起的信息。

西班牙阿丽康特神经科学研究院（Institute of Neuroscience）的神经科学家路易斯·马丁内斯·奥特罗（Luis Martinez Otero）请受试者从不同的距离来看各种尺寸的蒙娜丽莎图像。结果发现，微笑如果落在视网膜专门从视野中心摘取信息的细胞上，会比落在仔细检查周边刺激的细胞上更明显。这是因为视网膜中央的细胞主要负责检视"吸睛"的东西——自然包括显著的情绪刺激。也有可能这些信号对杏仁核的作用强过从周边细胞传入的信息，使我们更容易察觉其中的潜在含义。

对护士进行采访的人包括心理学家、法官、侦探、海关工作人员、情报人员、普通人士和在校大学生。在这些人中，唯有情报人员可以正确指出说谎的人，但是他们采用的方法主要是详细询问影片内容，提出事先设定的问题，因此容易让人露出破绽，并不是靠辨认面部表情。

鉴于我们的情绪表达系统具有如此高的复杂性，初看之下，我们对面部表情的解读能力这么糟糕似乎非常奇怪。对此有个可能的解释，即我们忽略或误读情绪的能力实际上是其中最复杂的部分，这使我们能够与人和睦相处，并且享受生活——例如我们仍然为某个已经听过的笑话笑出声来，或是欣然接受善意的谎言，又或是哪怕电视连续剧演得很烂，却还是相信剧情等。

另外一种解释是，我们用表情去引发感觉。这与展示情绪同样重要，所以一点点的欺骗可能是必需的。比如说，你皱起眉头，控制肌肉收缩的神经就会传递信息给大脑："有些事不太对劲，我们很担心。"这就在大脑中种了一粒真正代表担忧的种子，而这感觉再反馈到皱起来的肌肉上，皱纹便被加深了。随后，这个反馈系统又传递了更强烈的信息给大脑："事情变得越来越糟了！"这时，先前播下去的种子可能就抽芽成为淹没一切的焦虑洪水。一旦这样的感觉出现后，大脑就开始替它找理由。假如大脑找得足够用心，就一定能找得到，并且一旦找到了理由，就会担心得更加理直气壮。于是，负面的情绪扶摇直上，这一天就什么事都不要做了。"行为疗法"这种比较有效的心理治疗法，就是教导人们如何利用这个反馈机制，以微笑替代皱眉，将诸如焦虑等负面情绪转化成正面的。

现在，我们有办法很容易地做到这一点：注射肉毒杆菌（botox）。肉毒杆菌是一种可以使肌肉麻痹的毒素，最常在美容整形中用来减少脸上的皱纹。只需在眉毛的某块特定肌肉上注射一点点，就会使这个人有一段时间不能皱眉头。在一项实验中，志愿者们被注射了肉毒杆菌。几周后，当被要求描述期间他们的心情时，所有人都报告焦虑和忧郁有所减轻，大多数时间里都比较快乐。这个效果当然不是因为皱纹变少了，而是他们不能再皱眉头，大脑就误以为日子过得还算愉快。

表情也可以把情绪传递给他人——还记得前面讲过的吗？当一个人的脸上表现出强烈的厌恶之情时，会激发观察者大脑中与厌恶有关的区域。同样，假如你微笑，这个世界真的会跟着你一起笑（当然只是在某种程度上）。有个实验将微型传感器安装到受试者的"微笑"肌肉上，当他们看到他人微笑的面孔时，会不由自主地进行模仿，尽管模仿的程度极其轻微，从外表不一定看得出来。但是，细小的肌肉牵动可能足以触发反馈机制，所以大脑得出"有件好事发生了"的结论，并产生愉悦的感受。

这可能就是快餐店服务员被要求面带微笑的原因。至于这样做是否能够全天候地激活他们的主要颧骨肌肉，使他们保持长久的快乐状态，或许按照上述研究的结论，从理论上是可以预期的，但目前尚无定论。

愤怒

情绪的表达并不总像快餐店的微笑那样温和。愤怒和恐惧也会带来各种各样的反应——道路愤怒、欺凌、恐惧症等，它们在当前世界中没有任何帮助我们生存下去的价值，只会使地球成为一个更加荒凉的地方。

这些情绪反应和微笑一样，可能是有意识地与适当的外界线索联系在一起的，也可能是由潜意识思维活动的突然发作引起的，而人们似乎难以或者根本无法对此加以控制，甚至可能在这种反射性的无意识反应中杀人。

每 3 个谋杀犯中，就有 1 人宣称自己完全不记得谋杀的经

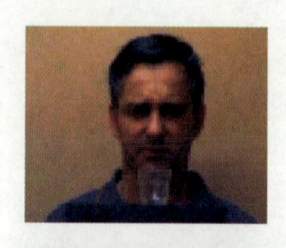

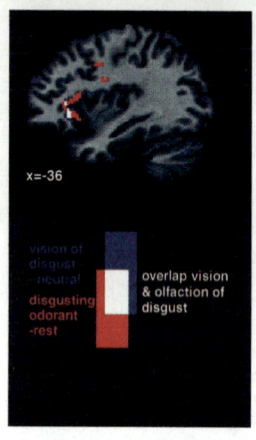

上图为一个人在表示极端的厌恶,这个表情会在观看者的大脑中引发同样区域的活化(下图)。厌恶的表情越强烈,大脑的反应越强。*

* 在这个实验中,上图的人在开氨水时脸上表现出厌恶的表情。他的大脑在闻到臭味时活化的区域,与另一人看到他的厌恶表情后,大脑出现活化的区域很相似。——译者注

过,美国神经科学家理查德·雷斯塔克(Richard Restak)报告的帕特里克的例子就非常具有典型性。帕特里克42岁,在度过了长达16年相当幸福的婚姻生活后,举枪杀死了自己的妻子。从表面看来,这是一次因嫉妒引起的暴怒。但是,帕特里克声称自己什么都不记得,只能想起一种"无法控制的麻木感觉",接着便是一片空白。等到恢复正常时,地上出现了一具尸体,他的手中则有一把冒烟的枪。

对于这种选择性遗忘,存在好几派不同的看法。心理分析学派认为,这是因为一个人了解到自己太多骇人听闻的行为,自我无法承担,所以将其压抑下去。愤世嫉俗派的观点认为,这种失忆症显而易见是为了博取陪审员的同情,以便从轻量刑。最近的(也是最具争议性的)说法则认为,这些人的确不记得自己犯下的罪行,因为在犯罪时,他们并不在身体里。

真的有这种可能性吗?一个潜意识的自己拔出了枪,完成了任何必要的步骤来启动它,还懂得上膛、瞄准和发射,同时受害者可能正呼救、尖叫和防御击打,而真正的自己竟然完全不知道?如果你选择相信,那么答案就是肯定的。甚至有人声称在这种状态下进行了长期、看似蓄意的袭击,包括强暴。听起来完全不可思议,但是最近对愤怒(可能是我们最强烈的情绪)所进行的神经科学研究提示,至少其中一些人说的确实是实话。

我们已经了解到,杏仁核是大脑的警报系统,也是我们精神状态的核心生成者,演化出来帮助我们在威胁下得以生存。刺激杏仁核的一个部分,你会得到典型的恐惧反应,一种伴随着逃命行动的惊慌失措感。刺激另外一部分,你会产生人们所说的"温暖、愉快的感觉",并做出过分友好的行为。刺激杏仁核的第三个部分,你会突然爆发狂怒。

和解、逃命与打斗是3种重要的生存策略,把它们的触发机制集中在一个小小的组织中有其好处:快速完成策略上的切换。

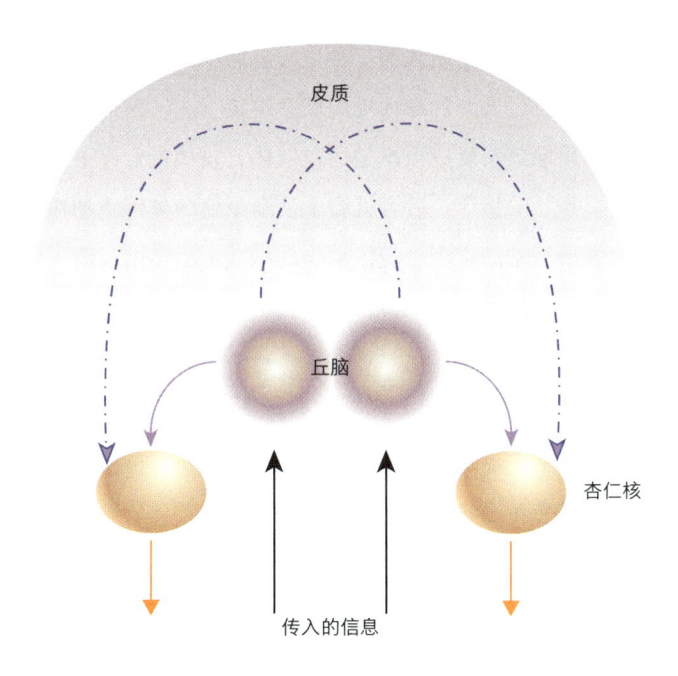

情绪信息经由两条路径到达意识的脑和杏仁核。到杏仁核的路径更短，所以情绪的反应比意识的反应更快。

皮质

丘脑

杏仁核

传入的信息

假如一个恶霸面对你臣服性的微笑不为所动，杏仁核中的活动只需微小的放大即可触发逃命。而假如无路可逃，你就得准备打斗，这时内心升腾的愤怒感会助你一臂之力，使你决心背水一战。

三个机制挤在一起的坏处，则是在现代社会里，逃跑与打斗造成的结果可能都比原本的威胁更糟糕。假如你在董事会中，老板对你大肆攻击，你唯一可做的其实只有微笑和逆来顺受，甚至这样都仍然存在弊端（众所周知，有一个特别贬损的词，专指那些对上级过分巴结的人）。所以，杏仁核制造出的这些基本的情绪反应，需要经过大脑皮质这个"思考"部分的中介。

控制情绪其实就是情绪感受的反向过程。杏仁核首先从一个立即反应的系统接收到信息，也就是勒杜所谓的"临时应急通路"（quick and dirty route）：它使我们做出微笑、向后跳或往前扑等即刻反应。在0.25秒后，这些信息才到达大脑皮质，并由后者将其与环境情境、可做到的反应进行综合的合理考虑，然后得

第4章　可以变化的阴晴圆缺　137

出应对的方法。假如皮质认为三种生存机制中的某一个对当下的情境很恰当,已经展开的身体反应就会继续下去。然而,假如理性的决策是采取口头反应而不是通过肢体,皮质就会向下丘脑发出"平静下来"的指令。后者就会下达命令使身体停止动作,或撤销已经有所行动的指令。身体动作的减缓也会经由反馈系统让下丘脑感受到,后者相应地传递抑制性信息给杏仁核,让它也冷静下来。

通过这种方式,情绪不致成为脱缰野马,并且在大部分人中,该机制都运转得很好。那么,为什么少数人还是会有明显无法控制的愤怒爆发呢?

情绪失控可能有两种相当明显的原因:其一是由皮质送往边缘系统的信号太弱或无方向性,无法覆盖杏仁核已经产生的活动;其二则是如果杏仁核在没有任何外部刺激的情况下被激活,那么皮质也就接收不到使它有所警觉的外界信息。

这两种理由中,第一种实在无甚新意。小孩比大人更容易情绪失控,原因正是从皮质传下来的信号相对微弱而且分散(因为髓鞘的包裹尚未完成)。婴儿不能控制情绪是因为皮质到边缘系统的轴突仍在成长,而专司理性处理情绪的前额叶细胞直到成年后才完全成熟。与此相对,杏仁核则是一出生即已发展成熟,因此有充分的处理能力。基本上,小孩子的大脑是不平衡的,尚未成熟的皮质完全不是生龙活虎的杏仁核的对手。

动用大脑可以加速皮质的成熟,一个被鼓励进行自我控制的孩子,在情绪上比乱发脾气没人管教的孩子更成熟。这是因为,不断刺激大脑中特定的某一组细胞(如那些抑制杏仁核的细胞),会使它们变得更敏感,并且更容易被激活。这有一点像让电视一直开着,就不需要热机了。与此类似,那些很少活化情绪控制神经通路的孩子,很可能长大后变得不擅长控制情绪,因为必要的神经通路在发育的关键期没有得到适当的营养与锻炼。在这一点上，最令人痛心的证据之一，就是在20世纪80年代末被西方家庭收养的罗马尼亚孤儿。这些孤儿非常可怜，在孤儿院中没有得到任何照顾和关心，几乎是在完全没有爱的环境下长大。尽管他们后来在领养家庭中受到宠爱，但仍有许多人在成长过程中出现重大的社会和情感问题。有一位妈妈在谈到她10岁的养女时表示：

"妮可拉一点不知道什么是爱。我们对待她像对待自己的孩子一样。我们的孩子很正常，有爱心，只有她完全无法理解'爱'这个概念。她和我们的关系就像与其他任何人一样，丝毫没有依附感。假如她想要获得关注，就会去坐到陌生人的腿上，并且对待我们和陌生人根本没有两样。她很聪明，但是她学不会关心他人。举例来说，她用完厕所从不冲水。我们一再告诉她，但是她懒得做。与其说她是要故意惹我们生气，倒不如说她是完全不在意我们的存在。"

密歇根儿童医院的哈里·丘加尼（Harry Chugani）对一些这样的孩子做了脑部扫描，结果发现几乎所有人的脑中，与情绪有关联的皮质区域都表现出不同程度的异常。他指出："大脑中情绪发展的时间窗口很短，孩子必须得到情绪的刺激，长大后才会对此有所感受。这些孩子错过了这个时期，他们的大脑就是一个证据。"

但是，反社会和情绪失控等行为并不全是后天养育的结果。一项针对同卵双胞胎的研究显示，尽管他们从出生后便被分离，在不同的环境中长大，但他们的反社会行为中却有50%是由于基因的影响。有一个基因特别重要，它负责编码分解大脑内单胺类的酶，尤其是多巴胺——驱动人们做出动作的神经递质。这个基因有两种形式，其中一种产生的酶活性远远高于另一种，因此有更高的多巴胺水平上限。在实验中，假如"敲除"（knock-out）小鼠体内的这个基因，那么这只小鼠就会变成凶猛的战士。一旦重新表达这个基因，小鼠的行为便又恢复正常。

杏仁核深埋在颞叶中，就在海马的前面。它对传入的信息进行采样，并决定其重要性。如果那是一个潜在的威胁，或是一个有利的机会，它会发送信息到身体各处，使之准备采取行动，如逃跑或打斗等。同时，它也会把信息往前传递到额叶，后者将其变成有意识的"感受得到的情绪"，如愤怒、恐惧或快乐等。

信息从大脑各处汇聚到杏仁核，包括奖赏、疼痛、记忆和感觉区等。这些信息被综合起来，使我们对每时每刻正在发生的事情产生一刹那的感觉。

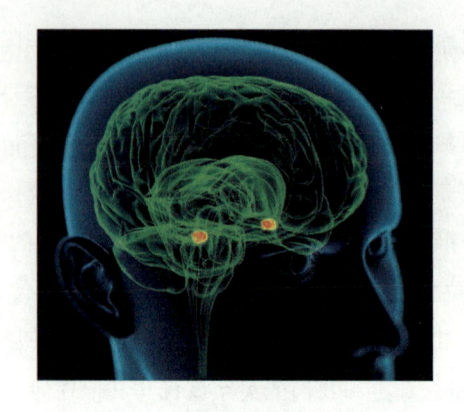

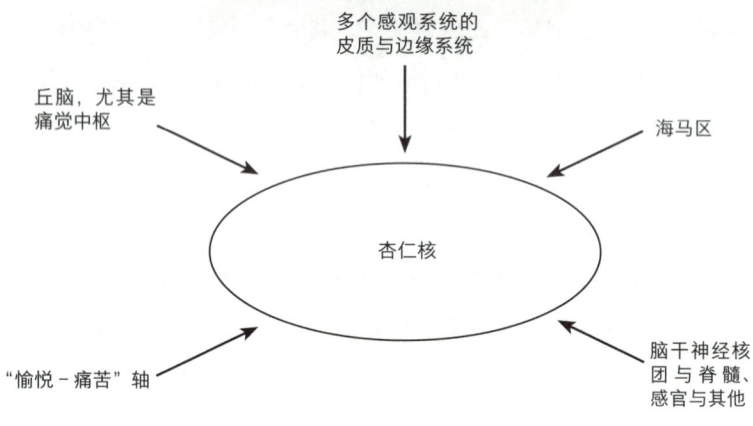

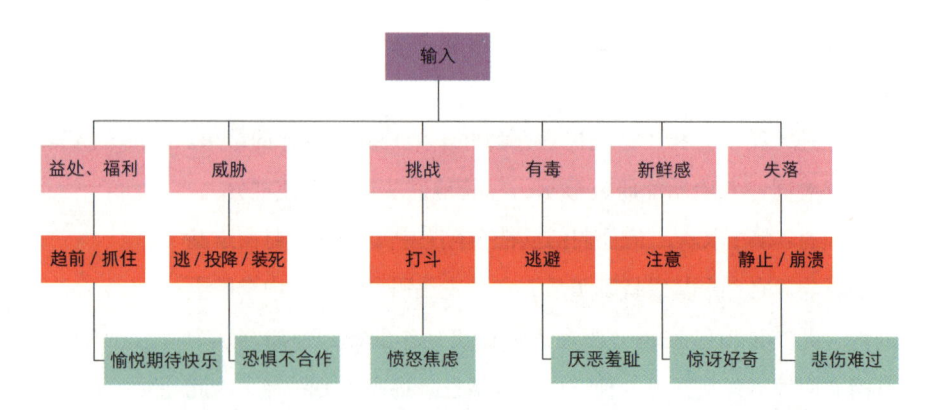

多个感观系统的皮质与边缘系统

丘脑，尤其是痛觉中枢

海马区

杏仁核

"愉悦-痛苦"轴

脑干神经核团与脊髓、感官与其他

```
                    输入
    ┌───┬───────┬────┬────┬────┬────┐
  益处、   威胁   挑战  有毒  新鲜感  失落
  福利
    │      │      │     │     │      │
  趋前/   逃/投降  打斗  逃避  注意  静止/
  抓住    /装死                      崩溃
    │      │      │     │     │      │
  愉悦期  恐惧不  愤怒  厌恶  惊讶   悲伤
  待快乐  合作    焦虑  羞耻  好奇   难过
```

传入杏仁核（粉色）的各种信息产生特定的生理反应，使身体去执行某些特定的行为（红色）。创伤性的经验会使杏仁核对危险敏感，所以一点微小的相关事件就会引发巨大的反应。创伤后应激障碍的特征就是突然很强烈的惊恐发作，患者对此完全失去招架之力。这就是杏仁核对刺激的过度反应所致，因为该刺激使它想起了原始的创伤。

情绪的皮质如果受到损伤，就会削弱它对杏仁核的抑制力。我们在前面已经看到，面对威胁或挑战，杏仁核的活动可以制造3种不同形态的反应：带有讨好意味的微笑（那种紧张、过度焦虑的友善在我们大部分人看来，都意味着不真诚和虚伪）、恐惧和愤怒。该区域的微小受损就会引发愤怒和攻击性反应，在一些容易冲动地做出暴力或侵略行为的人中进行的研究都显示，他们的大脑存在损伤和功能失常。

有时候，脑部损伤似乎把原始的、愤怒驱动的欲望与能够在正常情况下对此加以控制的理性的"我"之间的连接扯断了。1966年8月1日，查尔斯·惠特曼（Charles Whitman），一位25岁的大学生、每周去教堂的慈善工作者兼前海军陆战队队员，爬上德州大学奥斯汀分校（University of Texas campus at Austin）的钟楼，用一把来福枪瞄准了底下的群众。在接下来的96分钟里，他射杀了13个人，导致30多人受伤，直到最终被警察击毙。在惠特曼到校园行凶之前，他还杀死了自己的妻子和母亲，尽管此前他曾宣称她们是他最爱的人。

早在行凶之前，惠特曼已经开始担忧他的暴力冲动了，并且感觉越发难以控制。这些之所以都被完整地记录下来，是因为他表现出了所谓"多写症"（hypergraphia）的症状：一种一定要动笔的冲动。他的许多笔记看起来都像是一个人格写给另一个人格的。

"控制你的愤怒"，他在一份笔记中写道，"不要让它证明你是个傻瓜。微笑——它是会传染的。不要找人吵架。停止骂粗话。控制你的情绪，不要让它主导你。"

他的另一份笔记中写着："我说不清是什么原因迫使我写下这封信……，最近我感到越发不了解自己了……，这段时间以来，我是许多不寻常且不合理念头的牺牲品。这些念头一直在我的脑海中纠缠着不肯离去，我需要花很大的力气才可以专心。在我死后，请解剖我的大脑，看看有没有什么明显不对劲的地方。"

惠特曼实现了他的心愿，正如他怀疑的，在他的大脑中长了一颗肿瘤，有核桃那么大。这颗肿瘤压到了他的杏仁核，使杏仁核持续兴奋，而一般正常情况下，只有在面临巨大危险、受到威胁或被挑战时，这里才会如此活跃。当时的医生并不认为这是惠特曼杀人的原因（见1966年9月8日，得克萨斯州州立档案馆惠特曼灾难的报告）。1966年，神经科学还处于婴儿期，脑成像等新兴技术带来的大脑革命还没有开始。虽然那时人们已经知道，强烈地刺激杏仁核会产生暴力、恐惧或情绪障碍等问题，但是精神医学还是以弗洛伊德派为主流，着重于心理分析。这种生理异常会在一定程度上引起蓄意的暴力行为的观点，在当时属于异端邪说，与主流不符。

还有更过分的说法，称这种暴力行为是在未经意识思考的情况下发生的。而且这股伤害的驱动力竟然还设法启动了大脑内能够制定明确目标和行动计划的区域，使之参与进来把它们实现。这种想法显然在当时是大逆不道的。

让我们再来看一下肯尼思·帕克斯（Kenneth Parks）的例子。他是一位加拿大年轻人，有一天晚上看《周六夜现场》（*Saturday Night Life*）这档电视节目时，他在椅子上打起了瞌睡。大约一个小时后，他站起来，走向停在外面的车子。他完成了一系列惯常的动作：打开车门，发动引擎，开车上路——径直开到22千米外的岳父母家。在那里，他把岳父打到失去意识，然后用一根铁棍攻击他的岳母，直至把她刺死。最后，他走回车里，开到警察局，告诉值班的警员："我想我杀了一些人……。"

在法庭上，帕克斯拒不认罪。他为自己辩护，声称虽然是他的身体犯下了这些罪行，但是在所有一切发生时，他正在睡觉。他表示自己是到警察局报案时才醒来，也是在那一刻发现自己的双手鲜血淋漓。

睡眠专家支持帕克斯的说法,因为对其大脑进行的研究显示,他有梦游的症状。他的辩护律师称,他是一个温和守法的人,非常爱他的岳父母。法庭最终判他无罪,因为在谋杀的当下,他的"人"不在那里。

帕克斯的案子并不特殊。据统计,大约有 68 起明显的梦游杀人被记录在案。在近期发生的案件中,显示有梦游迹象的脑部扫描图更有助于嫌疑人获得无罪判决。

此外,还存在各种梦游的案例:骑马、煮饭菜、进行室内装饰,还有一个人去修理冰箱。梦游者可以说话——尽管没有什么意义;还经常进食——只是在大多数情况下,餐桌上的礼仪比平时差太多。有一位梦游者喜欢以涂了牛油的香烟作零食,另一位喜欢猫粮三明治,还有一位意大利的梦游者吃了自己的手表。虽然很可能在旁观者看来,他们的行为都是故意的(即使意图显得很奇怪),但这些表现具有一定的欺骗性:有研究人员设法给一位梦游者进行了脑部扫描,发现他的额叶几乎整个处于关闭状态。虽然他的行为看起来是有目标取向的,但是在需要为自己的行为承担法律责任这个层面上,他的大脑没有亮起足够的"光"来证实他是有意为之的。*

不过,额叶的功能障碍并不能解释帕克斯的行为。究竟什么样的机制会使一个人实施持续的暴力行为,而对此完全没有印象呢?

有一种可能性是,这种行为是癫痫发作的结果。杏仁核是大脑中非常容易受激发的部分,只需微小电流的刺激就可以引起细胞发放。这就使癫痫的发病门槛较低,发作往往容易由此处开始,然后再向外辐射。许多癫痫病患者在发作前都会先感到一阵

---

* 大脑在工作时需要比较多的血流量,因此,活化的区域在脑成像图片上是"发光"和"亮起来"的。——译者注

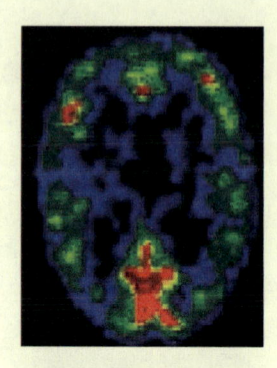

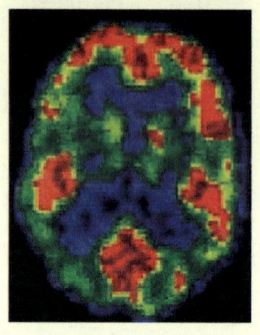

许多研究都发现，正常人的大脑与暴力犯的大脑有明显的不同。例如，左侧上图显示的 PET 扫描影像来自 41 名杀人犯的大脑（39 名男性，2 名女性），他们都被判为"因精神失常不构成犯罪"（not guilty for reasons of insanity, NGRI）（上图）。下图为 41 名正常人的大脑。两组受试者的大脑都是在他们完成视觉任务时被扫描的。

结果显示，杀人犯大脑前部的活动较少，这个区域会在我们需要抑制如暴怒等情绪时活化。这个发现在冲动型谋杀犯身上尤其显著（相较于有预谋的谋杀犯）。后续的研究发现，暴力犯的前额叶灰质（神经细胞）比正常人少了 11%。这项研究还发现，谋杀犯右脑的情绪区域活化程度更高，并且两侧脑半球间的"交通"更少。

这项研究是南加利福尼亚大学（University of Southern California）的心理学家阿德里安·雷恩（Adrian Raine）完成的。他认为，杀人犯和正常人在边缘系统活动上的差异，意味着杀人犯无法像正常人一样感到恐惧，而且缺乏掌握某种情境长期影响的能力。

莫名的恐惧和大难临头的感觉，很可能是杏仁核已经开始活动所致。

牛津大学生理学系的讲座教授科林·布莱克莫尔（Colin Blakemore）在他所著的《心智机器》（*The Mind Machine*）一书中，报告了茱莉的病例。茱莉是一位 20 岁的女性，她出现了惊恐发作和一段奇怪的、如同做梦般的中间期，却一点都不记得自己在那个时期所做的事情。她说："这是一种笼罩着我的很奇怪的感觉……一天天逐渐变得比地狱还奇怪。这是一种很恐怖的感觉……你完全没有办法控制自己身体的反应。"有一天，在这种状态下，她把刀插入了一个女人的心脏。波士顿的神经外科医生文森特·马克（Vincent Mark）对茱莉进行了研究：他把电极插入她的脑内，使其接触杏仁核及其周围区域。然后，他给电极通上很弱的电流。当电刺激指向其中一个位点——并且只有那个位点时，茱莉突然发狂，用力地拍打着墙壁，爆发出不可控制的愤怒。一旦电流停止，她便立即恢复正常，丝毫不记得刚刚发生了什么。马克发现，电极所在的位置正是杏仁核的基底外侧核。他把这个地方用电烧毁后，茱莉的愤怒就消失了。他由此推测，茱莉的杀人行为是杏仁核基底外侧核短暂、轻微的痉挛发作所致。

如果"无意识"的暴力行为真的基本上与膝跳反射无异的话，那么惩罚肇事者似乎毫无意义，并且也不公平。在没有更好的方法来处理这些问题的情况下，惩罚可能是合理的。但是，如果大脑地图能够实现准确揭示在愤怒的驱动下，脑内发生的种种情况，那么它也应该能给出处理暴力行为的建议。

恐惧

恐惧症（phobia）是最限制人们生活的情况之一。假如你的恐惧对象是可以避免的，情况就没有那么糟糕。例如，害怕乘飞机虽然会限制你在工作和旅游方面的选择，但是基本上不会妨碍你的日常生活。不过有些人的恐惧症就不一样了。

以约瑟芬为例，她非常害怕鸡腿，每次去参加宴会，她都必须事先告知主人这一奇怪的情况。有一次消息没有传到，约瑟芬的面前意外地出现了一盘红酒焖鸡。由此引发的反应非常剧烈，最终导致她和女主人双双挂彩，被送进了急诊室。从此，她几乎不敢在外面用餐。

类似这样的恐惧症是怎么来的？为什么会如此难以控制？

我们的某些特定的恐惧是事先设定在大脑中的，例如对那些在漫长的演化历史中被证明对人类这个物种有害的东西，我们仍保留着微弱的记忆痕迹。通过动物实验和对人类婴儿的观察发现，生物存在对某些危险或某种刺激的本能退缩。这种反应并不一定在刺激首次出现时就发生，但是在第一次经验时，只要有一点关于这个东西可能需要担心的暗示，对于恐惧深刻而持久的连结就会形成。

例如，在实验室中出生的小猴子并不会对蛇有自然的恐惧反应。但是，假如蛇出现的同时播放给它们另外一只猴子露出恐惧表情的影像，小猴子以后就会怕蛇。不过，假如把实验中的蛇换成花朵，小猴子完全不会产生畏惧。如此看来，对蛇的恐惧是先天设定在灵长类大脑中的，可能就像一个很淡的记忆痕迹，一直处于冬眠状态，直到有适当的信号来把它唤醒。所以，最常见的恐惧症对象都曾经对我们造成过巨大的伤害，包括蛇、蜘蛛、俯冲的大鸟、狗、爬虫和高处等。显而易见，对它们的记忆根植在我们的演化历史中。因此，对现代的危险事物，如汽车和枪支等的恐惧远远没那么常见。

这并不是说，初生婴儿的脑中陈列着一系列可怕的物体，等着让他们辨识，而是大脑能够对某些大致的刺激做出反应：头顶上很大的物体、地上偷偷爬行的东西、咆哮着的狗等。某些人类的姿势和态度也会立刻引起恐惧，例如心脏病突发倒地时，患者痛苦地扭曲身体会使旁观者立刻紧张起来，尽管他们可能从未见过心脏病发作，也并不清楚究竟发生了什么。

这种自然的害怕并不是恐惧症，一旦我们发现蛇是无毒的，或者蜘蛛是无害的，我们就能控制自己的恐惧。但是恐惧症患者不行，他们的恐惧几乎超越了意识的控制，也与真正的危险和威胁无关，甚至可能因为阻止他们理智行事而带来危险。举例来说，在发生火灾时，一个对高度有恐惧症的人可能会因为吓得腿软而无法从窗口爬梯子逃生，最终断送了性命。

恐惧症没有任何帮助生存的价值。所以，究竟是什么令害怕转化成恐惧呢？弗洛伊德认为，引发非理性恐惧情绪的物体只是个表征而已，患者真正害怕的，是它们背后那些因为过于窘迫或可怕而无法说出来的事实。最有名的案例之一，就是小男孩汉斯对马的恐惧，这从他在街上看过马滑倒后便出现了。弗洛伊德认为，汉斯的恐惧来自潜意识中的俄狄浦斯情结（Oedipal complex）——他偷偷迷恋着他的母亲，又怕父亲发现这件事而阉割他，就把这份恐惧转移到了马的身上。

类似这样的解释，现在终于因其荒唐而不再被接受了。我们可以通过控制大脑的基础运作机制来制造出恐惧症的行为，而完全不需要动用复杂的认知手段，包括图腾、罪恶感和内在隐藏的欲望等。

恐惧症的根源在于条件反射，这是俄国生理学家伊万·巴甫洛夫（Ivan Pavlov）在大约100年前的重要结论。巴甫洛夫的实验室发现，一旦狗意识到铃声之后就有食物出现，并把两者联系起来后，再听到铃声便会流口水。还有无数巴甫洛夫式的实验证明，恐惧也可以通过这种方式形成，就像狗流口水一样简单。勒杜在实验中发现了制约恐惧的神经机制，* 这揭示了恐惧症、焦虑症、惊恐症和创伤后应激障碍等的原因，并为其找到有效的新兴治疗方法。

条件性恐惧（与"一般"的恐惧相反，后者是有理性基础的）是一种特别的记忆。它与一般的记忆不同，不需要意识的提取，甚至在传入大脑时不需要有意识地记录。想了解这个机制，我们需要先认识一下当具有潜在危险性的信息传入后，大脑内会发生什么。

所有通过感官传入的信息都会先进入丘脑，在那里被分类后送到合适的区域处理。在出现情绪性刺激的情况下，比如看见草丛中有一条蛇，信息将兵分两路进入大脑，并且最终都到达杏仁核——这是大脑的警报中心，也是制造情绪反应的地方。从这里之后，两条路径便彻底分道扬镳。

---

* 请参阅勒杜的《情绪大脑》（*The Emotional Brain*）一书。——译者注

第一条通路进入脑后方的视觉皮质，在此经过分析后再继续往前传递。在这个阶段，传递的还只是信息而已：一个长而细的、会动的东西，背上有花纹，出现在了这里。接下来，大脑的辨识中心开始工作，它将判断这个东西是什么。于是，信息在这里被贴上"蛇"的名牌，同时触发了长期记忆中关于蛇的知识储备——动物吗？不同种类？危险？这些因素现在汇集成一个信息："有蛇！在这里，就是现在，救命啊！"（或者其他类似意思的警报）这个信息随即被送到杏仁核，后者就驱动身体开始行动。

你可以看到，第一条通路很长而蜿蜒曲折，需要途经好几个地方，并在每个地方都会停一下。如果遇到紧急情况，仅靠它实在太慢，所以还需要一个快速反应系统，这便是从丘脑分出来的第二条通路。丘脑靠近杏仁核，两者之间有很厚的神经纤维束相连。杏仁核又与下丘脑紧密连接，这是控制身体"战或逃"反应的地方。这些连接由此形成了勒杜所谓的"临时应急通路"，使信息可以在毫秒内从眼睛传递到身体。

条件性恐惧反应似乎是由走这条捷径的信息引发的。大部分记忆最初由边缘系统中的海马编码，海马虽然微小，但极其重要。这里也是储存所有新近的意识记忆的地方，那些注定要永久定居在大脑内的信息则被送往长期记忆。如果要形成长期记忆，大约要经过3年的时间，信息才会在皮质储存长期记忆的区域确定下来。海马严重受损（一种罕见的情况）的人无法回忆起最近发生的事，也记不住任何新的事。这是一种可怕的状况，我们在后面遇到一些已经受此困扰的人时还会讲到。

但是，海马并不负责所有记忆的获取。有一个很有名的个案，研究对象是一位海马严重受损的女性，她甚至记不住几秒钟内的任何事或任何人的面孔。所以每次她去就诊，医生都要重新介绍自己，并伸出手来与她握手。有一天，医生在手里藏了一根针；当女患者与他握手时便被扎了一下。不过，她在几秒钟之后

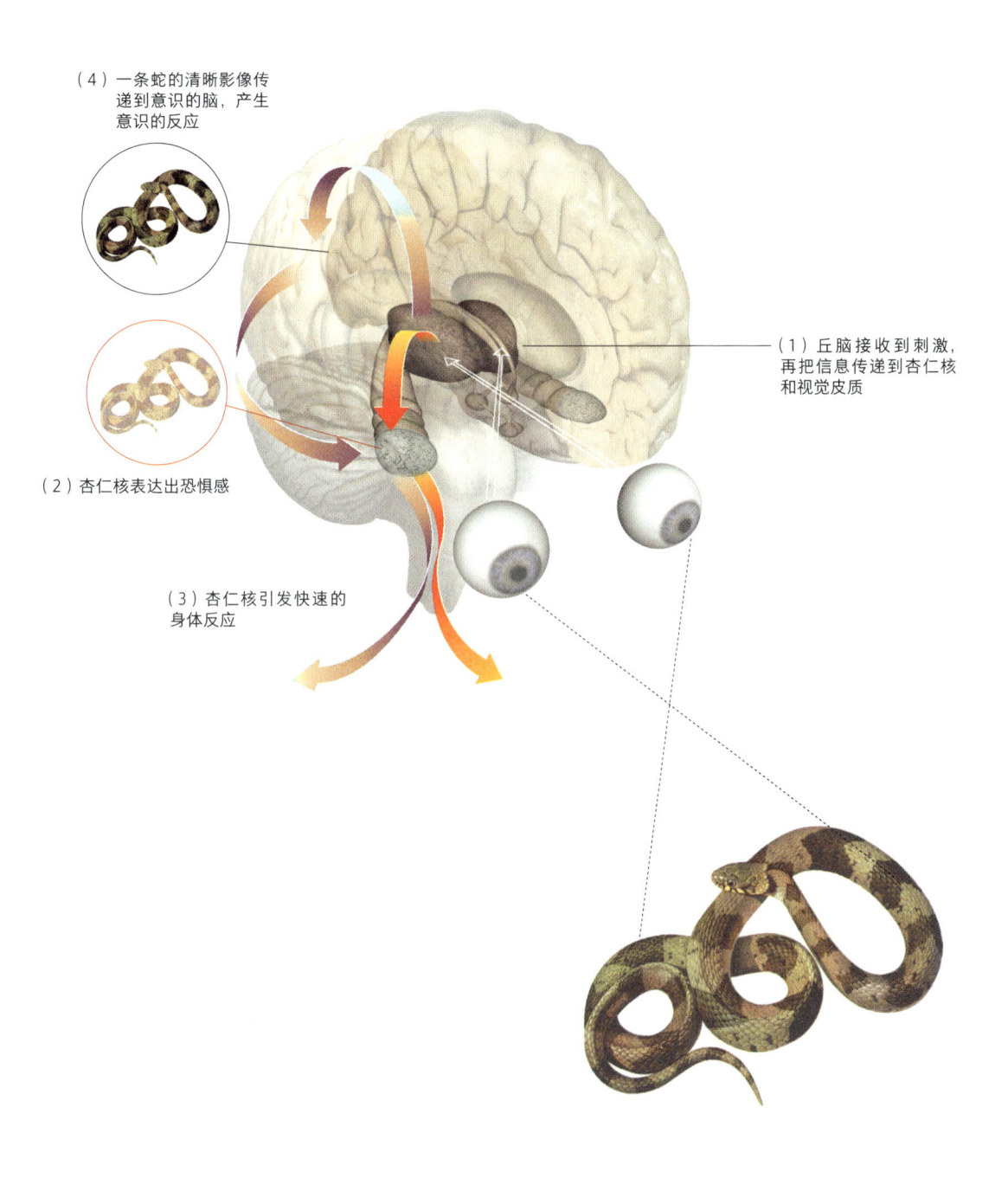

（4）一条蛇的清晰影像传递到意识的脑，产生意识的反应

（2）杏仁核表达出恐惧感

（3）杏仁核引发快速的身体反应

（1）丘脑接收到刺激，再把信息传递到杏仁核和视觉皮质

第 4 章　可以变化的阴晴圆缺　149

便忘记了这件事,并且在下次会面时仍然不记得医生的名字或面孔。然而这一次,当医生伸出手来要握手时,她拒绝了。她无法解释自己为什么会这样,但就是不敢去握。很显然,在某种程度上,针扎已经留下了永久的印象。

最近的研究显示,类似上述的潜意识记忆储存在杏仁核——一块大脑内此前从未被认为有储存记忆功能的区域。勒杜认为,杏仁核处理潜意识记忆的方式,与海马处理意识记忆的方式大致相同。同样,当一个事件被重新记起时,海马会产生有意识的回忆,而基于杏仁核的系统则会再现当时的身体情况,如狂跳的心脏、流汗的手心等,使整个原始经验再次出现。

假如一个记忆被以足够的力量"烙印"进杏仁核里,那么它可能几乎是无法控制的,并且会引发剧烈的身体反应,使人好像重新经历一遍突发的创伤,同时包括完整的感官体验。这种情况就是创伤后应激障碍,很显然与特定的经历和最可怕的记忆有关。有时候,基于杏仁核的潜意识记忆会在缺乏相关意识记忆指向特定事件的情况下,突然自己出现,带来很不安却又说不清原因的模糊感觉,使患者笼罩在一团焦虑的云雾之中。这种感觉有时也会出现得很强烈、很突然,也就是惊恐症的发作。假如这种焦虑是有意识的刺激引起的,那么可能就是恐惧症。

潜意识的记忆特别容易在紧张压力的情况下形成,因为在这种时刻,激素和神经递质的释放使杏仁核更容易兴奋。同时,它们也会影响意识记忆的处理。

当创伤性事件发生时,注意力变得非常专注于眼前性命交关的情况,无论处于注意力中心的是什么——松弛的或者次要的——都会被特别清楚地记录下来,成为"闪光灯记忆"(flashbulb memory)。但是假如这个事件特别严重,或持续很久的话,压力激素会抑制甚至损伤海马。因此,这个创伤事件或时期的有意识记忆可能会变得不完整,甚至支离破碎。

这可以用来解释恢复记忆综合征（recovered memory syndrome），或为什么有人会对发生在自己身上的可怕事件缺少有意识的记忆。例如，遭人用枪顶住抢劫的受害者，报案时能清楚地记起枪是什么样子，却想不起抢匪的模样。不过，他们以后可能对长了胡子、有鹰钩鼻或蓝眼睛的人感到厌烦。因为这些正是抢匪的特征，只是他们自己并不知道。他们的确看到了抢匪，只是没有储存在意识记忆之中。

勒杜通过实验证明，至少在大鼠中，会引起恐惧的条件刺激并不一定要在意识中表现出来。在一个实验中，他把一种特殊的音乐声调与电击配对，只要声音一出现，老鼠的脚就会受到轻微的电击。连续多次后，正如巴甫洛夫的条件反射实验所示，即使没有电击，只要声音出现，大鼠也同样会表现出害怕。接着，勒杜把大鼠的听觉皮质（处理听觉的地方）切除，但是如耳朵等其他听觉机制依然完好。这时，再将声音放给大鼠，按理说它们应该一点都听不见了。然而，它们依旧表现出害怕的样子。尽管实际上并未听到，大鼠的下丘脑和杏仁核似乎还是把这个声音记录下来了。虽然大鼠可能不知道自己在对什么产生反应，却感受到害怕的情绪。

由此我们可以清楚地知道，为什么不合理的恐惧和恐惧症会产生了。这也解释了为什么在紧张的时候患者更容易发病，因为血液中循环的压力激素会促进杏仁核的活化。这种过度的兴奋还可以解释，为什么恐惧症患者在焦虑或长期压力之下，会发展出其他不合理的恐惧。勒杜之所以把这条通往杏仁核的捷径叫作"临时应急通路"，是因为只有最粗略的信息由此传递，例如听觉皮质被切除的大鼠不能区分与电击配对的声音和其他相似的声音。同样，杏仁核中留下并重现的记忆比不上海马的准确，所以当压力激素使杏仁核过度兴奋时，一种恐惧就很容易渗入另一种。

我们看到了不合理的恐惧是怎么被制造出来的，现在该怎么把它清除呢？正常的恐惧可以通过把这个记忆带入意识，然后用新的看法"覆盖"它，从而将其改变甚至消除。这是因为每当这个记忆被提取出来时，都会被再次启动，可以重新进行塑造，所以回忆时的心智状态会在旧有记忆中增加很多新的成分。随后，这个记忆会以重塑过的形态再次被储存起来，变得很"坚固"，直到你下一次想到并经历它。

创伤性记忆比普通情景记忆更难以改变，因为很难轻易地把它从躲藏的地方拉出来，重新改装。不过在一段时间后，或许可直接消除这些记忆。在大鼠中进行的研究发现，刺激前额叶皮质中抑制杏仁核活化的区域，可以清除创伤性事件的记忆。

我们也可以通过改变编码记忆的分子过程，来中断一个恐惧记忆的巩固（consolidation）。

在小鼠中进行的实验显示，至少对它们而言，储存恐惧的记忆需要大脑中的某种特定的蛋白质。这个蛋白质叫作 Ras-GRF，是单一基因表达的。海德堡欧洲分子生物学实验室（European Molecular Biology Laboratory）的里卡尔多·布兰比拉（Riccardo Brambilla）和吕迪格·克莱恩（Rüdiger Klein）繁殖了一批没有 Ras-GRF 基因的小鼠，这些基因突变小鼠的大脑看起来很正常，但事实证明，它们的行为很奇怪。研究人员把它们与正常小鼠放在同一个笼子中，然后发放很强的电击，再把所有小鼠移出来。半个小时以后，所有的小鼠又被邀请回到同一个笼子。这时，无论基因突变的还是正常的小鼠，全都不愿再回去。第二天，研究人员再次邀请这些小鼠回到笼子里，正常的小鼠还是不肯进去——它们显然仍在害怕，而基因突变的小鼠则高高兴兴地走进去了。前一天的记忆似乎已经消失了。

Ras-GRF 在人类身上不一定有同样的功能，而且也不可能有旨在防止人们产生长期恐惧的基因操控。但是，一个化学分子可以在记忆机制上发挥如此清楚且重要的作用，这一事实提示在不

情绪：大脑的冰山一角

大脑中没有专职的"情绪机构"，也没有哪一个系统专门处理这项捉摸不定的功能。如果要了解我们称之为情绪的各种现象，就必须关注具体的情绪类型。

每一个系统都是演化出来解决不同问题的，而且每一个都有不同的神经机制。我们用来抵抗危险的系统和与生殖相关的系统是不一样的。而当这两个系统被激活，产生恐惧感和性的愉悦感时，这些感觉也没有共同的起源，因为两者并没有共同的来源。

产生情绪行为的大脑系统深深地根植于我们演化的过程。所有的动物，包括人类，都必须完成某些特定的任务才能保证种族绵延下去——至少必须进食、防卫自己和繁殖。这对昆虫、鱼类和人类来讲都是一样的，而达到这些目的的神经系统，在各个物种的大脑中都非常相似。这意味着，如果我们想知道人类为何如此，就应该看看我们与动物的异同之处。

没有人知道动物是否有意识，所以没有人确定动物是否有"感觉"。不过显而易见的是，动物并不需要有意识的感觉，情绪系统就足以完成它们的工作。对人类来说也是如此，大部分的情绪反应是无意识产生的。当弗洛伊德说"意识是心智冰山的一角"时，他是对的。

与意识有关的情绪，在某种程度上是一种转移注意力的幌子：它所制造出来的感觉和行为，是内在机制综合起来的表面反应。事实是情绪发生在我们身上，而不是我们使它发生。我们总是想操弄情绪，然而实际上，我们只能通过安排外界环境来引发某种情绪，而无法直接控制自己的反应。任何曾经想要假装某种情绪的人都会知道，那是徒劳无功的。人们对情绪有意识的控制很弱，而且感觉常常会把理智推开。在思想与情绪的战争中，前者永远是败将。这是因为我们大脑的设定是偏向情绪的，从情绪系统到认知系统的连接，要比从认知系统到情绪系统的连接强得多。

/ 本文作者 /

约瑟夫·勒杜

纽约大学亨利和露西-摩西（Henry and Lucy Moses）讲座教授

他在《情绪大脑》一书中，讲述了自己如何通过实验证明情绪是有助于生存的机制。

从边缘系统上传的神经信息流量，要比从皮质向下传递的更大。这意味着大脑中的情绪部分比理性部分更能对行为造成影响。

皮质的认知中心

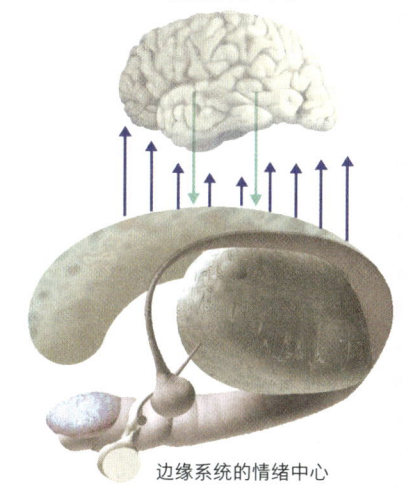

边缘系统的情绪中心

久的将来，我们也许可以找到一种药物，用于调整甚至消除痛苦得难以承受的记忆。

众所周知，条件性恐惧很难消除。过去普遍采用的治疗方法是强迫人（或动物）一次又一次地面对恐惧的对象，直到最终形成新的连结，即"恐惧的事物＝安全"，而不是"恐惧的事物＝危险"。这是一种有意识的连结，在前额叶中间形成，更精确地说，是在额头正中间后方的区域形成。产生于皮质的信息可以否决杏仁核产生的信息，但是无法根除种种恐惧。因此，当压力激素增多时，杏仁核又会大量活化起来，患者已经能有效控制的恐惧症就会死灰复燃。

最黑暗的地方

当詹妮弗最抑郁时，她以为自己已经死了。医生向她指出，她的心脏仍在跳动，她的肺还在呼吸，她的身体还是温热的，但是这些都不能改变她的看法。她坚持这些不一定意味着生命，因为它们都来自她，而她已经死了。

这种认为自己已经死亡的报告，最早出现在1788年。法国医生查尔斯·博内（Charles Bonnet）报告称，有一位老妇人坚持要穿上寿衣、睡在棺材里。刚开始，负责照顾她的女儿并不答应，后来拗不过她的坚持只好同意了。老妇人躺进棺材后，开始抱怨寿衣的颜色不对，闹一阵子终于睡着了。这时，她的女儿和仆人偷偷把她从棺材中移出来，放回床上。当她醒来发现自己不在棺材里时，大为光火，坚持要人把她放回棺材里抬出去埋掉。这当然是不可以的。直到这位老妇人在棺材中睡了几个星期后，这种已经死亡的感觉（而不是老妇人本身）才消失。

这种认为自己已经死亡的现象越来越普遍，后来便有了一个名称，叫作"科塔尔妄想"（Cotard delusion），是一位法国精神

快乐的生理机制

快乐不是简单或单一的心智状态，它包含 3 个主要部分：身体上的快乐、没有负面的情绪、有意义。

快乐是反馈系统中多巴胺水平激增后产生的感觉，可以由一种简单的感官刺激或性刺激引起，也可以通过更复杂的途径得到，比如看到你所爱的人。但是，快乐只能在神经递质持续流动的那段时间里维持。*

没有负面的情绪，对快乐来讲是很重要的，因为只要强烈的恐惧、愤怒或悲伤出现，快乐就会减少。杏仁核是产生负面情绪的地方，所以为了防止它们淹没大脑，位于边缘系统的这个地方就必须安静。努力完成非情绪性的精神任务可以抑制杏仁核的发放，这就是为什么忙碌的工作常被认为是快乐之源。

杏仁核也在正面情绪的产生中发挥重要的作用。然而和产生负面情绪一样，若想使情绪进入意识，需要额叶皮质的参与。若想产生无处不在的幸福感，就更是如此。这需要腹内侧前额叶皮质的活动，这个地方在抑郁症患者的大脑中已经完全失去了活力。腹内侧皮质创造出一种合理的、有连贯性且很一致的感觉——没有了它，这个世界看起来毫无意义，是支离破碎的。但是，这个地方的过度活跃又与躁狂症有关。

---

* 这便是有人想通过嗑药使神经递质在细胞外流动得久一点的原因。——译者注

A

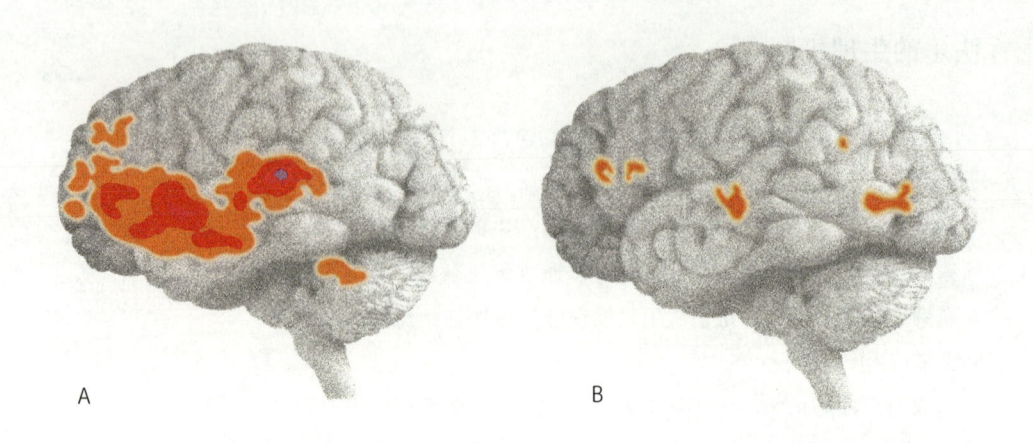

B

当受试者被要求想一件悲伤的事情时，女性（A）在她们的情绪大脑比男性（B）产生了更多的活动。这说明女性对自我产生的思想和记忆有更强烈的情绪反应。

科医生收集了十几个病例后，以自己的名字为之命名的。对这些研究和詹妮弗等近期病例的现代分析表明，他们的大脑都受到了一定的损伤（通常是在右侧颞叶），这使他们对外界的感知有所扭曲，进而对世界产生了一种不真实的感觉。不过，仅仅是右侧颞叶受损并不能解释这种幻觉，也有很多人尽管出现颞叶损伤，却鲜少认为自己是具尸体。所以除了脑损伤以外，显然还要有其他的因素才能造成这种幻觉。所有"科塔尔妄想"的患者具有一个共同点：他们都有很严重的抑郁症。

抑郁症的症状包括绝望、罪恶感、疲倦、虚脱、焦虑、痛苦和认知障碍等，常常严重到使患者希望自己已经死了。在抑郁症的重症患者中，每7人就有1人以自杀来实现这个愿望。在极端情况下，严重的患者或许完全丧失了任何活下去的意愿，更宁愿相信自己已经死了。尽管客观的证据否定了他们的看法，但他们不能相信生命竟会这么痛苦。

我们对生命的热情，以及最终对生命"活力"的信心，在大脑的化学或解剖学方面有一些生理基础吗？如果在20年前提出这个问题，可能会遭人嘲笑，但是因为抗抑郁药物的出现，现在已有几百万人从渴望死亡的绝望状态中重生，并且得到快乐。大脑活动与情绪之间的因果关系不再备受质疑。

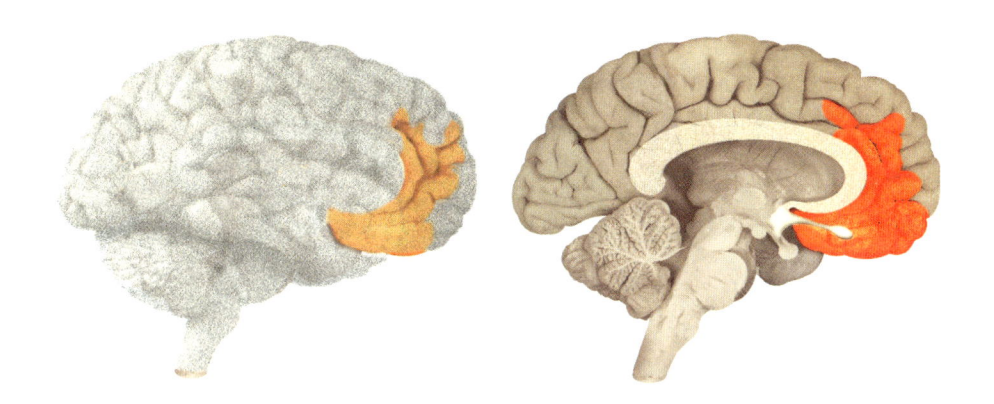

抑郁症在感觉上也存在差异，患者不只是心情不好，还会出现身体上的症状，如疲倦、疼痛、失眠和无胃口等。记忆也会受影响，同时思维迟钝。焦虑、不合理的害怕和烦躁是常态，而且患者还会觉得很有罪恶感、缺乏价值、不被人关心、得不到爱（也不值得被爱）。生命似乎毫无意义，事物对他们也缺少"意义"。就连过去最喜欢的音乐或绘画，也不再能引起兴趣，在他们看来那只不过是一串熟悉的音符序列，或一种标记图案。最糟糕的情况下，就像詹妮弗一样，患者会觉得自己已经死了。

重度抑郁不是一种单一的病症，而是多种不同情况汇集而成的症状，每种情况究其根源，或许都有稍微不同的大脑异常。目前我们尚不了解全貌，但脑成像研究已经显示，想要找到情绪障碍的相关机制的确十分困难。

例如，抑郁症患者的脑一般来说都比正常人的活化程度低——脑内实际出现的活动比理论上要少。这或许可以解释为什么抑郁症患者普遍感觉有气无力、懒散、动作缓慢、缺乏热情。然而，抑郁症很容易与焦虑症混淆在一起，它们也的确形影不离，有很多抑郁症患者同时也备受焦虑症困扰，在他们的大脑内（至少在某些特定的脑区）有增加的神经元活动。

令人不解的行为出现在前扣带回（anterior cingulate cortex，

抑郁症患者的大脑在图中额叶着色的区域表现出异常的活动模式。额叶的这个部分与产生行动有关，在抑郁症患者的脑中不够活跃，而中间产生意识情绪的区域却过度活化。因此，抑郁症患者没有动机或欲望做任何事情，却异常专注于他们强烈的情绪状态。

第 4 章　可以变化的阴晴圆缺　157

ACC），它位于大脑的正前端，沿着从大脑后部到前部的中央沟（central sulcus）的底部内侧缘。这个地方在演化上比大脑的外皮质更古老，在供连接的粗厚神经纤维束下面插入边缘系统结构。它位于从潜意识的大脑往上传送信息，以及从处理思想的皮质区向下传递信息的大量神经通路的接收端。有无数信息经过这些通路：从下面送上来的欲望、冲动和无言的记忆，还有从上而下的计划、想法、念头和幻想。

前扣带回产生自主意志的活动，在创造与自主意志行为相伴的"代理人"（agency）的感觉方面发挥着核心作用。它也创造出"还活着"的重要感觉，对此我们通常都习以为常。但是，似乎正是这个位置因故障而关闭的人，最终出现了科塔尔妄想。

早期的研究显示，在抑郁症患者的大脑中，前扣带回的最前端不够活化。后来还有其他研究显示，同样的地方（或与它很靠近、难以区分的区域）在抑郁症患者的大脑中过度活化，而不是不够活化。的确，用小电流刺激患者的这个脑区可以减轻抑郁症的症状。

对于这种明显矛盾的发现有一种可能性较高的解释，即相关脑区在乐观的受试者中，会对正向的事件表现出更积极的反应。也就是说，它主要是与产生好的感觉有关。但是对忧郁沮丧的人来说，它更多是对不好的事情起反应，所以就产生了负面的感觉。

抑郁症患者其他"失活"的脑区，还包括顶叶和颞叶交接的地方。这里与注意力有关，尤其是注意外界正在发生什么的能力。这就表示，抑郁症患者的大脑转向了内部，专注于自己的思想，而不会注意身边发生了什么。这或许可以解释为什么抑郁症患者总是对外界刺激缺少反应，更多地深陷自己的念头，并与之纠缠不清。

前扣带回的高度活化与躁狂症有关。躁狂症患者会过度兴躁郁症患者和创造力强的人拥有一些共同的特点：在缺少睡眠的情况下可以工作得很好，可以非常专注在工作上，并体验到情绪的深度和广度。当抑郁症患者不断质疑、反省和犹豫时，躁狂症患者则以活力和信心作答。

罗伯特·舒曼（Robert Schumann）的音乐作品若按照年份和编号制作成年表，就能显示出他的情绪和创造力之间的显著关系。他在躁狂时的创作最多，而抑郁时的作品最少。他的双亲都是严重的抑郁症患者，另外还有两位亲戚自杀身亡。舒曼本人曾经自杀过 2 次，最后死在疯人院里。他有一个儿子在精神病院待了 30 多年。

20 世纪 80 年代末，我到英国休假进修，开始研究 47 位作家和艺术家。其中的画家和雕塑家都是英国皇家美术学院（Royal Academy）的研究员，剧作家则曾获得过纽约戏剧评论奖（New York Drama Critics Award）或伦敦晚间标准戏剧奖（Evening Standard Drama Award），半数诗人的作品曾收录在《牛津二十世纪诗歌百科全书》（*The Oxford Book of 20th-Century Verse*）中。与他们形成对比的是，在普通人群中，符合情绪障碍诊断标准的人占 5%，而有 30% 的艺术家和作家需要治疗。其中，50% 的诗人需要长期治疗，在所有组别中占最大比例。

| 本文作者 |

凯·雷德菲尔德·杰米森
（Kay Redfield Jamison）
约翰霍普金斯大学医学院精神科教授

著有《躁郁之心》《天才向左，疯子向右》《为火所染：躁郁症和艺术特质》（*Touched with Fire: Manic-Depressive Illness and the Artistic Temperament*）等。

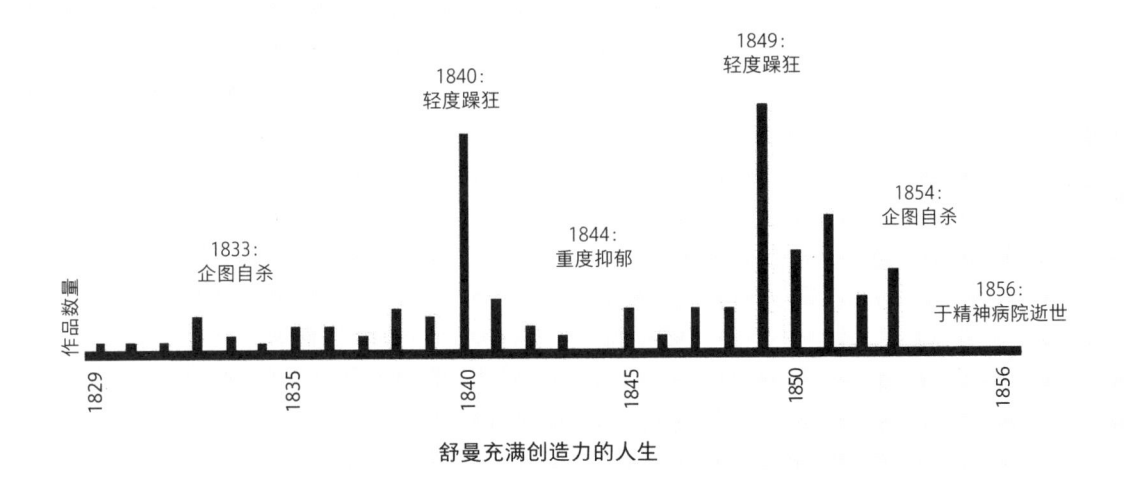

舒曼充满创造力的人生

第 4 章　可以变化的阴晴圆缺

/ 本文作者 /

海伦·费希尔（Helen Fisher）
新泽西州罗格斯大学（Rutgers University）生物人类学家

她的5本著作分别讨论演化和人类性行为的未来，一夫一妻制、通奸和离婚，大脑的性别差异，浪漫之爱的化学成分等。最近的一本书有关人格类型，以及为什么我们会爱上这个而不是另外一个人。

被拒绝的痛苦

他爱我，他不爱我。恋人分手是件痛苦的事，当深爱的人最终离去后，那种痛苦是很难承受的。绝望、恐惧、愤怒、寂寞和渴望可以把心淹没。当人们坐上失去爱人和遭受拒绝的情感过山车时，大脑中会发生些什么呢？或许更糟的是，被拒绝的人通常会变得偏执，不计一切代价地想把对方追回来。这种情况叫作"挫折的吸引力"（frustration attraction），指的是当有障碍阻挡热情的私人连接时，浪漫之爱的感觉就变得更强烈了。许多被拒绝的情人会抗议。事实上，精神科医生把浪漫的拒绝分成两个层次：抗议和绝望。很可能这些普遍的（通常是混合的）反应都与大脑中的多巴胺系统有关。

在抗议的阶段，被抛弃的爱人想方设法要把情人追回来。许多人难以入睡，体重下降。他们被渴望和怀旧的情绪征服，几乎把所有的时间、精力和注意力都花在了离去的伴侣身上。他们打电话、写信，甚至不请自来地出现在对方面前，试图通过说理、哀求、讨价还价或引诱的方式挽回前任。当一切都无效时，他们通常会愤怒，心理学家称之为"被遗弃的狂暴"（abandonment rage）。这时强烈的情感可能来自大脑的多巴胺系统，因为这种神经递质活动的提高会产生能量、警觉、聚焦的注意力和动机——此时的动机是去赢回生命中最大的奖励，即交配的对象。这种情绪的骚动是很不现实、不恰当的，但抗议的反应实际上真的有可能成功，最终重新赢回前任的心。此外，假如这一招失败了，被拒绝者的愤怒可能把前任推得更远，令对方跑得更快，从而迫使他自己实现真正的重新开始。无论如何，从某一时刻起，绝望出现了。这个被拒绝的情人彻底放弃了，整个人都被忧郁和悲伤的情绪吞没。有一项研究显示，在114名最近8周内被拒绝的人中，有40%出现了临床上的抑郁症，其中12%是中度到重度抑郁。这个结果至少有一部分可以归因到多巴胺的活动上，当这种神经递质水平下降时，人们会感到懒散、没有力气、悲哀和绝望。然而，尽管与抑郁症一样痛苦，这种反应可能也有演化上的意义：沮丧是个诚实的信号，让家人和朋友知道此人现在需要支持。同时，沮丧也能使一个人对自己的情况进行更诚实的评估，迫使被拒绝的爱人做出必要的困难决定，让自己痊愈。

所以，被拒绝者的行为或许显示了多巴胺在这个过程中有所参与：开始时，它的水平暴涨，然后再跌下去。为了观察在被拒绝者的大脑中究竟发生了什么，我和我的同事，爱因斯坦医学院（Albert Einstein College of Medicine）的露西·布朗（Lucy Brown）教授，以及纽约州立大学石溪分校（State University of New York at Stony Brook）的阿瑟·阿伦（Arthur Aron）教授用fMRI扫描了17位遭到拒绝的男性和女性的大脑。果然，我们发现了腹侧被盖区的活化，这个区域制造多巴胺，并且将这种神经递质分散到各个脑区——尤其是"奖励系统"，也就是大脑负责聚焦、能量和动机的网络。不过，我们也在伏隔核及其他与渴望和上瘾有关的区域发现了活化。的确，浪漫之爱有很多特性都与上瘾相似：当一个人的瘾被满足时，万事万物看起来都很美好，而当一个人被拒绝时，就会感受到危险和剧烈的痛苦了。

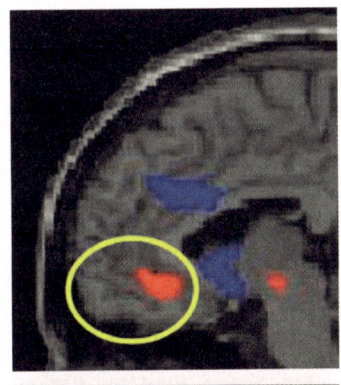

前扣带回最前端的区域在抑郁症患者身上是过度活化的。

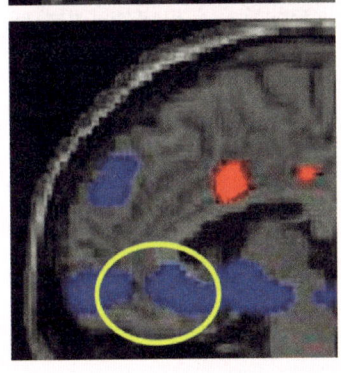

当电极被放在大脑某处抑制这种活动时，患者报告心情有所好转。

第 4 章　可以变化的阴晴圆缺　161

抑郁症患者的有些脑区过度活化，似乎形成了一个负面情绪的恶性循环。
A. 前扣带回：把注意力锁定在悲伤的感觉上。
B. 前额叶外侧：把悲伤的记忆保留在心里。
C. 中丘脑：刺激杏仁核。
D. 杏仁核：制造负面情绪。

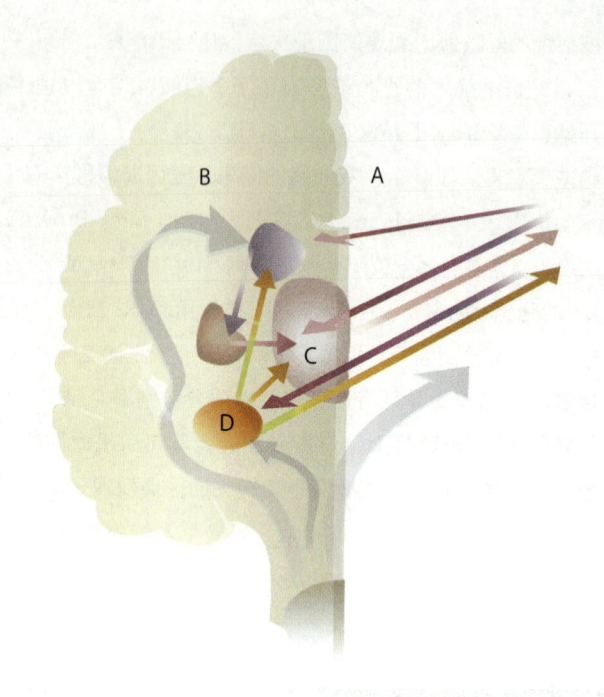

奋，对自己无比自信、非常乐观，连天塌下来都看成小事一桩，与抑郁症患者正好相反。意义感的增加是躁狂症的行为特征之一，严重的患者会从任何小事中发现它的重要性，总是认为自己洞察了一些宏伟的计划，其中每个事件和事物都结合在一起，构成一个神秘的整体。这种与任何事都有关系的感觉，尤其是感觉什么小事都有意义的特性，与妄想症（paranoia）患者的情况也很相似，躁狂症患者有时也会发展成妄想症。妄想症是某些类型的精神分裂症的症状之一，与活化前额叶的神经递质多巴胺浓度的波动有关。所以，在抑郁症患者中出现的前额叶异常，的确与很多其他的发现相符。

不难想象，抑郁在远古以前具有帮助生存的价值。当动物陷入回天乏术的恶劣环境时，也会有与抑郁症非常相似的情况出现。在野外，本来拥有主控领导力的动物如果不断地受到一个强大势力的挑战，可能就会变得奴颜婢膝，并且表现出抑郁的迹象。这种情况下，抑郁症可能有助于生存，如在第一个例子中帮助它们保存体力，或在第二个例子中使其退缩以避免受伤。这或许可以解释为什么现代社会中的抑郁症都是由打击自信的事件引发的——相当于人类失去对环境的掌控力，或是在自己家门口被更强大的对手打败。

不过，在今天的社会中，当一个人陷入困境或面临巨大挑战时，抑郁可是一点帮助也没有的，它往往只会使事情变得更糟。如果它曾经真的是帮助生存的机制，那么现在则应该全力将它铲除。自然选择是个缓慢的过程，但幸运的是，人类的智慧已经可以发展出很多有效的心理和药物疗法来控制抑郁症了。

第 5 章

每个人的独特世界

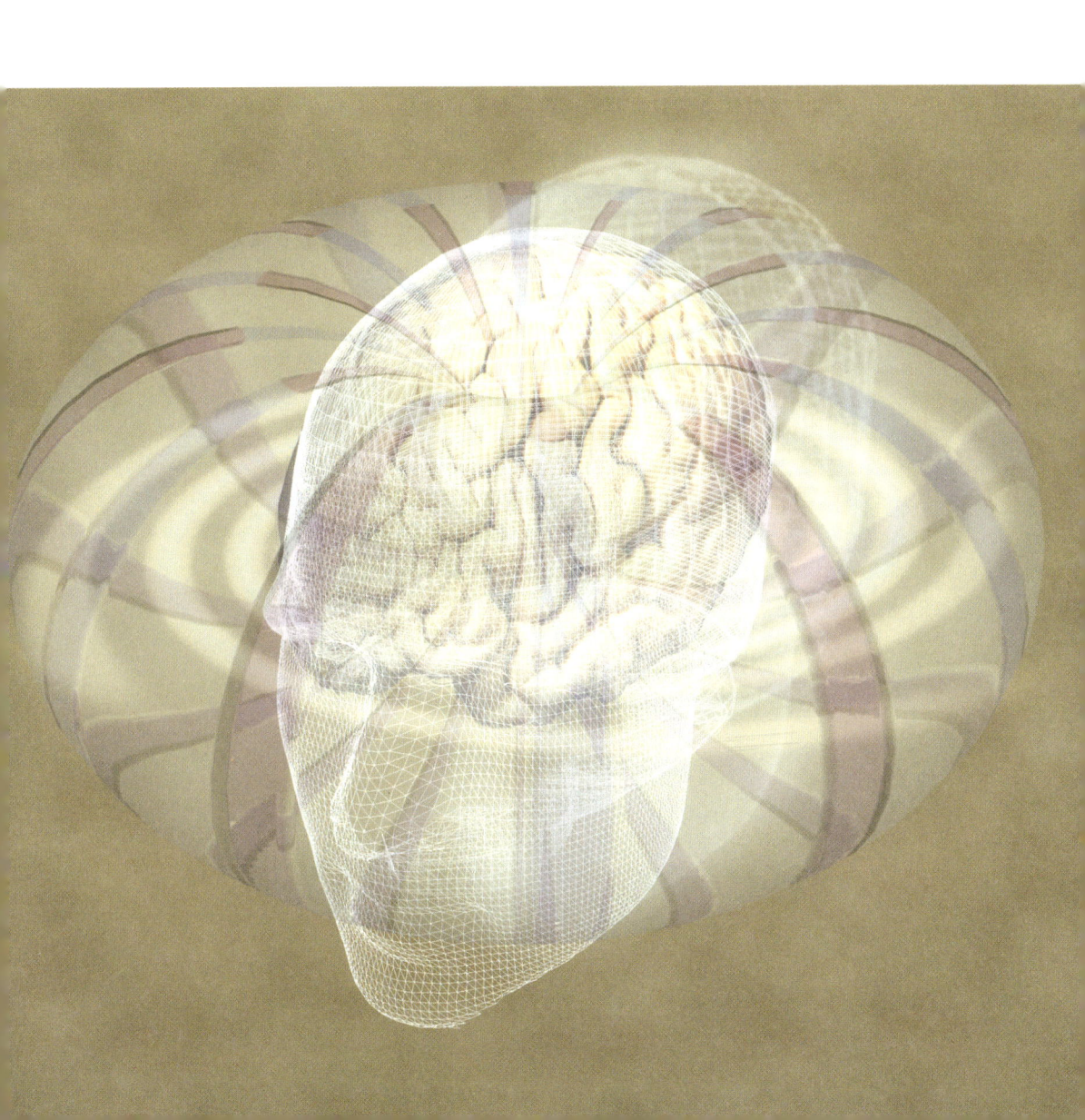

大脑是一个制造很多产品的工厂，原料就是各种信息：投射到视网膜上的光波波长，冲击耳膜的声波脉冲持续的时间，鼻腔中气味分子的作用等。利用这些，大脑的感觉区创造出我们对外部世界的印象。但是，基本的知觉并不是最终成果，大脑所要构建的，实际上是一种被赋予"意义"的知觉。附加在知觉上的意义通常是很有用处的：使光波的形态转换成我们可以利用的物体、可以去爱的人，以及可以前往的地方。但是，有时候它也会产生误导：沙漠中的甘泉只是海市蜃楼，黑暗角落里手握刀斧的人只不过是一片阴影……

如何产生感受

"你的名字,'理查德',尝起来像巧克力棒,化在我的舌尖。"这好像是一个人可能会对情人讲的甜言蜜语,但实际上,说这句话的女性真的有这样的感觉。她说这句话时,正坐在神经科学家理查德·塞托威克(Richard Cytowic)的研究室,而巧克力的味道与她对塞托威克医生的感觉毫无关系。任何"理查德"都会使她产生同样的感觉,因为"理查德"这个词尝起来像巧克力——这不是象征意义上的,而是像一杯热可可之于其他所有人的味觉一样。

这位受试者的情况——或者说天赋,如果你喜欢这样想的话——叫作"通感",她的感官知觉,包括听觉、视觉、触觉、味觉和嗅觉等,统统混合在一起。有些患者可以"看见"声音,还有些可以"闻到"影像,每一种感觉的混合都曾被报告过。有一个男孩发现,文字是有不同"姿势"的,他可以扭转身体逐一将它们展示出来。另外有人看见了味道:"我们必须要等一下才能开饭,因为鸡身上还缺少一点尖刺。"这话曾使晚宴的客人哄堂大笑。甚至有些人在面对某种特别的感觉时,会体验到强烈的情绪:摸到牛仔裤时觉得忧郁,摸到蜡时感到难为情。

大多数人都知道,当他们听到一段音乐、看到某种颜色或图案转瞬即逝是什么感觉,每个人也都可以对通感有所想象。我们画家瓦西里·康定斯基（Wassily Kandinsky）创作于1931年的作品《符号列》（*Rows of Signs*）。艺术家常常想表达通感症的现象：法国诗人阿蒂尔·兰波（Arthur Rimbaud）把5个元音赋予色彩，将印象转译成视觉，美国画家 J. A. M. 惠斯勒（J. A. M. Whistler）和荷兰画家皮特·蒙德里安（Piet Mondrian）想画出声音，而康定斯基则用影像来表现乐句的形式。

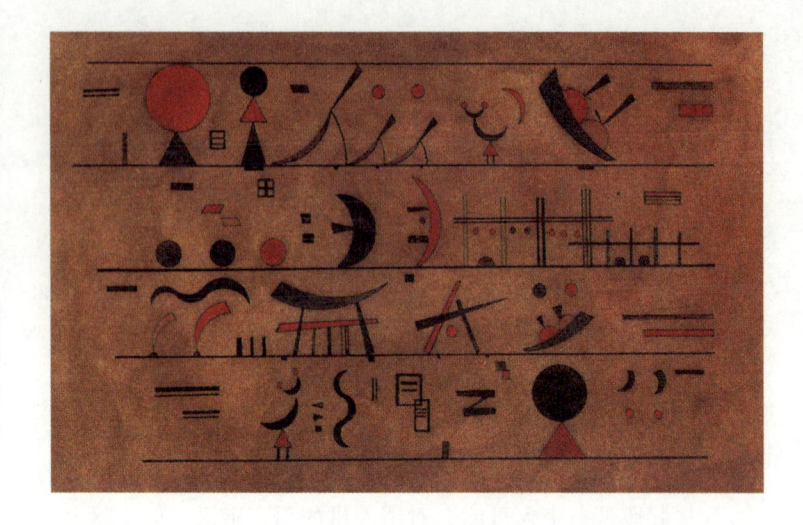

所有感官上的比喻，例如双簧管"浑浊"的声音，柠檬"尖锐"的味道等，都取决于各个感官之间的类比。但是，两种类型的感觉持续融合的状况只影响我们中的少数人，估计最高比例是每25,000人中有1个。

通感并不只是一个茶余饭后可供谈论的话题，因为它破坏了一些我们关于感觉认知和外部世界本质问题的最基本假设。

究竟是什么使声音是声音，影像是影像，味道是味道？是声波的振幅和分子的结构吗？再想想看。假如一个人把光波体验成音乐，另一个人从构成一个名字的声调体验到巧克力的味道，谁还能肯定地说，光波创造出了影像视觉而不是味道，或者是分子而不是声波创造出了气味呢？此外，为什么不是声波创造出嗅觉呢？在这些问题上，我们似乎总是少数服从多数。

尽管如此，在一般情况下，我们的大脑一次只会感应到一种感觉。也就是说，某一种特别的刺激始终被记录为声音，而另一种则永远被记录成视觉。为什么会这样？

我们的感觉器官显然是能找到线索的地方：眼睛、耳朵、鼻子、舌头和皮肤上的躯体感觉受体。每种感觉受体都经过了复杂

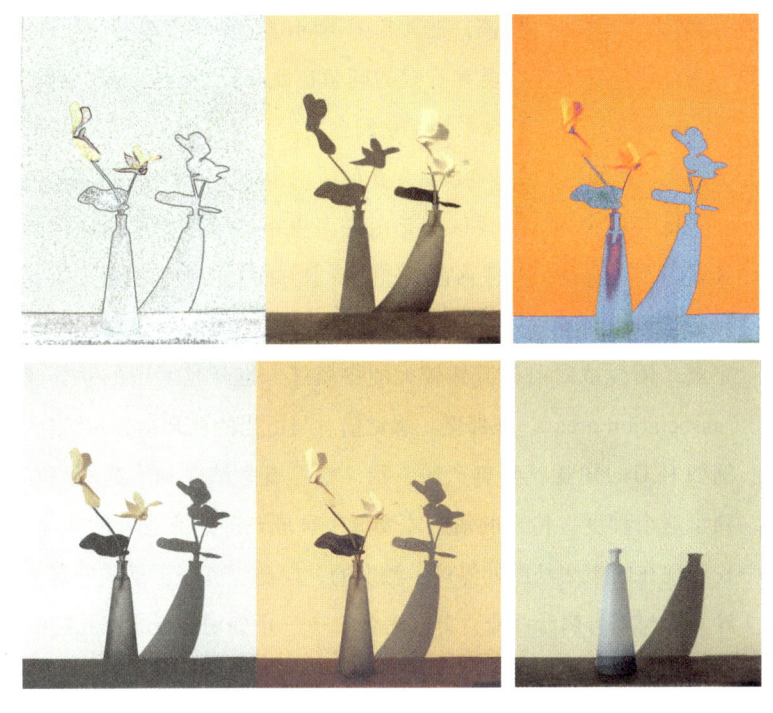

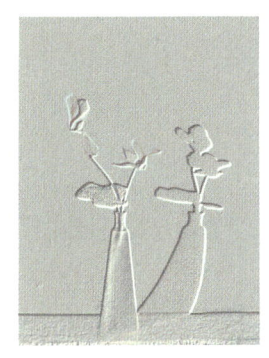

每个人会根据自己视觉系统的构成，以略有不同的方式看待这个世界。

的调整，以应对各自特定类型的刺激：如分子、波长或振动等。答案却并不在此，因为虽然各有不同，但是每种器官基本上都在做同一件事：把某一种特别的刺激转换成电脉冲——电脉冲就是电脉冲，不是红色，也不是《贝多芬第五交响曲》的第一个音符，而是少量的电能。实际上，我们的感觉器官并不是对感觉输入的类型进行区分，而是把它们转化成更相似的东西，也就是电脉冲。

因此，所有的感觉刺激基本都是以无法区分的形式进入大脑，通过神经细胞沿着某条特定的路线，以多米诺骨牌的方式传导电脉冲——这就是发生的全部情况，并不存在一个反转机制，在某个阶段将这些电脉冲再重新转换成光波或分子。哪些电脉冲将变成视觉，哪些又将变成嗅觉，完全是看哪些神经元被激活。

在正常的大脑中，传入的感觉刺激沿着一条走得很熟的旧路，从感觉器官到达大脑的某个特定终点。刺激在经过大脑时，

第 5 章　每个人的独特世界　169

会分成很多不同的支流，被大脑中不同的模块平行地进行处理。有些模块在皮质，视觉和听觉的刺激在此经过组合后进入意识。另一些刺激则进入边缘系统，它们会引发身体反应，产生一种情绪特质，例如把声响转变成音乐，使线条和对比转变成艺术品等。

每一种感官的皮质区都是由许多更小的区域构成的，每个区域均专司所长，处理感官感知的特定方面。例如，视觉皮质就有专司颜色、动作、形状等的区域。一旦传入的信息在此装配完成，便会被向前分流到较大的皮质区，也就是所谓的联合区（association area）。在那里，感觉信息与适当的认知信息相结合，例如对刀的知觉就与刺、切、割、吃等概念结合到一起。只有到了这个程度，传入的信息才变成一种成熟的、有意义的知觉。我们现在的想法是由外界刺激触发的，但还没有完全反映外部世界（即与外界刺激并非百分百吻合）——不如说它是大脑独特的创造。

每一个大脑所构建的世界都存在细微的差异，因为每个人的大脑都有所不同。所以，即使对外界同一个物体，每个人的感受也都大不相同，因为没有任何人有同样数量的运动神经细胞、对红色敏感的细胞或侦测直线的细胞。例如，有个人脑中处理颜色的区域（V4）发育得更好，所以当他看到一盘水果时，可能会特别注意到水果的鲜艳色泽和不同水果间的颜色搭配。而另外一个深度辨识区域（V2）很发达的人，可能会注意到这盘水果的三维空间形式。第三个人可能注意到轮廓，第四个人则注意到细节。对每一个人来说，基本的数据都是一样的，但是最后送到意识的影像却各不相同。

有时候，一些人看待事情的方式特别引人注目，他们可以通过艺术作品来把自己的观点传达给他人。这些艺术家的视角可能比我们自己的更美丽，而在吸收其观点的过程中，我们自己的视觉通路或许也会以同样的方式受到刺激，使它的功能与艺术家的

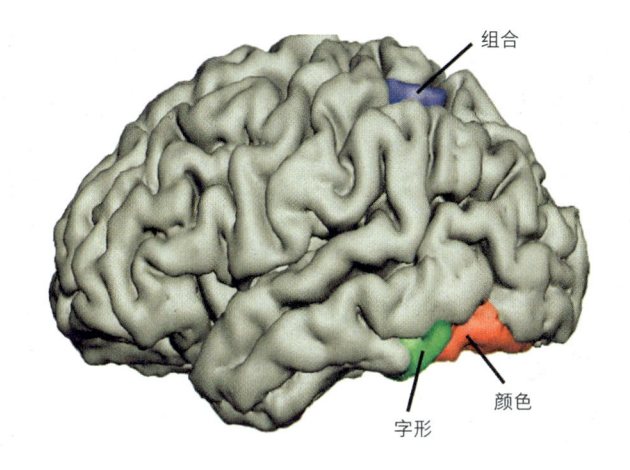

字形-颜色通感症（grapheme-colour synaesthesia）指的是当人看字母时，字母会出现各种不同的颜色。脑成像研究显示，这种患者在看字母时，大脑内辨识字母形状（图中绿色部分）和颜色（图中红色部分）的区域会同时被激活，而在绝大部分人的大脑中，这两个区域的活化是独立的。图中的蓝色区域被认为是把字形和颜色所产生的感觉组合在一起，使之形成单一体验的地方。

更接近。这样一来，我们或许也会开始以艺术家般的视角看待事物。新的艺术作品特别震撼人心的原因之一，便是它们在以与我们旧有的看法相冲突的方式呈现世界。随着时间的推移，当我们逐渐适应了透过艺术家的眼睛看待事物时，再看那些作品就不会觉得如此吃惊了。

一个人对事情的看法取决于基因和他的大脑如何被经验所塑造。例如，音乐家的大脑与其他人相比存在物理上的差异，他们的大脑在演奏或聆听音乐时，也有与普通人不同的工作方式。另有一项研究发现，在音乐家的大脑中，对声音起反应的部分比平均水平大了130%，而增加的部分直接与音乐的体验相关。尽管如此，他们对世界看法的不一样，并不局限于对音乐的强烈反应。至少在某种程度上，他们对情绪也更敏感。他们能更快地把握一个声音的声调，或更快地感受到婴儿哭声中的渴求，这些经验无疑会使他们的世界变得更加情绪化。看待事物非常独特的方式也可能来自大脑发育的"怪癖"。爱因斯坦的大脑结构就迥异于他人，这或许解释了为何他对宇宙时空的本质有惊人洞见。当他于1955年过世时，他的大脑经解剖后被分送给多位科学家——想看看他的天才是否与大脑有什么关联。事实证明，这字形-颜色通感症患者的弥散张量成像结果显示，在他们创造每一种体验（颜色和字形）的元素时，两侧大脑区域之间的连接比其他人更多。

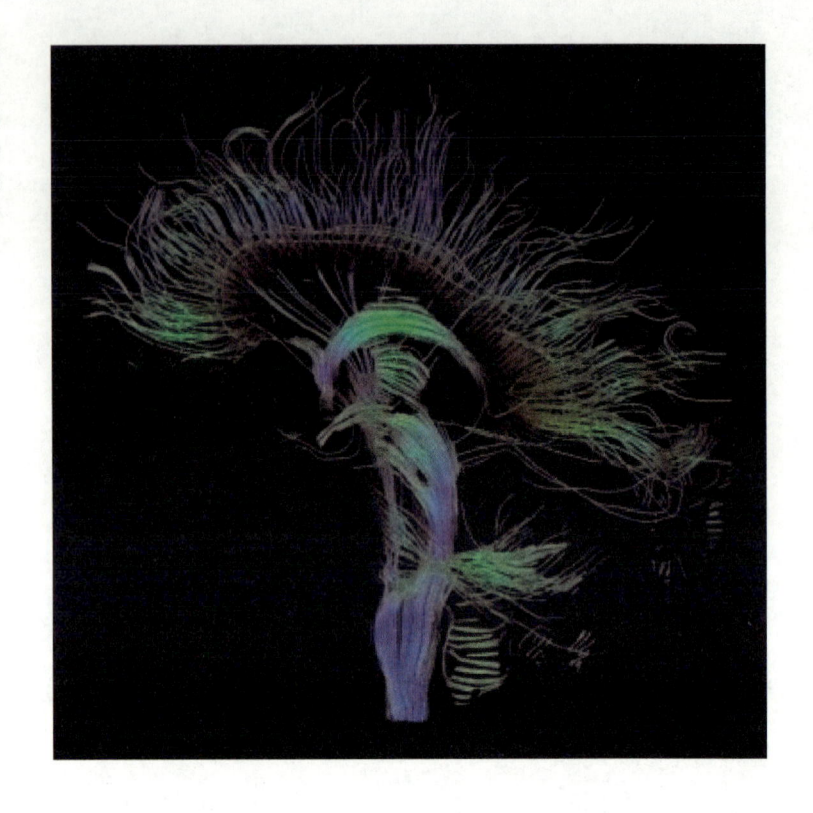

种思路是非常正确的，但是在那个时候，大部分的研究者不知道应该关注些什么，也没有合适的仪器来实现这一点。因此，爱因斯坦的脑组织就这样被束之高阁和遗忘了。半个世纪之后，加拿大麦克麦斯特大学（McMaster University）的研究者们把这些脑组织重构在一起，用现代的技术去重新检视。结果发现，他的大脑有好几个方面和大多数人不同。最显著的是顶叶的两个脑沟在发育过程中结合在了一起，变成一块很大的组织，而在普通人的大脑中，这里是分成两块的：一块负责空间意识，另一块的诸多功能之一便是数学计算。爱因斯坦脑中这两块区域的结合，可能很好地解释了他把"时空构想"转换成那个有史以来最著名的数学方程式——$E=mc^2$——的独特能力。

从一出生就不让动物看到某些特定的视觉元素，例如直线或

"有色听觉"的一个好例子

作家弗拉基米尔·纳博科夫（Vladimir Nabokov，1899—1977，俄裔美国小说家，著有《洛丽塔》等）在他的自传《说吧！记忆》（*Speak, Memory*）中，形容自己是"有色听觉的一个好例子"：

"英文字母中'aaa'的长音在我听来，是饱经风化的木材颜色，法文中的'a'却会带来抛光的黑檀木颜色。这些黑色（的声音）还包括坚硬的'g'（硫化橡胶）和'r'（被撕开的黑如煤烟的破布）。而燕麦的'n'、面条的'l'和象牙柄手持镜的'o'，则都是白色的。对于法文'on'的感受令我很困惑，因为我看到的是一个小杯子里斟满酒精时，杯缘充满张力的表面。至于蓝色的字群，其中有像钢铁一样的'x'，打雷时布满乌云的'z'。因为声音和形状间存在一点微妙的相互作用，所以我看到的'q'比'k'的棕色更深，'s'不像是'c'那样的浅蓝色，而是天青色和珠母贝颜色的奇妙混合。"

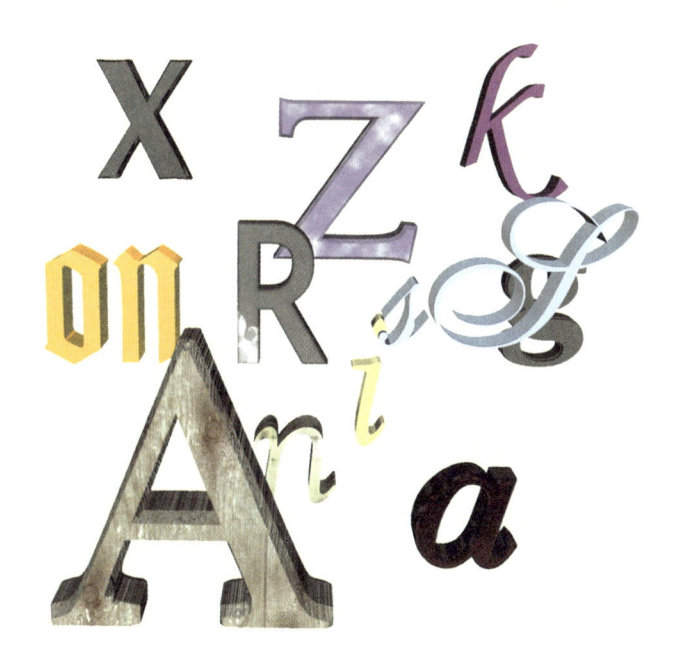

纳博科夫可以"看见"每个字母的声音，它们各有不同的颜色和质地。

根据大脑的结构以某种特定的方式来"看待"事物，这直接适用于基本的感官知觉。最显著的例子就是感觉皮质受损或发育不完全的患者，他们因为脑伤而导致大脑视觉区的关键神经元死亡，或神经之间的连接中断，最终造成双目失明。更细微的缺陷则可能来自某些特定的神经元在婴儿期缺乏刺激。

横线等，那么它们长大后就会很不擅长，甚至完全不能区辨这种线条，因为原本负责辨识这些视觉成分的细胞没有得到发育。在婴儿期的某个特定时间里，视觉刺激的呈现是很重要的。

我们所有的感官都会出现类似的情况。库克船长（Captain Cook，英国著名航海探险家）曾经报告称遇到一群岛民，他们似乎无法看见停泊在离海岸边几码远的大船。一个如此巨大的物体从来没有进入过他们的视野，因此他们没有任何概念上的信息来应付它。故事的真伪虽然存疑，但它反映了一种真实的情况：并不存在"在那里"的确切图景，我们所看到的东西完全来自大脑的构建。大脑依照外界传递进来的刺激，用最好的表现方式去重构事物的特征，再以我们的经验对此加以解释。

脑与脑之间的差异其实非常微小，通常不太容易从脑成像扫描中看出。但是通感症患者处理感觉的方式与正常人有显著的不同，这一点可以从脑成像研究中看出来。

越来越多的证据显示，成人的通感症并不是一种奇怪的现象，它反映出皮质下原型感觉（prototype sensory）知觉变异，只是正常的成人大脑学会了如何去克服它和超越它。根据这种观点，任何刺激，无论是光波、分子或声波等，都有可能创造出多重的感官经验——它们在边缘系统正是这样做的。在婴儿期，我们以这样的方式体验每件事物。但是当大脑皮质发育成熟后，它有效地在中途拦截了传入的信息，把刺激分门别类送到各个不同感官的领域。在这个过程中，大脑中对特定类型的刺激（例如声音或光波等）敏感的区域之间，原来的神经连接因缺乏使用而萎缩，同时每一感觉区的神经元越来越习惯以单一的形式呈递信息。所以大多数人在长大后，大脑都会僵化地把世界分割成我们熟悉的几种感官。

假如这种理论是对的，那么强制分类可能就是为了加快对传入信息的辨识速度。例如，如果黄蜂被感受成味觉、嗅觉以及会

"嗡嗡"叫的黄色东西，那么做出"你应该把它打死"这种决策可能就需要更长的时间。在此之前，你可能早就已经被它蜇了。因此，把对它的知觉局限于视觉和声音，可能一度在演化上具有帮助生存的价值。

然而，就像许多大脑皮层衍生出的复杂性一样，这也会使我们多少付出一些代价。毫无疑问，与我们这些一次只能以一种方式享受快乐的人相比，通感症患者无疑可以体验到更丰富的感官世界。除了让人生活在一个更加敏感的世界中之外，通感似乎在某些方面也有助于创造力的发展，有些类型的通感甚至能使人更有同情心。毫无疑问，假如我们能够不时地关掉大脑中的分类处理程序，说不定也可以体验到一个更丰富的感官世界。不幸的是，到目前为止，违法的嗑药是唯一的实现方式。或许当我们对通感症的了解更透彻一点后，会有人发明一种安全的药物来打开这扇特殊的知觉之门。

辨识

不管我们的感觉认知构建得有多好，在大脑辨识出之前，都是毫无意义的。

辨识有两种不同的类型，一种是内在的"啊哈！"，就好像你听到一首熟悉的歌或看到一个熟人时，大脑做了个弹指动作来表示兴奋一般。听懂别人讲的笑话就是一次这种类型的辨识——一个好笑话的关键结尾，会使人猛然意识到笑点何在。

这种类型的辨识，与另一种意识到你已找到正确答案的情形是很不一样的。好比说，把一长串的数字加起来，你能"知道"这个数字是什么，是因为你的意识大脑通过归纳法得到了这项结果。归纳法包括一系列有规则的认知动作，把其他的知识，如十进制、四则运算法则、如何使用计算器等，都包括了进去。也就

感知这个世界

大脑皮层的绝大部分被用于进行感觉处理，只有额叶负责做非感觉的处理。每一种感觉在脑内都由特定的区域负责，其布局在每个人身上大致相同。但是，倘若某种感觉被大量使用，其相关皮质区域就会发生扩张，这与肌肉经过锻炼会变得结实是一样的道理。

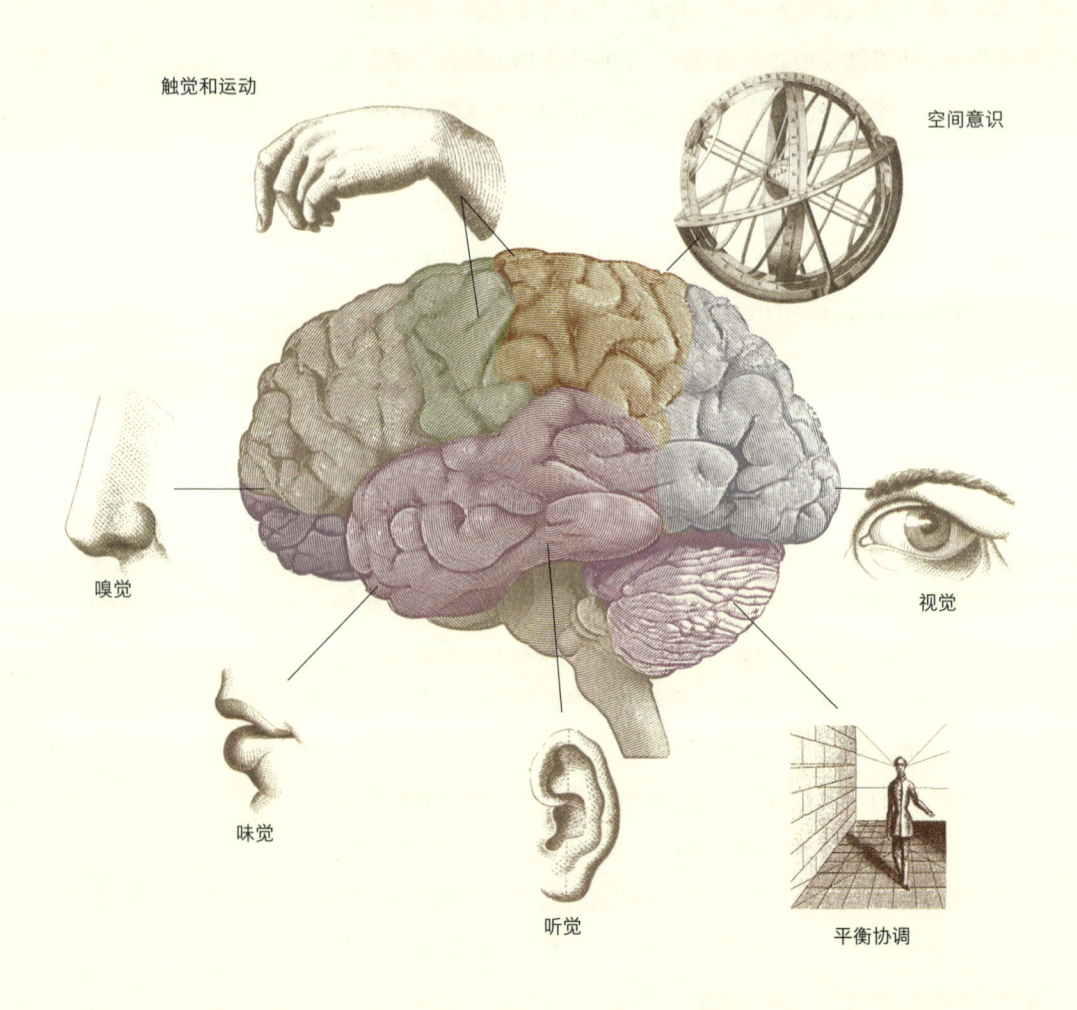

触觉和运动

空间意识

嗅觉

视觉

味觉

听觉

平衡协调

听觉

每一侧传递声音信息的神经通路一旦离开耳朵,就会分成两个不均等的部分。

在每一侧,信息较多的路径通向这只耳朵对侧的大脑半球(信息较少的则传到与耳朵同一侧的皮质),所以每只耳朵接收到的信息会传到两侧脑半球——但是,左耳接收到的大部分信息传到右脑,右耳接收到的则大部分送到左脑。

两侧脑半球在声音处理过程中扮演截然不同的角色,因此人们对某个声音的体验,会依照声音是从哪一侧耳朵传入的而有细微的差异。例如,对于一个左侧耳聋的人,他接收到的声音主要在左脑处理(正常右耳对侧的脑)。这一侧大脑的专长是辨识和说出声音的名称,而不是音质,所以这个人的韵律和旋律知觉可能就比较迟钝一点。*

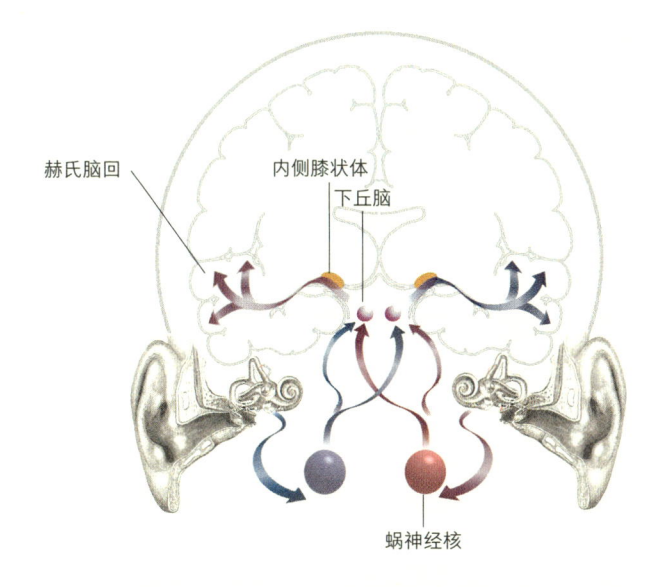

将声音信息传递到大脑各个不同区域的神经通路。

赫氏脑回
内侧膝状体
下丘脑
蜗神经核

---

* 这段我不太赞成,作者未附出处,无法查证数据源。这与"开发右脑"的说法犯了同样的错误,即忘记这个人的胼胝体是正常的,信息可以由此向两侧传递,两侧的大脑都会受到激发,进而处理信息。因此,所谓"迟钝"是不准确的,除非用仪器测量信息跨越的时间,才能把1—2毫秒的差别解释为"迟钝"。——译者注

视觉

造成视觉刺激的光线，由晶状体折射后落在眼睛后方的视网膜上。在这里，感光细胞将光波转换成传递信息的电脉冲。这些信号从每只眼睛沿着视神经传播，并在视交叉（optic chiasma）处相交，这是解剖学上的一个主要标志。

然后，视神经将信息送到外膝状体（lateral geniculate body），这是丘脑的一部分。接下来，这个信息又会被传递到大脑背后枕叶的 V1 区。视觉皮质分成许多区域，每一区域处理所看见物体的不同层面，如颜色、形状、大小等。

V1 是外界的镜影，外在视野上的每一点在 V1 皮质上都有其对应的一点。当一个人凝视着简单的图案，如格子棋盘时，这个影像会反映出大脑表面神经元活动的匹配模式。

视觉皮质的分布：
　　V1：对物体做一般性扫描
　　V2：立体视觉
　　V3：深度和距离
　　V4：颜色
　　V5：运动
　　V6：决定物体的客观（而非相对）位置

决定物体位置的神经信号传导路径：
　　V1-V2-V3-V5-V6

决定物体为何的神经信号传导路径：
　　V1-V2-V4

视觉丘脑
脑干

V3
V6
V2
V1
V2
V4
额叶皮质
由中间剖面往外看

V3
V2
V1
V4
V5（MT）
由腹侧看

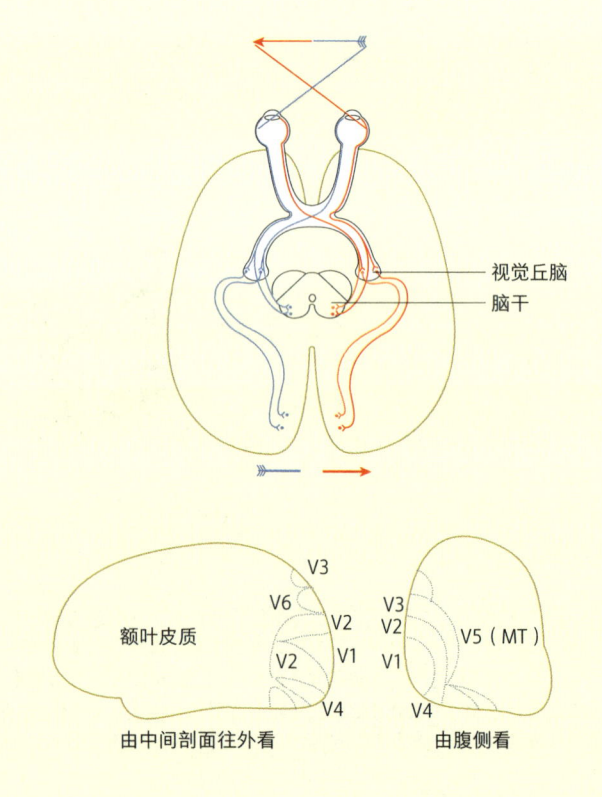

然而这张"地图"是扭曲的，因为对应到视野中心的神经元在皮质上占据了更大的区域，所以透过V1所显现的"图像"，有点像透过鱼眼相机镜头看到的。

视网膜的中央，即中央凹（fovea）处的神经元更密集，可以看到比较多的细节部分。所以，眼睛在看东西时以一系列被称为"眼睛飞快扫视"（saccades）的方式跳动着，以便对视野进行更详尽的扫描。眼扫视由大脑的注意力系统启动，通常不受我们的意志控制。所以，真正在"看"的是视觉皮质，而不是眼睛。的确，虽然有一双眼睛连接到大脑正确的部分会很有帮助，但这并不是看东西绝对必要的条件。双目失明但视觉皮质无损的人，可以通过特殊的设备体验到外面的世界，这只需经由另外一条路径，比如说耳朵或皮肤等，把信息传递到视觉皮质。举例来说，盲人可以配备一种仪器，把低水平的视觉影像转换成振动脉冲，使影像可以靠触觉来读取，就像盲文一样。摄像机被安装在受试者的眼睛旁边，脉冲被传递到他们的背上（他们会感到麻痒），他们随之便会感受到来自视觉世界的连续的感官输入。受试者的行为很快就会变得好像真的可以"看见"一样，他们不再感到麻痒，他们的"视角"转而和小摄影机一样。有一种仪器还配有变焦镜头，当研究者在没有预先警告的情况下进行变焦操作，使受试者从背上接收到的影像突然放大，好像整个世界在向其逼近一样时，他们会躲闪或举起手臂来护住头部。

然而，以这种方式呈现的视觉影像的影响似乎是有限的。一旦男性受试者对这种看东西的方式很熟练了以后，如果实验者给他看一张色情图片，受试者可以正确地描述它，却没有任何感觉。

另一种帮助盲人产生视觉的新方法，是把光的信息转换成声音"模式"，让他们学会把声音形态与触觉形态匹配起来。例如一堵垂直的墙可能被转变成单一的低频音，这些盲人便学习把它和墙表面的触感联系在一起。一旦熟悉了声音的形态后，他们报告称自己以一种与正常视力无异的方式体验到了外部世界。大脑扫描的实验结果也显示，这种体验并非来自听觉皮质，而是来自视觉皮质。实际上，一旦视觉皮质被"关闭"，即使持续不断地接收声音信息，他们对外部世界的"视觉"也会随之中断。

嗅觉

不同于其他的感觉，嗅觉直接传递到边缘系统。这是一条通往大脑情绪中心的快速路径，使嗅觉能够引起强烈的情绪记忆。在一项研究中，学生们在闻一种奇怪味道的同时学习一系列新单词。后来的测试显示，当这个味道出现时，学生的记忆提高了20%。

我们对一个气味的好恶，取决于与之联结在一起的记忆。脑成像研究显示，令人愉悦的气味会激活额叶的嗅觉区域，尤其是右侧额叶。不愉快的气味则引发杏仁核和脑岛的活动。

味觉

右侧额叶受损会使一个饥饿的普通人变成疯狂的美食寻求者。这种"美食家综合征"（gourmand syndrome）是由瑞士的研究者发现的。他们怀疑有两位患者在遭受脑损伤后，发展出对食物强迫性的痴

嗅觉是我们最原始的一种感觉，气味进入一侧鼻孔后，会由同一侧大脑进行处理。因此，不同于视觉和听觉，嗅觉信息不会交叉传递到对侧大脑。

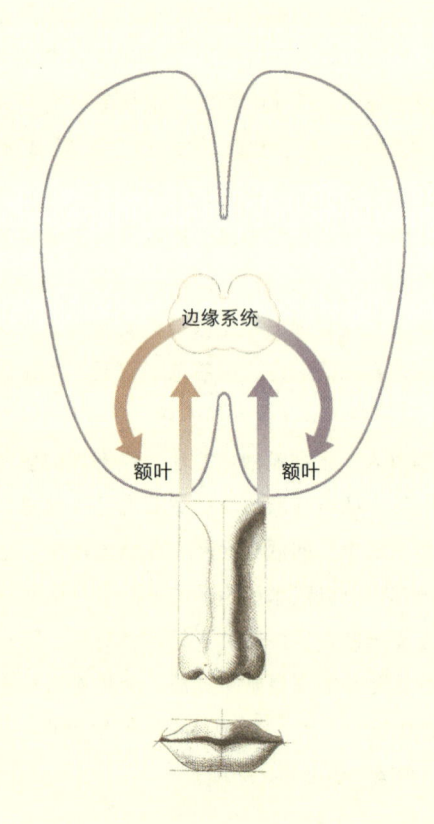

迷。他们找了 36 位这样的贪食者来进行脑成像扫描，结果发现其中有 34 位的右侧额叶受到了损伤。至于是什么机制引起病人对食物的新兴趣，目前还不清楚，只知道与额叶的血清素浓度有一定的关系。

感觉

感觉通过多种不同的神经被传递到大脑。痛觉由两种不同的神经传递，快的路径带来尖锐的刺痛，慢的则引发深沉、烧灼般的钝痛。刺激其中一种神经，会阻断另一种的信息传递，因为脊椎上的"门"被关闭了。这便是搓揉伤处会使人感觉痛苦减轻的原因。

前扣带回这个主要与情绪和注意力有关的区域是产生痛觉所必需的。阿片类的止痛药（包括吗啡和可卡因）是最有效的，它们能阻断大脑中的脑啡肽受体——脑啡肽是大脑自己产生的、具有止痛效果的化学物质，通常在受到急性疼痛刺激时才会释放出来。阿片类药物也会抑制前扣带回的活动。

从脑成像的结果中可以看出，前扣带回在疼痛感知中发挥着重要的作用。患有心血管疾病的人似乎只有在前扣带回活跃时才会出现心绞痛，这是一种因心脏缺氧而引起的胸口剧痛。有些患者只要心脏缺氧，前扣带回就会立刻活跃起来。这会造成有意识的痛觉，警告患者立刻停止做增加心脏负担的事。也有些患者直到心脏严重缺氧后，前扣带回才开始变得活跃。这类患者可能会在没有心绞痛症状的情况下患上潜在的严重心脏病，容易出现突如其来的心脏病发作。

本体感觉

本体感觉（proprioception）指的是一种能够告诉我们此刻四肢正在何处、身体的姿势及平衡感的身体感受。这涉及许多感官输入的整合：皮肤、肌肉和筋腱传来的触觉和压觉，大脑产生的视觉和运动知觉，以及内耳的平衡数据等。这些综合起来，产生我们的本体感觉。本体感觉占用了太多脑区，所以我们极少会完全失去它。但是，偶尔会有人在遭受脑部损伤之后，本体感觉被扰乱，最终失去了身在何处的全部认知。某些冥想状态会使意识大脑与本体感觉输入分离，产生一种脱离实体、灵魂飘浮在空中的感觉。这种"灵魂出窍"的现象，可能是短暂地失去本体感觉所造成的。

是这个过程，让那些不常做计算的人可能会觉得，他们几乎听见了大脑里的齿轮在吱吱运转，最后才算出这个答案。不过，也有些人可能轻而易举就给出答案。但是无论是谁（除了"孤独天才"以外），任何人都必须经过认知意识的努力，才能得到这个结果。而与此相对的自动化辨识，则是一个即刻的、不费力气且不可避免的过程。

当许多平行的输入信息流经过边缘系统时，就会发生自动化的辨识。这里的模块记录了信息的情绪内涵，包括熟悉度等。它发生的速度非常迅速，快到潜意识的大脑已经知道这个东西曾经出现过，意识的大脑却还没判断出它是什么。

这种形式的辨识并不会延伸到意识层次，最强的程度也只是让我们产生模糊的感觉而已。但是，要想知道辨识出了什么，说出它的名字，必须有意识的大脑参与不可。

有意识的辨识发生在从适当的皮质感觉区到与其相邻的关联区域的神经通路上。在这里，刺激开始有了自己的"身份"。例如你在看一个物体时，颞叶下部就开始进行分类处理——从最粗糙的区分开始，如生物或非生物、人类或非人类等。然后左颞叶给它一个名字，同时由顶叶部位判断出它的空间位置。假如你是在听一个声音，那么类似的区分过程——是语言还是动物叫声？是近还是远？——就会发生在听觉联合区。为了完全辨识这是什么东西，信息需要从整个大脑的长期记忆库中被调取，通过赋予刺激有意义的联想来使它变得充实完整。例如，"我的房子"现在就变成了"我的家"。最后，边缘系统的反馈也被包括在内，这个知觉就有了情绪的包裹。"我的家"现在是一个温暖的、充满爱的遮风避雨之处，或是一个只不过用来挂帽子的讨厌场所。辨识的过程到此完全结束。

这是辨识理论上的发生过程，但是偶尔也会出错。几乎每个人都有过这样的经验：一个在你看来完全陌生的人微笑着问候你

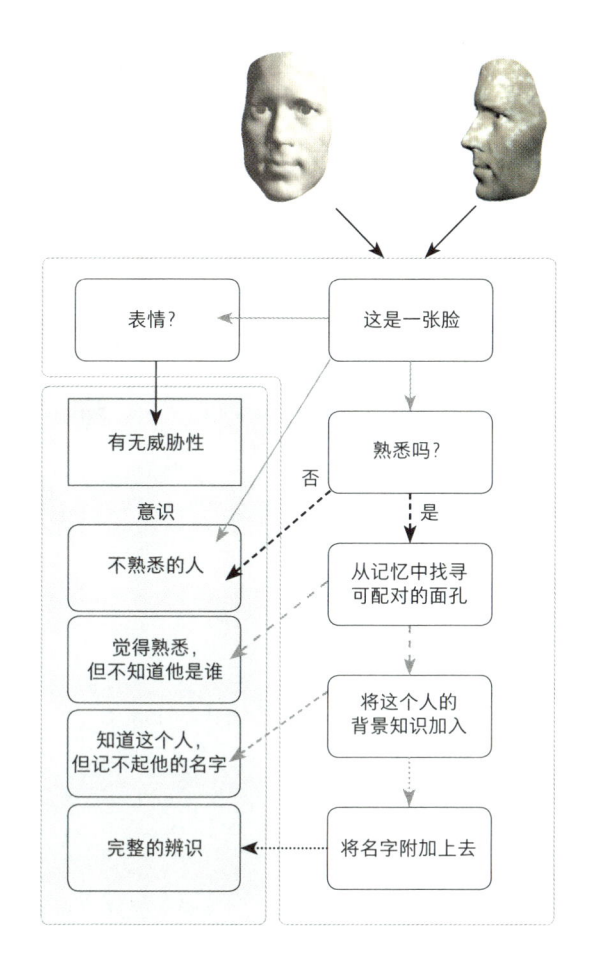

辨识一个人的过程绝大部分是在潜意识里完成的。如果程序被打乱，意识的大脑就不能实现完整的辨识，无论对这个人有多么熟悉。

说："你的家人都还好吗？"如果不是你的辨识系统出了问题，就是这个人在跟你开玩笑。同样，辨识系统发生故障是我们遭遇"认识这张脸，却想不起名字"或"对不起，认错人了"等尴尬的原因。有些人还会出现短暂的迷失方向，突然觉得平常走的路变得陌生，或是对不曾去过的地方产生似曾相识的感觉——这些都是普遍发生的情况。好在这都只是一时的小差错，至多只会造成轻微的尴尬。然而对有严重辨识问题的人来说，这个世界就是个恐怖又陌生的地方了。

第 5 章 每个人的独特世界

通过潜意识的流水线，原始的视觉材料被构建成可辨识的对象，再由另一条不同的神经通路判断出它的位置。

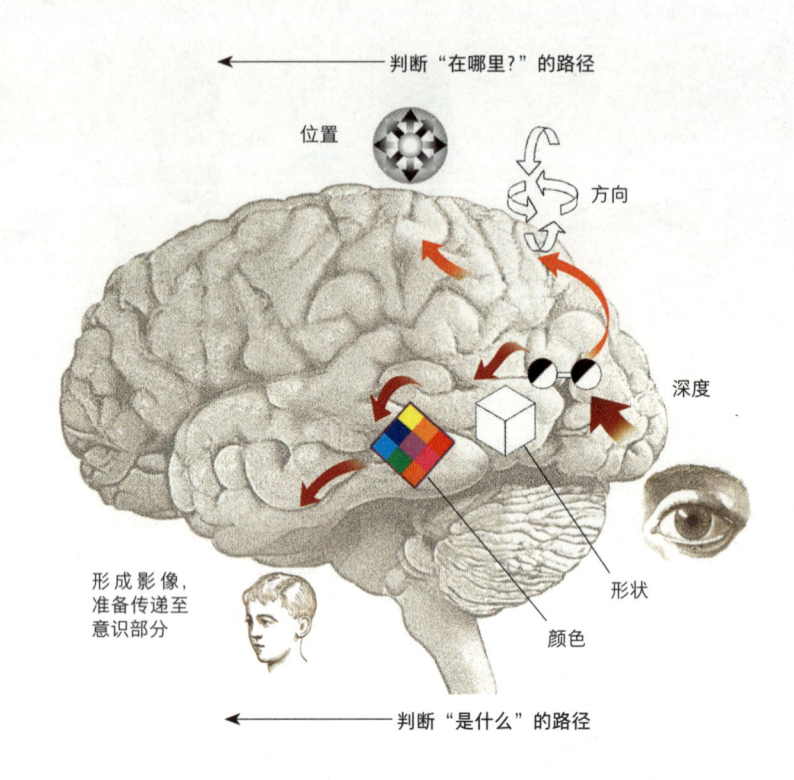

判断"在哪里？"的路径

位置

方向

深度

形状

颜色

形成影像，准备传递至意识部分

判断"是什么"的路径

改变的视野

"抱歉，我不知道这是什么。"患者很挫败地摇着头说。在她面前是一张大而清晰的猫咪图片。"这是一只猫，"医生说，"它对你有任何意义吗？"患者回答："完全没有。""这不是一只猫吗？是一只动物啊！"别人鼓励地说。"猫是一种动物吗？"患者不断重复这句话，"我真希望我能记得动物是什么。"

——患者研究案例

一个牙牙学语的婴儿都知道猫是什么，但是上述这位 69 岁的妇人却不知道。她的世界已经充满了越来越多的陌生事物，包括奇怪的表皮触感，会跑、会跳、还会发出奇怪叫声的生物。神经心理测验显示，她患有失认症（agnosia）。从字义上来讲就是

"没有关于物体的知识",在她身上的表现之一就是无法辨识除人之外的所有生物。

失认症就是一种根本性的认知缺失,这是一种可怕的状况,有时候会作为中风的主要症状,或作为失智症早期症状出现。当一个柔软的圆形物体出现在面前时,失认症患者可能会搞不清这个东西是可以吃,还是可以玩,或是应该当作宠物来养,尽管他们能够看得很清楚。

我们在前文已经看到,"辨识"像是一条冗长复杂生产线的终点。失认症便是这条生产线的某个环节出了问题,并且具体是哪个环节决定了失认症的几种不同类型。任何感官都可能受到失认症的影响,其中视觉失认症(visual agnosia)指的是不能辨识眼睛看到的东西,是目前被研究得最透彻的。此外还有患者不能辨识声音、味道或身体感觉等。

认知历程同样会受到影响。诸如"道德""合作"和"革命"等抽象概念也可能失去它们的价值,就像照片里的猫在忘记动物的妇人眼中没有了意义一样。

失认症通常可以分成两种:

统觉性失认症(apperceptive agnosia)通常发生在辨识过程的早期,在认知被恰当地构建以前,由损伤造成。假如材料没有被正确地组合在一起,由此产生的认知会非常微弱或混乱,使大脑无从将其与任何已知的东西相匹配。

联想性失认症(associative agnosia)则由发生在辨识过程晚期的错误造成。在这种情况中,认知可能是正确的,与它联结的记忆(如果要产生意义,这是必不可少的)却可能已经遗失或提取不到了。

有统觉性失认症的患者通常只有一种感觉受损。举例来说,他们可能难以通过视觉辨认出某个物体,却往往可以经由触觉或在被告知物体名称后,很好地将其识别出来。视觉失认症的患者没有办法对正在查看的对象得出整体知觉，除非一条条线地逐行进行重新构建，而且他们通常也无法匹配相似的物体。与此相反，患有联想性失认症的患者可以清楚描绘看到的东西，而且视觉联想性失认症患者可以像其他人一样，复制和匹配相似的图片。

辨识能力的丧失可能涉及的对象范围很广，也可能只针对某一种。有一个被很好地研究过的失认症病例，患者是一位企业家，他的大脑在中风后受损区域很大，对大多数食物都感到困惑不解。看到一根胡萝卜后，他说："我完全不知道（这是什么），根部看起来很坚固，上面又软得像羽毛，有许多分枝。除非它是某种刷子，不然不合逻辑。"他会把洋葱认成"项链之类的东西"，而鼻子，他则（很有信心）地认作"汤勺"。

还有些其他患者的情况是失去了辨识某些事物类别的能力。例如，有些患者无法辨识所有的专有名词，他们很熟悉女王或寺庙的概念，却对伊丽莎白一世或雅典的帕特农神庙脑袋里一片空白。另一种情况是无法辨识脸型（脸盲，prosopagnosia）和身体部位。有一位患者在看到手肘的图片后问道："这是手腕吗？"然后又更正自己的说法："不，当然不是，这是一个人的背部。"

大脑某一处受损会使人失去所有关于人造物的知识，而另一处受损又会使人丧失全部有关动物的知识。这些发现表明，知识的类别是先天就设定在人类大脑中的。这就好像我们的记忆有很多文件格，有的格子上标示着"专有名词"，有的是"可食用的东西"，还有的是"抽象的概念"，诸如此类。

这似乎不太现实，所以研究人员花费了大量的时间和精力，希望找到针对特定类别辨识缺失的其他可能解释。其中争议最大的，是生物或非生物这个类别。有相当多的患者会像本章开篇介绍的那位妇人似的，可以辨识非生物而不能辨识生物。他们也不能辨识食物，即使食物——例如一盒冰激凌——在视觉上比豹子更接近非生物的砖块。很奇怪的是，这种失认症患者通常对乐器的辨识也特别差，却很容易叫出其他人造物的名称，对身体各部位的识别也没有问题。

这些患者的情况显示，大脑出于某些原因将食物、动物和乐器放进了同一个区划，而将人造物和人体部位放进了另一个。初看之下这很奇怪，为什么乐器和动物放一起？为什么身体部位和艺术品等人造物放一起？大脑是怎么想的，为什么把它们归类在一起？

没有人知道答案是什么，但是，就像所有其他问题一样，研究人员提出了很多猜想。有些人认为，分类并不是以有生命或无生命来进行的，而是根据熟悉或不熟悉。如果确实是这样的，那么食蚁兽就不应该和猫出现在同一个类别里，但是我们没有找到它们被分为两类的证据。也有人认为，分类标准是大和小、相似和相异、有威胁性和温良无害等。

针对特定类别的识别失败，目前最受欢迎的解释来自这样一种观点：大脑分类和储存事物所依照的标准，是我们与它们的关系，而不是依照其外观或行为。

我们与事物的关系有很多层面，即使最简单的物体也是如此。例如食物可以吃、闻、摸、买、看；动物可以看、摸、喜爱、害怕、追逐或吃掉；乐器可以听、摆弄、观看和弹奏，甚至有些乐器还可以放入嘴里。

这些记忆的每一个方面可能都储存在人脑中单独的适当区域。假设每个方面构成一个"识别单元"（recognition unit, RU），那么"长笛"就应该在视觉皮质中有形状 RU，在颞叶有文字 RU，在听觉皮层有声音 RU，在身体感觉皮质区和前运动区（premotor area）有触觉 RU——判断一个东西是平滑的还是圆柱形的，需要精细的手指操作。

大脑的每个区域都塞满了不同物体的识别单元，同类的挤在一起，这不仅因为它们所关联的对象在整体上有相似性，还因为它们与大脑某个区域的关联性很相似。所以，长笛的触觉 RU 可能与雪茄的触觉 RU 在一起，而长笛的听觉 RU 则可能与水壶哨声的 RU 在一起。当我们想到长笛时，所有的识别单元会被聚合在一起，创建出一个概念，但是我们最熟悉的某个层面最容易被提取出来——具体是哪个层面则因人而异。一位长笛演奏家在前运动区（控制手指运动）和身体感觉区（控制嘴的感觉）有很强的长笛记忆；一个常去听音乐会的人会有很强的听觉记忆；而一个从来没有听过音乐的人，则主要是视觉和语言 RU。

所以，在各种失认症实验中出现的奇怪类别，可能在本质上是大脑皮质地理学的意外结果。有些患者能够识别动物、食物和乐器，可能是因为对他而言，这 3 类事物的 RU 正好处在没有受损的大脑区域，其他的却缺失了。各类别像这样的组合方式在大部分人身上是相似的，但并非所有人都相同。例如在某个人的心目中，动物是和食物分在同一类的，因为牛的图片触发了他的味觉 RU（如牛排）。但是素食者可能就会有不同的联想，而认为牛是神圣动物的印度人或许有更大的差异。验证这一理论的脑成像实验还有待完成。

脸盲

面孔对大部分人来说是很特别的，甚至大脑中似乎有个系统专门处理脸孔辨识。像比尔这样的患者便是这个系统中出现了故障，所以产生了面孔失认症，或称脸盲。他们可以看得很清楚，但是在他们眼中，一个人的脸就像膝盖一样，看起来都很相似，并没有什么特别的地方——即使是他们十分熟悉的人。正如比尔回忆的那样：

"有一天中午，我在人行道上碰见了我的母亲，但我没有认

我看到你的脸……

熟悉的面孔储藏在大脑里叫作"面孔识别单元"（face recognition unit, FRU）的神经回路（记忆）中，当一个人的影像进入意识时，大脑就会去搜寻是否有匹配的 FRU。如果找到了，这个适当的 FRU 就会被激活，提取出来后附加到新的影像上。这种记忆和刺激的融合，是辨识过程的关键部分。

新的影像可以来自外界，也可以在内部产生——大脑对这两者的处理是一视同仁的。所以，想象一个你认识的人也会激发 FRU，和你正看着他的照片是一样的。

FRU 就像其他的记忆一样，如果不断被使用，就会保持活力。一个 FRU 每次被激活，都会通过长时程增强作用（long-term potentiation, LTP）的过程被更深地刻进大脑。假如一个 FRU 常常被激活，它就保持在"热身"状态，一触即发。否则在一般情况下，FRU 需要很强的刺激才能被激活，通常要看到它所代表的本人，或看到与之有密切关系或非常相似的人才行。而对于"热身"状态的 FRU，很弱的刺激就能够引起发放。在极端的情况下，例如一个 FRU 几乎被永久性激活，已经连续开启数天，那么任何东西或许都会成为某个人的视觉提示线索（这便是为什么当我们期待见到一个人时，常会把只有微弱相似之处的陌生人误认成对方）。

每个人都会时不时地经历这种情况：当你在恋爱中，或在哀悼时，你走到哪里都能看见心心念念的那个人。然后你再定睛一看，发现这其实是个陌生人，与你所以为的那个人只有一丁点相似。这也是为什么我们说某人"活在我们心中"，因为他的 FRU 是在"热身"状态的，随时随地准备着被激活。

脸型识别 I

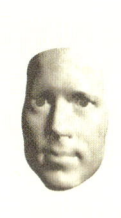

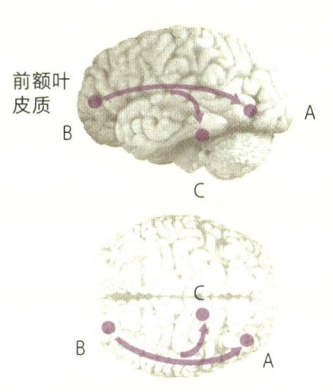

前额叶皮质

脸型识别 II

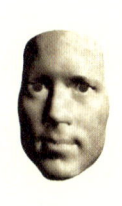

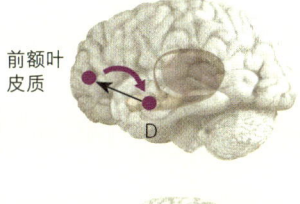

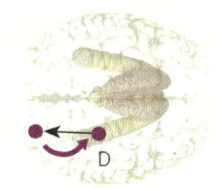

前额叶皮质

脸型识别 I：识别脸型的神经通路从视觉皮质（A）连接到前额叶皮质（B）。途中经过一个区域（C），专门负责处理面孔信息。

脸型识别 II：关于面孔的信息同时也会传递到杏仁核 D，使面孔在此处被赋予感情上的意义。接下来，信息又再反馈到前额叶皮质，实现完整的辨认。

第 5 章 每个人的独特世界　189

> 在我大约6岁时，曾对我哥哥说，强盗在抢银行时只蒙面真的很笨，仍暴露在外面的身体其他部分怎么办？过了很多年我才意识到，脸对大部分人来说是很特别的。
>
> ——比尔，一位50岁的面孔失认症患者

出她来。我们面对面走近，擦身而过，那是附近购物区的一条不太拥挤的人行道。我会知道这件事，是因为当晚她告诉了我，她很生气。"

皮质专司辨识的神经通路上，任何一处丧失其功能都有可能导致脸盲。具体情况的严重性因受伤位置的不同而异。假如是在神经通路的起始端，而且左、右脑都受损的话，后果可能会非常严重。有一位患者把狗的图片认作长了一大丛胡须的人，另一位则为神经科学家奥利弗·萨克斯（Oliver Sacks）的作品提供了书名：《错把妻子当帽子》（*The Man Who Mistook His Wife for a Hat*）。

如果进行初部辨识处理的区域轻度受损，那么面部还可以被辨识为脸，只是看起来会很奇怪。据一位患者形容，他看到的所有脸孔都是"扭曲的——有点像立体主义绘画"。另一位患者则只能通过发型来分辨对方的性别，在他看来，"所有的脸都像奇怪的白色椭圆形盘子，上面黑色的圆点就是眼睛。"另一方面，如果问题出在神经通路的末端，那么表现出来的可能就只是"不善辨认面孔"了。

面孔辨识是维持正常社交的重要一环，即使出现轻度的缺陷也会给生活制造问题。一个有面孔辨识困难的人，不是被熟人责怪见面不打招呼，就是因为认错了人而让自己尴尬。有一些轻度的面孔失认症患者可能并没有意识到自己的问题，他们只是觉得社交活动是件非常吃力和麻烦的事情。

相比之下，严重的面孔失认症患者会觉得自己是社会边缘人，备受困扰并感到寂寞。还是比尔：

"一般的社交晚会，一群人围坐在桌边聊天的那种，对我来说是件非常无聊的事。就好像一个人出去约会了整个晚上，却只看见伴侣的脚一样。要找到合意的工作也很困难，因为很难与同事建立适当的关系。我甚至不知道我上一份工作到底有几个同

事，对我来讲他们长得都一样。所以我不知道刚刚见过的是某个人，还是另外一个。"

负责辨识面孔的脑区是人类所独有的。一位农夫在受到脑伤以后完全无法辨识人脸，但对于他的36只羊，还是可以毫不犹豫地叫出每一只的名字。这种后天的脸盲似乎更加强了他对动物的辨识能力，其他对自己的羊同样上心，但不是脸盲的牧羊人只能准确地叫出几只羊的名字。有些脸盲的人发现，他们只能辨识颠倒的图像，这点与正常人恰好相反。

面孔失认症通常不涉及辨识情绪的通路，已有许多实验证明了这一点。实验中，研究人员给脸盲的人看很多熟悉的面孔，同时测量他们的心跳和皮肤导电性等情绪反应的指标。受试者通常表示自己不认识这些面孔，但是，当出现的面孔包含强烈的情绪时，他们的身体就会产生正常的反应。这叫作"隐性辨识"，是一种潜意识的情绪。

脸盲的人会遭遇无数障碍：如何出席一个社交场合而不失礼或不出丑？当一个角色与另一个角色无法区分时，如何欣赏戏剧或电影的情节？如何判断该亲吻谁，又该跟谁握手？但是在本质上，这些都是非常具体的问题，一旦他们确认了一个人的身份，还是可以与对方形成正常的感情联系。尽管他们的生活麻烦重重，但至少比情绪辨识失常的人好很多。后者在传递面部信息到边缘系统的通路上出了问题，所以没有办法在信息被送回意识之前，给面孔包装上适当的情绪。

情绪辨识系统如果出现严重的功能障碍，会带来很奇怪的感官体验。如果这个人同时还有混乱的信仰体系，结果会是很病态的。

例如，弗雷戈利妄想症（Fregoli delusion）的患者经常把陌生人误认为自己熟悉的人，即使他们的确能看出这些人与他们所想的人完全不同。这种妄想症的患者对陌生人的感觉很强烈，以至于会认为陌生人是由他们认识的人所伪装的，而不愿承认自己的辨识有误。

C 小姐便是一个典型的例子，这位 66 岁的女士认为，她的前男友和他的女朋友在监视她。她说他们戴着假发、假胡须、墨镜和帽子，有时候还假扮成抄煤气表的人，想混进她的房子。有一天晚上，她看见他们走过她家的窗口，白天则站在街角；他们时刻跟踪她，步行或换 20 几种不同的车。C 小姐曾去警察局报案，也曾命令陌生人把他们的伪装拿掉。她第一次去精神科看病时，比预约的时间迟到了好几个小时，因为她必须先不断绕行把跟踪的人甩掉。"他们不停地更换衣服、改变发型，但是我知道那是他们。"最终到达医院后，她告诉医生，"实在应该给他们颁发'最佳演员奖'，演得确实好，不过我还是能从站立和走路的姿态把他们认出来。"

当医生给 C 小姐服用多巴胺受体阻断剂（dopamine-blocking drug）后，这种被跟踪的感觉就消失了。多巴胺活化大脑皮质下的很多区域，C 小姐所感受到的强烈认识感，可能就是因为皮质下通常负责熟悉度的区域被过度激活。

卡普格拉妄想症（Capgras delusion）的出现，则是因为情绪辨识系统的激活不足，而不是过度。这类妄想症的患者可以正确地辨识人，但是缺乏伴随辨识而来的正确感情。前面所说的那种"啊哈！"的辨识感不见了，所以卡普格拉妄想症患者不能相信他们看到的亲近的人是真实的。

为了解释这种外表和感觉上的不符，这类患者通常倾向于相信他们的家庭成员已经被外星人"调包"了，只是外表看起来像而已。有一个人非常确定他的父亲已经被外星人抓走，并被一个人形机器所取代。所以他把父亲的喉咙切开，寻找里面的电线。在他们眼中甚至连动物都可能是外星人伪装的，比如有一个女人声称她的猫被调包了，因为这只猫"感觉不对劲"了。

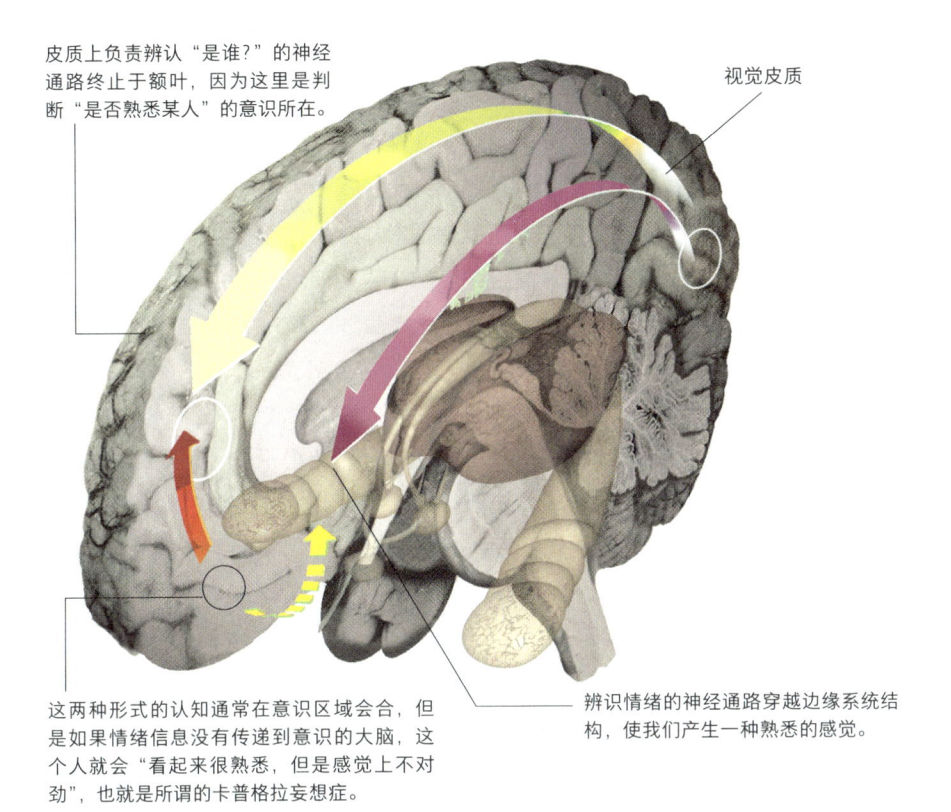

皮质上负责辨认"是谁？"的神经通路终止于额叶，因为这里是判断"是否熟悉某人"的意识所在。

视觉皮质

这两种形式的认知通常在意识区域会合，但是如果情绪信息没有传递到意识的大脑，这个人就会"看起来很熟悉，但是感觉上不对劲"，也就是所谓的卡普格拉妄想症。

辨识情绪的神经通路穿越边缘系统结构，使我们产生一种熟悉的感觉。

就像弗雷戈利症患者一样，卡普格拉症患者除了辨识上的缺陷之外，也有认知功能障碍。正是这一点——他们不稳定的思维，才使他们对自己扭曲的知觉做出怪诞的解释。在这些病例中，认知上的缺陷通常可以追踪到相当明显的皮质损伤：C 小姐的计算机断层扫描结果显示，她在中风后失去了很大一块皮质。

这就引起一个问题：如果没有认知上的缺陷，只是情绪辨识系统功能障碍，会怎么样？假设你的情绪辨识系统过度活化，那么通常为情绪上对你很重要的人出现时准备的神经回路，现在几乎会因任何人的出现而启动。可能的结果就是，你不断地觉得看到熟人，但仔细看才发现不是。然而，不同于可怜的 C 小姐，你拥有对现实世界的完整理解，这会阻止你将其解释为正在被伪装

第 5 章　每个人的独特世界　193

| 本文作者 |

理查德·格雷戈里
（Richard Gregory）
英国布里斯托大学神经心理学教授

这段文章摘录自他所著的《眼和脑》（Eye & Brain）。

大脑的搜寻能力

大脑皮层中与思维有关的区域相对比较年轻，与大脑其他提供视觉信息的古老区域相比，又非常"自以为是"。

知觉系统并不总是赞同理性思考的皮质。对接受物理教育的皮质来说，月亮到地球的距离是38.4万千米，但对视觉的脑来说，距离只有几百米。虽然受过教育的皮质是正确的，但是视觉的脑却并不知晓，于是我们还是觉得伸手就能抓到月亮。

视觉的脑有自己的逻辑和喜好，这是皮质还不了解的地方。有些物体看起来很漂亮，有些很丑，但是我们不知道为什么会这样。答案其实可以追溯到视觉脑很久以前的历史上，却在以我们的智力观点来解释外界的新机制中被遗忘了。

我们认为，知觉是一个利用信息去提出和检验假设的主动过程。显然，这会涉及学习，而且非视觉的经验影响着我们对物体的看法。即使人脸的辨识也是如此：朋友或情人的脸就是和别人的看起来很不一样；微笑不只是露出牙齿而已，还包含分享一则笑话的邀请……猎人可以通过每一种鸟类的飞行方式，在很远的地方就分辨出它们的种类——他们学会了用很细微的差别来分辨在其他人眼中无甚差别的东西。类似的情况还有医生分辨X光片或显微镜载玻片等。毋庸置疑，知觉学习在这类情况中占有一定的地位，但是我们依然不知道，建立基本知觉需要学习多少。

为何视觉系统会发展出使用非视觉信息的能力，并且超越了感官的直接证据？这其实并不难理解。当大脑不断地提出和检验假设时，我们不但可以对目前感觉到的事情做出反应，还可以对未来可能发生的事情有所反应，而这是对生存最重要的。

| 本文作者 |

克里斯·弗里思（Chris Frith）
英国伦敦大学学院神经心理学荣誉教授

本书的审订者。

构建世界

我们体验世界的方式其实是具有误导性的，表面看来它感觉像是一个单向的过程：光被外界物体反射进我们的眼睛，信号被传入我们的大脑，于是我们就看见了这些东西。然而如果是这样，为什么会有幻觉产生？也就是在没有信息传入眼睛时，为什么我们会看到？答案是：我们的视觉其实是双向的过程。投射到我们双眼的粗糙光信号，实际上完全不足以告诉我们外界存在着什么。我们必须以过去的长期经验和当下的预期为基础，对这些信号进行解读，然后大脑才能预测什么信号应该接触我们的感官。我们的预测并不总是正确的，但是错误也很重要，因为有助于我们改进下次的预测。

这个机制是非常有弹性的，但是弹性的代价便是幻觉。即使这机制运作得100%正常，幻觉也有可能发生。假如我们躺在一个黑暗的隔音室中，感官就会很快适应这个缺乏刺激的环境，我们就会察觉到一些随机出现的微弱的光、声音和触感。过一阵子后，大脑就会把某些架构强加在这种随机的刺激上，幻觉就出现了。在一种极端情况下，我们预期要看到什么的心理暗示太强烈时，视知觉就会被这个预期，而不是我们感觉的证据所决定。

我们的知觉机制还有很多可能出错的地方。白内障或是视网膜的损伤会导致感觉的输入变得不可靠，有些患者会体验到幻觉，例如看到颜色和形状（即邦纳综合征，Charles Bonnet syndrome）等。听觉神经的损伤会产生幻听，LSD等迷幻药会引发视幻觉——可能是因为打乱了感官信号和创造我们感知的先前预期之间的相互作用。

不过，幻觉最常与精神分裂症有关。通常患者会听见有人在对他们说话，而且往往是在说他们的坏话。他们也常出现妄想——幻觉的确常常和妄想一起发生。不过，幻觉是假的知觉，妄想是假的信念。患者可能会觉得自己被中情局跟踪（迫害妄想），或电视上播报新闻的人在对他们说话（关系妄想）。

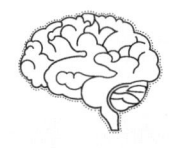

请看这张奥巴马的倒像,看起来相当正常,不是吗?现在请你把它调转过来再看。

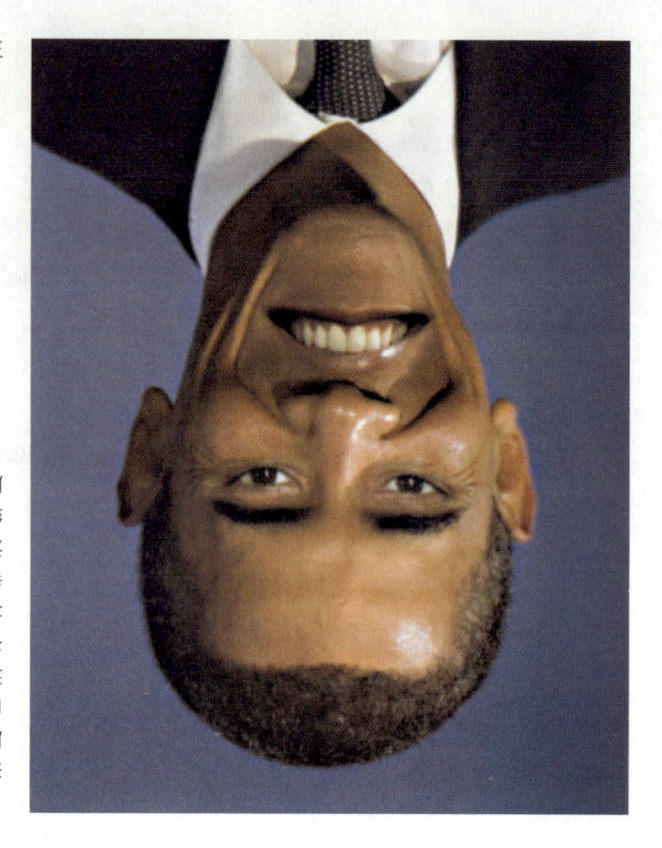

只是当你把它翻转的,才会察觉图片的怪异,你一定感觉非常惊吧?这是因为大脑中,有些辨识系统的区域只看着人们脸部的眼、鼻和嘴的,倒着的眼睛、鼻子看起来并不奇怪。物体的辨识系统并不关注什么是一种物体。一个大脑的一个区域,它只会辨识图像的位置方向;还有好几个区域也可以做特殊旋转,比如辨识在奇怪角度下看来的,垂直却倒转过来看的人脸是不是熟悉的。然而,如果一张脸部照片旋转过来时,借助你的脑区可以转换角度几种,就看是否有区被放出来。

者跟踪。所以,随着时间的推移,你将学会只识别那些引发强烈熟悉感的人。

虽然这样辨识他人仍让你感到痛苦,不过至少会让你觉得跟他们有联系、有情绪上的依附感,而且对他人产生的兴趣也比一般人多:与他人谈话会产生持续的情绪充电,看到老朋友会带来快乐的感觉,熟悉的人物的照片也会引起兴奋。

反过来看,假如你的情绪辨识系统不够活跃,你会需要花很久才识别出认识的人,而这很有可能使你看起来架子很大,不易与人亲近。对你来说,和别人面对面谈话还不如写电子邮件沟通容易,你也会尽量避免参加社交活动——一方面是这对你来说很无聊,另一方面也是你怕得罪人。即使是对与你最亲近的人,你

贝叶斯大脑

人类的大脑在构建时遵循着一条非常标准化的生产线流程，所以我们都倾向于以一种相当标准的方式去看待这个世界。虽然人们在审美上可能有不同的意见，但是两个及以上的人在看同一物体时，不会出现一个人说它是香蕉，另一个人说"看！一只鹦鹉！"的情况。

人类大脑对外面的世界有一些天生就有的先验和假设，这是不必经过学习就会的。例如，看到一个东西快速地飞过来，我们会本能地避开。其他非本能的事情就需要学习了。如果一个4岁的孩子被告知，有一个穿着红色衣服的胖子会在圣诞节的前夕送给他礼物，那么他很可能会带着很强的信念，把在大致正确的时间出现在床尾的阴影和声音都坚定地当作圣诞老人的一次神奇拜访。再长大一点后，他会改变这个信念，问题是他如何实现信念从第一个到第二个的转换？一种强有力的理论认为，人类大脑采用了一种统计推理的形式，这是由18世纪的神职人员托马斯·贝叶斯（Thomas Bayes）首次提出的，如今被称为"贝叶斯归纳法"（Bayesian induction）。

贝叶斯归纳法的具体内容如下：想象你在一个陌生的地方看到一只红眼睛的猫。你好奇是只有它这样呢，还是在这个地方所有的猫都长着红眼睛？你决定暂时不下结论，保持开放的态度——用统计学的说法，你给两种可能的结果分配了相等的先验概率。现在，让我们用弹珠来模拟这个情境，你把一颗白色和一颗黑色的弹珠放进一个袋子里。第二天，你又看到了一只红眼睛的猫，于是在袋子里放进了一颗白色弹珠来代表这件事。现在，从袋子中随便抓出一颗白色弹珠的概率就升高了。也就是说，你相信这个地方的猫有红眼睛的概率从50%提高到67%了。再过一天，你又看到了一只红眼睛的猫，你又放了一颗白色弹珠到袋子里。于是这个概率（或者说，你的信念）就从67%提高到75%了。就这样，你最初的信念（这里的猫可能没有红眼睛）就被修正到相当确定这里的猫大多数都是红眼睛了。

每放一颗弹珠到袋子里，就代表大脑经历了一次神经结构的改变（即使只是微小的改变）。你可以想象，久而久之，大脑的物理结构就被经验改变了——信念真的会改变肉体。

可能也会感到缺乏情绪上的依附感，对一般人就更有疏离感了。

当然，这两种行为模式与我们对"外向"和"内向"的看法是一致的。那么，情绪辨识系统的活动程度，也可以用来衡量内向和外向吗？

最近的脑成像研究显示，当外向者看到快乐的脸时，他们的右侧杏仁核比内向者和在性格测试中表现为"神经质"的人更活跃。决定一个人性格类型的，似乎正是这种活动，而不是皮质区的任何差异。我们在前文已经看到，情绪辨识是边缘系统的功能，所以边缘系统越活化，我们的情绪辨识系统也就相应地越活跃。

无论情绪辨识系统在人格塑造中发挥着怎样的功能，它显然是建立情感联系的重要工具，而情感联系对于人类这样高度社会化的物种的生存是至关重要的。

制造幻觉的工厂

有一位荷兰的眼科医生曾对接受过特殊手术治疗的患者进行术后随访，这份问卷由一位英国助理写好后再转译成荷兰文。其中有一个问题是患者的视力是否出现扭曲——如果有，看到的是什么样子。然而，由于对"扭曲"（distortion）的轻微误译，问题变成了关于"幻觉"（hallucination）的调查。

随后，医生很惊讶地收到了几十份非常详细且富有戏剧性的幻觉报告——在某些圈子里，这种事情绝对会成为证明另一个世界存在的确凿证据。大部分的幻觉都是人们处理日常生活事务的清晰影像：有时关于陌生人，有时关于熟悉的人。有一个人在任何地方都不断地看见他的妻子，但是假如他笔直地向她走过去，这个影像就消失了。糟糕的是，对生活在同一幢房子里、活生生且好端端的妻子而言，这会导致一些痛苦的遭遇。后来，这对夫妇发展出一套周密的辨识方法才总算避免了相撞。

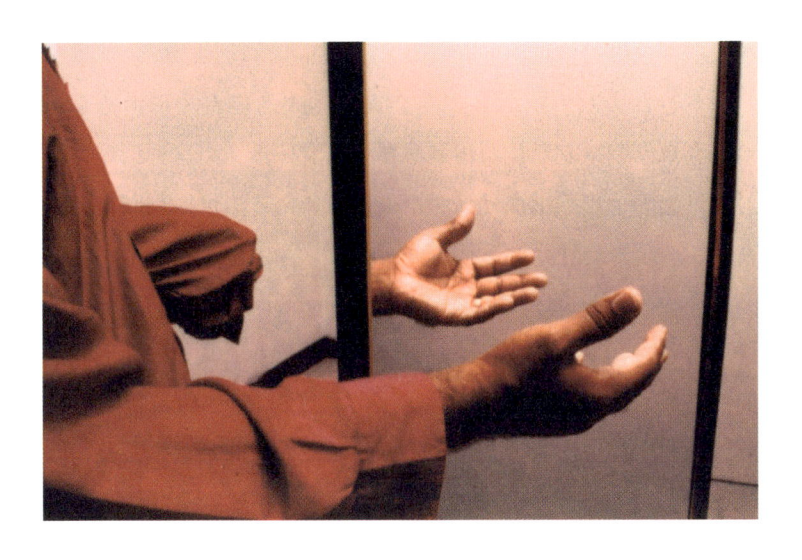

有幻肢困扰的患者可以通过镜像治疗（mirror-hand therapy）来缓解病情，这是加州大学圣地亚哥校区的神经科学家 V.S·拉马钱德兰（V.S. Ramachandran）的研究成果。患者把自己的真手放进盒子的一侧，这个盒子中间用一面镜子隔开。然后，患者再把已经截肢的手"放进"盒子的另一侧，边移动真手，边观察镜子里的动作。接着，再让他们用已经截肢的手跟着做同样的动作。患者会觉得两只手在一起动，而镜子的影像证实了这个错觉。这就打破了他们因幻肢产生的感觉和所见之间令人不适的不匹配感，在许多情况下，其结果就是不再因幻肢而痛苦。

有些人报告称，在据他们所知是空旷荒原的地方看到了巨大的建筑物；还有人说看到一大群人在做不同的事，这些幻象通常会持续几个小时才消失。有位妇人报告称，她从窗口望出去时，看到一大群牛在对面人家的院子里吃草。整整一下午，她都慵懒地坐在窗边看这些牛。那是一个寒冷的冬日，黄昏时她告诉朋友，农夫不应该在这么冷的天还让牛群在外面过夜。此时她的朋友才告诉她，外面是一片空地，而且一整天都没有任何东西。

很多患者表示，他们不敢把这些经验讲出去，怕会被别人认为是神经病。所以当他们看到问卷上有关于幻觉的问题时不禁松了一口气，因为这表示他们"看到东西"是手术后的副作用——事实并非如此。虽然视力受损的人常会看到幻象，但他们的视觉系统实际上完好无损。这份问卷中的错误表明，幻觉的案例——至少在荷兰的中年人中——绝对比你预期的普遍得多。

那么，这种现象是怎么产生的呢？

大脑并不能"看""听"或"感觉"外面的世界，它是根据刺激来构建世界的。刺激通常来自外界，例如光波会从物体表面反射回来，落在对光敏感的视网膜神经元上。这些信号再刺激大脑根据所接收的信息创造出影像。

不过，大脑有的时候或是会误读传入的信息（产生错觉），或是会自己制造刺激，再将其解释为来自外界。当这种情形发生时，可能除了用归纳法外，一个人没有任何方法可以判断自己正在感知的是来自外界，还是来自脑内。

大约有60%的患者会受到幻肢（phantom limb）的影响。这种感觉有时几个月就消失了，有时则纠缠患者一辈子，使他们依旧感受到肢体的存在，和正常时全无二致。有一种很普遍的情况，有些刚截肢的患者会因为觉得腿还在而试图站起来走路，结果因此而受到更严重的伤害。有的时候，患者会觉得已经不存在的肢体好像被卡在了奇怪的位置。有一位患者每次进出房门都侧着身体，因为他感觉自己的手臂——在很多年前就被截肢了——是水平伸出去的。有个年轻人在一场可怕的摩托车事故中失去了手臂，从此他再也不能仰卧着睡，因为他觉得手臂仍被压在背后——这是他被撞飞出去时着地的姿势，他被迫这样躺在马路上，直到救护车来。同样，有一位患者在骑自行车时被撞而失去双腿，但是他仍然觉得自己的腿每时每刻都在踩自行车踏板，令他精疲力竭。

幻觉、想象和"真实"的视觉，这些对大脑来说其实是一回事。假如让一个人想象其卧室的内部情况，这时你扫描他的大脑就会看到，视觉区和辨识区的活化状态与他真的在浏览房间时一样。不过，与自我产生的感觉体验相比，真正看到外界影像时被激活的感觉神经元更多。

你可以从眼前的书本中抬起头来，花一两分钟记住眼前的景象，然后闭上眼睛，试着在脑海中重现它的样子，以此来衡量两者之间的差异。第一印象可能很强烈，但是当你仔细回想细节时，比如书架上书籍的名称，就会发现印象很淡了。这是因为视觉皮质上有足够多的神经元发放，使你对房间产生整体的印象，但是尚不足以提供细节。

并非每个人的情况都是如此。有些人拥有照相机般的记忆，这使他们可以重新构建出和原始刺激所带来的视觉效果同样真切的景象。我们每个人小时候可能都有照相机记忆，有研究认为，50% 的 5 岁儿童都有能力"读出"想象中的影像（心像），就好像真的看到图片一样。例如，先让他们看一张斑马的照片，两分钟后闭上眼睛，他们能够在脑海中数出斑马背上的条纹——这和前文所述的测试中，念出书架上的书名是相同的。

有少数的成年人保留了这种视心像的能力。精神科医生莫顿·沙茨曼（Morton Schatzman）报告过一则病例，一位名叫鲁思（Ruth）的女士一直被她暴虐的父亲"纠缠"。她会在半夜突然醒来，发现父亲正睨视着她，或是走进房间时发现父亲正坐在她最喜欢的椅子上。有时她俯身抱起她的孩子，发现父亲的脸重叠在婴儿的脸上。当这一切发生时，她的父亲仍然活着，所以她知道这不是鬼魂。但是除此之外，这种经历和那些自称看到过鬼的人所讲述的经典故事非常相似，包括能感觉到鬼魂的存在。"当我一个人在家时，我觉得房间里还有另一个人和我在一起，这个人要我死，"她告诉沙茨曼，"我觉得我身处可怕的危险之中，应该马上逃离。"

研究人员后来发现，鲁思可以创造出强烈的心像，完全屏蔽掉外面真实的世界。在一个实验中，研究人员用仪器测量了她在看到某些特定刺激后的脑电活动。当她面对光时，她的大脑最初的反应是正常的，但是当她开始想象有个人坐在她和光之间时，她的大脑不再对灯泡发出的光波做出反应。她想象出来的那个形象阻断了她对外部真实世界的视觉。这个心像与"纠缠"她的心像只有一个差别：她知道这个形象是自己创造出来的。一旦她意识到父亲那不受欢迎的探访也同样是自己制造出来的心像后，它们就不再影响她，并且最终消失了。

因此，对幻觉最好的解释是异常强烈的、自我产生的感官体验。与其他人相比，有照相机记忆的人很可能更容易体验到幻觉。例如，很多孩子都曾和一个"隐形"的同伴玩耍。实际上，他们可能真的看见了这个想象中的小朋友，与看现实中的伙伴一样真切。

所有类型的感官体验都可以在脑内制造出来，例如耳鸣可能是在没有外界刺激的情况下，听觉皮质受到激发所致。有些人称自己听到了一支完整的交响乐团在演奏，和他们坐在音乐厅中聆听时一样响亮而清晰。据说作曲家德米特里·肖斯塔科维奇（Dmitri Shostakovich）把头歪向一边就能听到音乐，并且有好几首曲子就是这样创作出来的。第二次世界大战期间，一颗炸弹在他身旁爆炸，把一块金属碎片嵌入了他的大脑，从此他便开始听到脑袋里的音乐。当他倾斜头部时，这块碎片很可能接触到他的听觉皮质，从而启动了皮质的活动。

脑内听到声音可能是最常见的幻觉。对精神分裂症患者的研究显示，他们听到的声音其实是自己制造的：大脑的一部分产生语音，然后在另一部分将其作为听觉输入加以体验。正常人通常没有这种情况，因为大脑会监控产生语音的区域，并且在该区域活化时向负责语音识别的脑区发送信号。这样做可以防止把自己的声音错误地当作别人的。

然而，有时候这种对自己声音和外界声音的自动区分，即使在正常人身上也会被打破。一种很常见的现象就是，许多哀悼的人会听到死去亲人的声音，还有些人会听到神在对他们说话，尤其在极度紧张或兴奋的时候。

幽灵般的味觉或嗅觉也时有所闻，例如帕金森病患者在发病早期会出现想象的嗅觉，沮丧的人常诉说闻到自己的味道，或嘴里有不好的苦涩味等。

身体的感觉也可以在脑内产生。我们对轻微的身体幻觉已经习以为常，例如痒的时候不一定真的有什么东西在挠我们。不过，身体感觉区的幻觉可以说是最令人不安的。例如，在真正的肢体被切除后，幻肢仍然可能在数年内引起可怕的疼痛和痛苦。

追踪我们自己身体的大脑中心送出来的错误信息，也会产生令人极度不安的幻觉。举例来说，生灵（doppelganger）是一种看起来和自己完全一样的幻影，可能是视觉关联区域的身体地图部分出了问题。

生灵的正式名称是自体幻觉（autoscopic delusion），传统上被视为死亡的预兆，所以是很吓人的。但是真正经历过这种感觉的人通常说，他们其实对此毫不在意。英国布里斯托尔（Bristol）的一位医生报告了B小姐的病例。B小姐是一位退休教师，她第一次看到"另一个自己"是在参加完丈夫的葬礼回家后。她推开房门，发现有一个女性的身影正面对着她。B小姐伸出右手去开灯，这时对方也伸出左手做同样的事，所以两人的手在电灯开关上相遇了。她告诉医生："我的手立刻觉得冰冷，而且我感到全身的血液都流光了。"除此之外，B小姐并不感到害怕，只是"有点吃惊"。她没有理会这个闯入者，继续脱掉她的帽子和大衣，并且注意到闯入的女人也如镜像般做了同样的事。直到这时，她才意识到原来她正看着的是自己的"替身"。她突然觉得精疲力竭，冷得不行，就倒在床上——刚一闭上眼睛，那个女性的影像就消失了，她的体温和力气也随之恢复过来。"就好像这个灵体的生命又流回我的体内。"她解释道。后来，她的替身几乎每天都来找她。她发现自己不只可以看到，还可以感觉到这种存在：就像正常人能感觉到自己的两条腿、两只手一样，她感到自己有四只手和四条腿。"那就是我，是从当中分开且完全分离的。"她说。

然而，有些人对待替身的态度就没有这么温和了。F先生是一位32岁的工程师，他非常讨厌自己的替身。那张脸会径直出现在他面前，而且模仿他所有的面部表情。和B小姐一样，F先

大脑中的作用模式

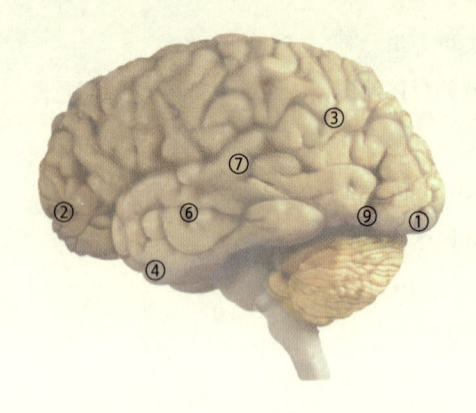

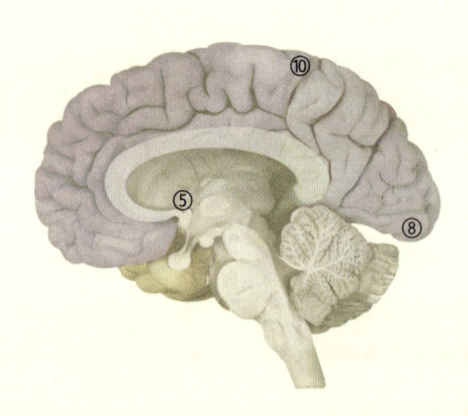

1. 眼睛和 V1：15% 失去部分视觉的患者报告称出现过幻觉。

2. 左额叶：测试真实性的脑区。这个区域受损可能会降低大脑辨别一个刺激是来自外界，还是由内部产生的能力。

3. 枕顶叶：这个区域受损可能会使物体因动作失认而一下子存在，一下子又不存在，不能同时使两个物体保持在视线中。

4. 颞叶：刺激这个地方（药物刺激或癫痫发作）会产生强烈的闪回和"在场"的感觉。物体可能会看起来很奇怪，或不断改变形状。

5. 颞叶（边缘系统）：刺激这里可能会产生强烈的快乐，以及与上帝同在的感觉。还有可能出现宗教幻象。

6. 听觉皮质（语言区）：刺激这里会产生声音幻觉。

7. 听觉皮质上方：刺激这里可能会产生各种声音或噪声，如嘶嘶声、撞击声或嘀嗒声等。大脑会把这些解释为无意义的噪声。如果没有外界声音的传入，这个区域的活化可能会导致耳鸣。

8. 视觉形状区（右脑）：过度刺激这里可能会触发产生"幽灵幻影"。

9. 视觉脸型辨识区：如果这个区域过度活跃，图像可能会在面部已经移开的情况下仍然留在眼前。

10. 顶叶（感觉皮质边缘）：双重人格——一种自己的幽灵版本，可能就是这个区域受到干扰的结果。

生也知道这张脸是他的一部分，但他还是把大部分时间都花在了对它做鬼脸，和把它当作沙包来打上。这张脸无法还击，因为它只到脖子为止，并没有身体与之相连。

有些幻觉是因为注意力改变而引起的。当你不再关注外部世界时，内部制造的刺激就会淹没大脑。大脑被盖（tegmentum）——位于网状结构上方的脑区，是注意力控制机制的一部分——受损的患者常报告出现了非常精细、色彩鲜艳的日常生活幻觉，有时景象很熟悉，有时却很陌生；有时比现实尺寸更大，有时比较微小。有一位患者报告称看到了整个马戏团在表演，包括小丑、空中飞人和变戏法的人等，而这一切全部都发生在她的手掌中。

尽管这些幻觉清晰且有着坚固的外观，看起来很真实，但是往往缺少情绪表现——患者通常会说，他们好像带着一种超然的态度在远处观望，并不觉得这个替身和自己有什么关系。

孩子们在和想象中的朋友一起玩时，大多也会表现出类似的态度。有些人宣称自己有天眼，可以经常看到鬼，但他们似乎往往对此毫不介意。"它们又不能伤害你，怕什么！"这是他们的解释。这意味着，某些幻觉是大脑皮质受到刺激而产生的，并没有活化边缘系统区域。它们或许看起来和真人一模一样，但是在潜意识层面，大脑"知道"它们没有实质性的威胁。所以，无论当事人是否意识到这个替身是由自我产生的，他们因此而受到的情感冲击力都相对较小。

"病理性重现"是创伤后应激障碍中常出现的情况，与前文提到的幻觉正好相反。这种幻觉也像真实情境一样非常清晰逼真，但它们的本质是带来极度的恐惧。病理性重现（就像这个名词所提示的）是一种记忆，而不是创造出来的新产物。这种记忆有时是片段的，有时是创伤事件的完整重演。病理性重现与其他幻觉不同的地方在于，它由杏仁核储藏的记忆激发，并且出现时带有全部的感官和情感联想。和其他幻觉相比，大脑或许能够明显地意识到这重现是假的，在感觉上却比现实本身还要真实。

偏头痛、癫痫以及大量化学药品都能改变大脑的活动，从而制造出幻觉。有些是增加或模仿兴奋性神经递质的效应，如多巴胺等，放大想象中的感觉，直到它们与外界刺激产生的感觉没有差别。其他还有些药物会抑制大脑参与真实性测试的区域。兴奋性药物通常是因其能制造幻觉的功效而特意被服用，而治疗性药物所产生的幻觉通常是不必要的副作用。

当人们被剥夺了正常的外界感官刺激时，幻视和幻听尤其容易发生。失去全部或部分视力或听力的人，常因为这个原因而出现幻觉。这也是闹鬼的情况大多出现在夜晚的原因。一旦缺少与之竞争的视觉刺激，大脑就会拾取角落里的阴影，把它塑造成一个邪恶的人物，在其身上赋予各种视觉联想，例如僧侣的袍子或寿衣等，于是从记忆存贮区便跳出来一个鬼。

为什么会发生这种情况呢？大脑演化得时刻注意着外部世界，感知、分类和塑造每一个刺激，都是为了确保我们不被任何危险偷袭，或错过任何机会。所以大脑需要一直保持活化，如果没有外界的刺激，便会急寻替代品。最轻微的声音、视觉或感觉都会被捕捉、放大，并被塑造成有意义的东西。假如真的没有任何刺激从外面进来，大脑就会自己兴奋。幻觉就像梦一样，是连续不断歌舞表演的一部分，使我们保持在最佳状态，随时准备好可以行动。假如舞台空了，鬼魂就会跑出来充数。

错觉

1985 年 7 月，一群爱尔兰少女宣称她们看到一尊圣母玛利亚雕像在移动。据她们所言，这尊坐落在爱尔兰科克郡巴林斯比铎（Ballinspittle）的雕像会扭曲双手，表现得极痛苦。除了她们之外，还有其他人也看到了。这个消息出现在每年新闻消息最平淡的时候，所以在媒体上得到了广泛报道。在 24 小时之内，至少有 40 尊圣母雕像被宣称会动，有的是挥手、降福，有的是四下张望。那一年夏天，有 100 多万人声称自己看到了这种神迹。一时间，人们自信地预测第二次降临即将到来。

如今，"圣母会动"现象俯拾皆是。自从 1985 年那次大爆发后，到处都出现了会动的圣母像。这其实并没有什么惊奇，假如在某个特定情况下足够专注地凝视一尊雕像，你的确会看到它动起来。

请试试看这个实验。将房间所有的光源都遮挡住，在全黑的空间里点燃一支香烟，放在烟灰缸的一端。然后你在烟灰缸的另一端坐下来，把注意力集中在燃烧的烟头上。过了一会儿，你就会注意到香烟开始移动：有时它会朝一个方向移动，有时是另一个方向，也可能会慢慢转圈，或是形成优美的弧度和曲线，就像在空中写字一般。你看得越专注，香烟就动得越厉害。

假如你凝视着黑暗背景下任何被照亮的远处物体，也会获得类似的效果。这种现象叫作自主运动效应（autokinetic effect），它发生在眼球肌肉紧盯某一点而感到疲劳发酸时。眼球肌肉的疲劳通常会使目光游离凝视点，而为了要继续聚焦在目标上，大脑就给它们发送了一连串"修正"指令。这些信息与眼球肌肉不疲劳时得到的移动指令是一样的，所以大脑就将其解释为"眼球在移动"。如此一来，光点就被标记成一个运动中的物体，激发大脑视觉皮质区的神经元——主要是负责记录运动的 V5 区域。所以，完全不需要神的旨意，你凝视的定点就会移动。

这样的错觉与幻觉间最大的差异，在于它是错误的认知和构建，而不是虚假的构建。我们感知到的外在世界，有很大一部分是错觉。例如电影或视频的动态图像实际上是由一系列静止的照片组成的，但是我们通常不会注意到这点，除非它们产生了不符合我们预期的效果。

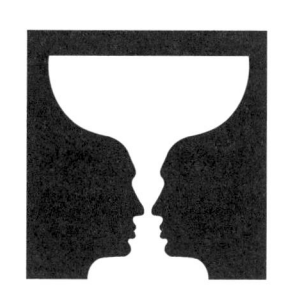

你是看到一个酒杯，还是两张侧脸？这取决于你的大脑选择哪一个当作主体，又把哪一个当作背景。如果你期待看到一个酒杯，那么你可能会最先看到酒杯，而且比较持久，反之亦然。

第 5 章　每个人的独特世界　207

有些错觉是因为处理机制的关系而产生的，例如当强光被关掉以后，我们还会看到一个很亮的光圈，这是由于视网膜上的光敏神经元有残余的激发。有些错觉则让我们深入了解大脑在最高层次上的运作方式：乍看之下以为是感官错误所造成的，其实是因为认知的错误，有时甚至是两者的组合。例如，圣母玛利亚的移动可能是生理上凝视某个定点太久而造成的，但是看到圣像痛苦地扭着双手或降福，则是将视觉上的错误转译成认知上的错误。

认知上的错觉会发生，主要是因为大脑充满了偏见，包括思维习惯、下意识的情绪反应和自动化的知觉处理。这些偏见是如此根深蒂固，以至于我们通常不会感觉到它们的存在，而一旦真的意识到时，我们又以为只是普通常识的假设或直觉。在某种程度上，这些偏见是事先设定在我们大脑中的。我们前面曾经讲过，即使是婴儿也会对物体的行动有很强烈的预期，这便是为什么婴儿沉迷于东西突然消失的游戏。物质会占据空间，并且不会凭空消失的概念，很显然是我们神经蓝图的一部分。

这个"事先设定"的理论很有用，解释了我们可以快速、实际地对所感知到的外界事物做出恰当行为反应的原因。大多数时候，这些反应效果都很好（这显然是它们演化出来的原因），但有的时候也会让我们付出代价。

举例来说，我们对于物体的大小存在着简单的偏见。假如你看到前方有两辆车，一辆较大，另一辆很小，你会假设较大的那辆离你更近。过去对直线透视的经验在你的大脑中编织了一条神经通路，将所看到的"小或大的东西"转译成"远或近的东西"。在这条神经通路开始执行之前，并没有一个预先运作的检查点来检验这辆小车是否实际上是一辆儿童玩具车，只是因为被巧妙地放置在远处而看起来像一辆真正的汽车。如果你每次看到两辆汽车时，脑袋里都进行一番上述验证的话，就会耗费大量的时间，很可能你永远也过不了马路。所以，当"大车还是小车"的

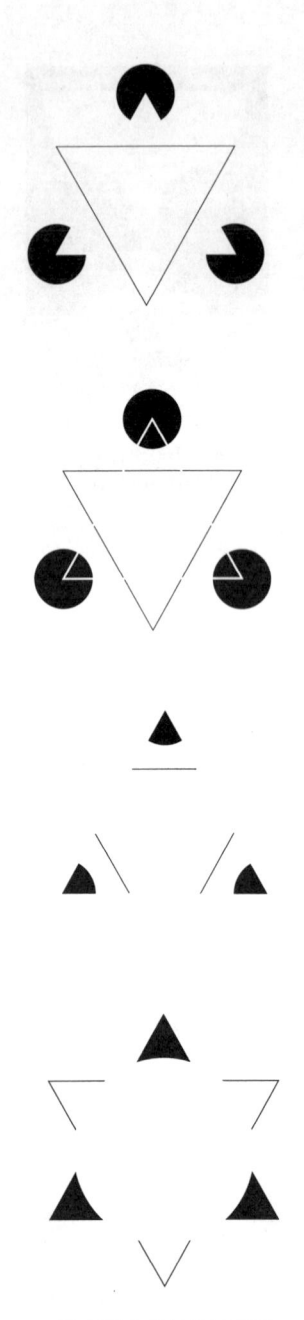

图中那些虚幻的三角形与"真实的"不同，是由不同的神经通路在大脑的不同区域构建的。

刺激经过主要视觉皮质进入视觉关联区域时，自动化的透视处理过程就立刻开始行动。我们默认这条通路会给我们正确的答案，所以一旦发现结果是错的——小车其实是儿童玩具时，我们会大吃一惊。

同样，当我们看到一个被光线从上方照亮的、有曲线的椭圆形物体时，大脑会自动把它解释为人脸。因为人的面部向外突出而不是向内凹陷，所以我们构建了一种对凸形物体的感知，即使它实际上是凹形的。假如改变打光的方式，使之从下往上照射，大脑就不再把它看成脸（这可能是因为太阳通常在我们头顶，将面部由上往下照亮），这时物体才会被看成它真正的样子。

造成感官错觉的偏见，通常是良性的。在沙漠中看到海市蜃楼是一个很残忍的错觉，但是如今已经不会对人有生命威胁了；魔术师利用我们视网膜上的盲点玩把戏，但那是出于娱乐目的而不是纯粹为了欺骗。错觉作为科学研究的工具是非常有用的，可以带给我们很多信息。但是在个人层面上，意识到我们如何伪造感官证据的机制，并不会带来什么实际上的收获。

思想上的偏见却是另外一回事。由于我们自身的认知误区而造成的错觉，比任何一位伟大的魔术师都更厉害。"纯粹的"认知错觉——影响知觉的是想法、观念，而不是感官现象——可能与感觉错觉有同样的产生原因，都是要帮助我们快速而实际地应对复杂的挑战。不过，想法、念头远比物体更模棱两可，假如我们依照刻板的偏见来处理它们，或许要付出很高的代价。

例如，你是陪审团的一员，负责审理一件谋杀案。控方没有任何证据，只有被告的DNA（脱氧核糖核酸）符合尸体上找到的DNA。你被告知，命案现场的DNA与随机一个人的DNA相符的概率是千万分之一。你会定他有罪吗？

你可能会。这种证据在过去把很多嫌疑人送进了监狱，大部分的陪审员在做出判决后都能回家安心睡觉，因为从统计学上来

赫尔曼网格（Hermann's Grid）

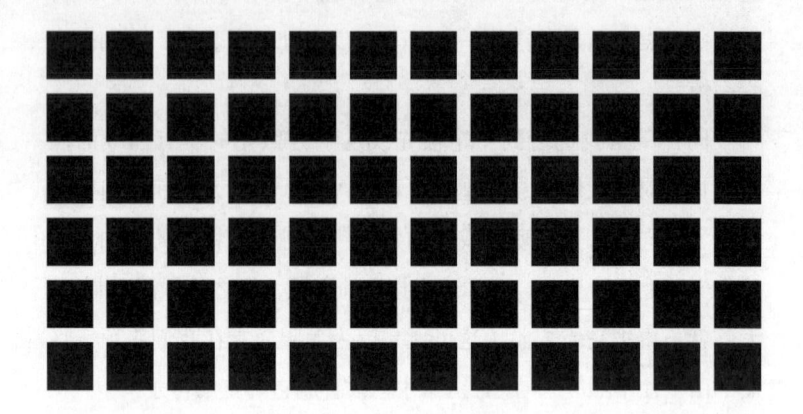

假如凝视这些格子，你会在白色线条相交的地方看到灰色的圆点。这是视网膜上神经元的生理机制造成的，叫作侧抑制（lateral inhibition）。当你观察交叉点的灰色圆点时，你会发现它被四周的白色包围。但是，当你把视线转向交叉点之间的垂直白色带时，就会看到只有白色区域，灰色的圆点消失了。这是因为当视网膜周围的感光细胞被激活后，侧抑制会抑制中央的感光细胞活化。当你将目光集中在白色带时，只有两侧的感光细胞在活化；而当你凝视交叉点时，中央细胞比四周的细胞受到的抑制更厉害。

因此，当你的视线聚焦在交叉点上时，感光细胞比你看白色带时受到更多的抑制，最终导致视线中出现灰色圆形阴影。魔术师就是利用侧抑制的原理使观众看不见他的道具。例如，如果他们想要隐藏支撑身体飘浮在半空中的木棍，就会在四周放置明亮发光的金属物体或白布等。而他们不想让观众看到的部分，则统统是黑色的，而且放在黑色的背景中。原本可以识别较暗物体的细胞，会被明亮物体发出的眩光抑制住，所以观众就看不到支撑的木棍了。

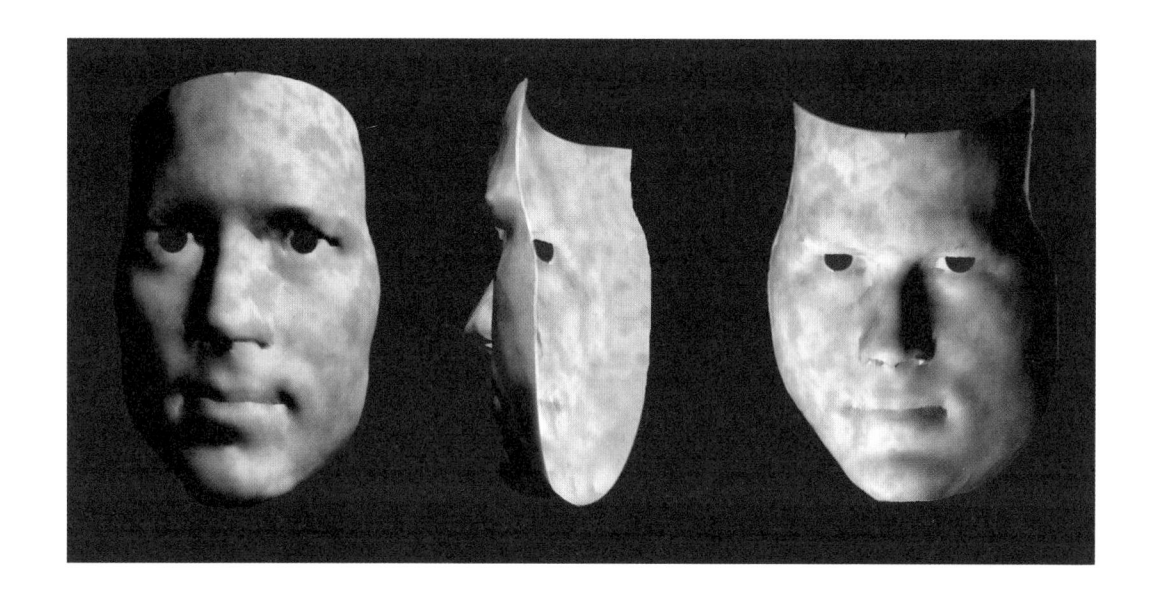

看，有罪的判决是正确的。

不过，即使被告的 DNA 模式在每千万人中只出现一次，那么在一个 1 亿人口的国家，这也意味着有 10 个人和他一样。假如这 10 个人都出现在被告席上，你有任何理由认定被告就是凶手，而不是其他人吗？还记得吗？检方没有其他任何证据来指控他。因此，从逻辑上来说，他的犯罪概率应该是十分之一而不是千万分之一。

这就像很多感官错觉一样，即使我们发现了错误，它的效果还是很强烈。在上述例子中，我们会先假设有罪——除非最后出现证据能证明无罪，这显示一般人的偏见其实是根深蒂固的，我们会努力使事实与理论匹配起来，而不是相反。我们会说："假如犯罪嫌疑人没有给警察怀疑他的理由，他就不会出现在被告席上了，不是吗？"

在过去，这种特殊的偏见或许在帮助生存上有相当高的价值。实际上，在我们生存演化的混乱的"真实"世界中，假设一个被怀疑涉案的人有罪通常是更安全的，而且不必为了证据是否

只要有足够的信息能让我们辨认出它是一张脸，一个凹的面具就显得像是凸起来的。当它做顺时针旋转时，原本凹下去的地方会弹出来，看起来就像是凸的。这是因为脑中辨识脸型的区域知道面孔是凸的，并且依照这点来构建影像。

第 5 章 每个人的独特世界 211

可接受等各种想法而烦恼。因为我们对人权的关注，或是统计分析等方面的能力等，都是相当晚近才出现的，我们对此并没有那么习惯。所以在上述的例子中，我们很容易将"有罪"的判断合理化。我们知道，法律制度对可以接受的证据有严格的限制，因此很可能有其他针对嫌疑人的证据存在——即使在法庭上是不可接受的。我们也知道，司法系统对证据的搜集有很多规范，所以我们认为警察不会随便抓人。这样一来，我们就沿用由来已久的、有偏见的方式去判定他有罪，并以理性的外壳为此辩护。

这里有一些真正的、实际的考虑。第一，观念会改变，所以在昨天足够公正的事，到了今天可能就变成可怕的误导。在我们的例子中，包含每个人 DNA 信息的数据库将成为消除有罪推定的主要根据之一。因为这样的数据库可以使警方相对容易地比对所有人的 DNA，而不仅仅是他们有理由怀疑的对象。所以，警察随机在人群中抓住一个人并将其置于被告席的概率，就大大地增加了。

对统计的认知错觉，使我们很容易犯代价高昂的错误。众所周知，股市的崩盘是非理性的直觉买卖所造成的恶果。而分析发现，许多关于如何使用公共资金的支出政策都是基于对统计数据的误读。认知错觉使我们对于不能理解、背景知识不够的模糊风险采取极端的预防措施，却完全不把日常生活中可能会带来切实伤害的危险当一回事。认知错觉也使我们把钱浪费在愚蠢的赌博上，而不是理性的投资。

我们以英国人选乐透奖的数字为例。他们可以从 1 到 59 之间选取 6 个数字，而且所有人都知道，每个数字出现的概率是均等的。但是，大多数人还是很"直觉"、很坚持地选平均分布的数字——通常是每 10 个数字中选一个。只有少数人不会被这个错觉所蛊惑，做出 1，2，3，4，5，6 或 35，36，37，38，39，40 之类的选择。这些数字组合当然和其他选择一样有获胜的机会,但是,如果它们成为中奖数字——每个人都渴望的数百万英镑的奖金,赢家和别人平分奖金的概率更低。为什么会这样呢?原因是如果两个人或以上都选了同样的中奖数字,那么奖金由他们平分,只有一个人独中时奖金最高。既然那么多人都喜欢"平均分布"的数字,那么两个以上的人选择相同数列的概率也更高。与此相似,把1,2,3,4,5,6这串数字放在一起的想法也为很多人所共有。所以,最好的选择应该是稍微杂乱、偏离常规、不同寻常的——也就是你最难想象出的数字串。

这一切与大脑的构造有什么关系?可能关系到一切。这些证据表明,大脑在构建自己的想法,甚至是最复杂的概念时,所采用的方式与构建感官感知时的大同小异。我们思想上的基本偏见(不是我们在想什么,而是我们怎么想),是由神经元的布局和彼此间的连接形成的,其中大部分可能在我们出生之前就已经设定好了。

所以,我们来到这个世界时大脑中已有一套假设,只有在传入的信息与之相抵触时,我们才会去更新。我们也有天生的确认偏误(confirmation bias),使我们对支持我们偏见的证据比较敏感,而忽视相冲突的证据。例如对于我们心中崇拜的人,如果偶然看到令人不快的证据,我们会凭借纯粹的情感力量来忽略其影响。在2004年美国总统大选前3个月,埃默里大学(Emory University)的心理学家通过对民主党和共和党的支持者进行抽样证明了这一点。研究人员给受试者看了一些关于他们支持的候选人的信息,如果他们足够理智的话,这些资料会使他们重新考虑自己的选择。另外,当他们看这些资料时,研究人员还会用fMRI扫描他们的大脑。结果发现,大脑中参与理性推理的额叶区域非常安静,并没有活化。相反,倒是情绪回路大大地活跃起来,包括那些会受悲伤、厌恶,以及(也许是最能说明问题的)冲突等情绪所激发的回路。受试者的大脑好像在极力抵抗传入的

/本文作者/

安东尼奥·达马西奥
（Antonio Damasio）
美国爱荷华大学医学院神经病学教授

本文改编自达马西奥所著的《笛卡儿的错误》（Descartes' Error）一书。

玛吉姑妈的聚合

影像并非以事物、事件、字词或句子的仿真图片般的形式储存。假如大脑像一座传统的图书馆，我们就会像图书馆一样书架永远不够用。此外，仿真的储存方式会造成提取效率上的问题。当我们要回忆一个给定的物体、面孔或情境时，我们得到的并不是完全相同的复制品，更确切地说是一种解释，一种随着我们的年龄、经验而不断演化的对原始事件的重新构建。

然而我们都认为，我们可以在心灵的眼或耳中重新唤回原来的经验。这些心理图像或许只是短暂存在于意识中的瞬间构造，虽然看起来是很好的复制品，但常常不准确或不完整。我猜想，这种明确回忆出的某个心像，是因为早期体验这件事物时产生了神经放电模式，而此刻非常相似的神经放电模式出现了瞬时同步激活。

但是，我们如何形成以外界刺激组织而成的表征，来让我们体验到这个心像的回忆呢？我认为，这些表征是在神经回路作用模式的指挥下，在大脑的其他区域暂时构建出来的，实际上是对其他神经模式进行的排序。这些表征作为神经元活动的潜在模式，储存在我称之为"会聚区"（convergence zone）的小神经元群中。这里有许多神经发放的模式，都是通过多年的学习累积下来的，因此可以说构成了一种回忆。当这些模式向原先经验这个心像的感觉皮质（分布在高层次的联结皮质的各处，如枕叶、颞叶、顶叶和额叶等），以及基底节和边缘系统产生发放时，便会得到新的心像。

在那些小小的突触群里，表征储存的并不是一张图片本身，而是一种重建可以被辨识的"图片"的方法。假如你有一个"玛吉姑妈面孔"的表征，其中包含的不是她的具体面孔，而是在受到激发后，能够瞬间构建出与其相似的面孔的活化模式，这些模式均储存在早期视觉皮质中。

为了让玛吉姑妈的面孔出现在你的脑海中，这些位于视觉及高层次处理的联结皮质处的不同表征必须差不多同时活化。如果你要产生声音听觉，也是采取同样的处理方式。

对于这种重建，并不是只有一个隐藏的公式。在你的大脑中，玛吉姑妈并不只存在于单一某个区域，她以多种不同的表征形式分散在各处。当你唤起对玛吉姑妈的回忆时，你拥有许多不同的她，她是以你构建的"那个时间窗口中的她"的姿态出现的。

信息，想要把它的影响彻底挡住或减到最低。实验完成后，研究人员又请他们谈谈想法。结果大部分人或者说自己不会改变初衷，看到的信息并不重要，或者在经历了一番心理活动后，扭曲这些信息的含义，以此支持他们原来的看法。当他们得出了令人费解的结论后，大脑活化的区域又发生了变化：这时活跃起来的是奖励中心的回路。看来，我们不但会找到方法来支持我们的偏见，而且在这样做了以后，我们还会为此奖励自己！

这种高层次的错觉制造机制，与那些使我们看到凹下去的面孔有个凸起鼻子的机制之间，有着重要的差别。这是因为它们的可塑性要大得多。你可以尽量去试，但是你无法消除赫尔曼网格中虚幻的灰色小圆点。不过，你可以努力摆脱给别人定罪，或者对"漂亮、平均、中奖"的彩票号码产生的认知错觉。思考可以改变思想。只要下定决心，我们就能改变大脑的结构和活动——这是我们身为万物之灵的最大成就。

第 6 章

跨越演化的鸿沟

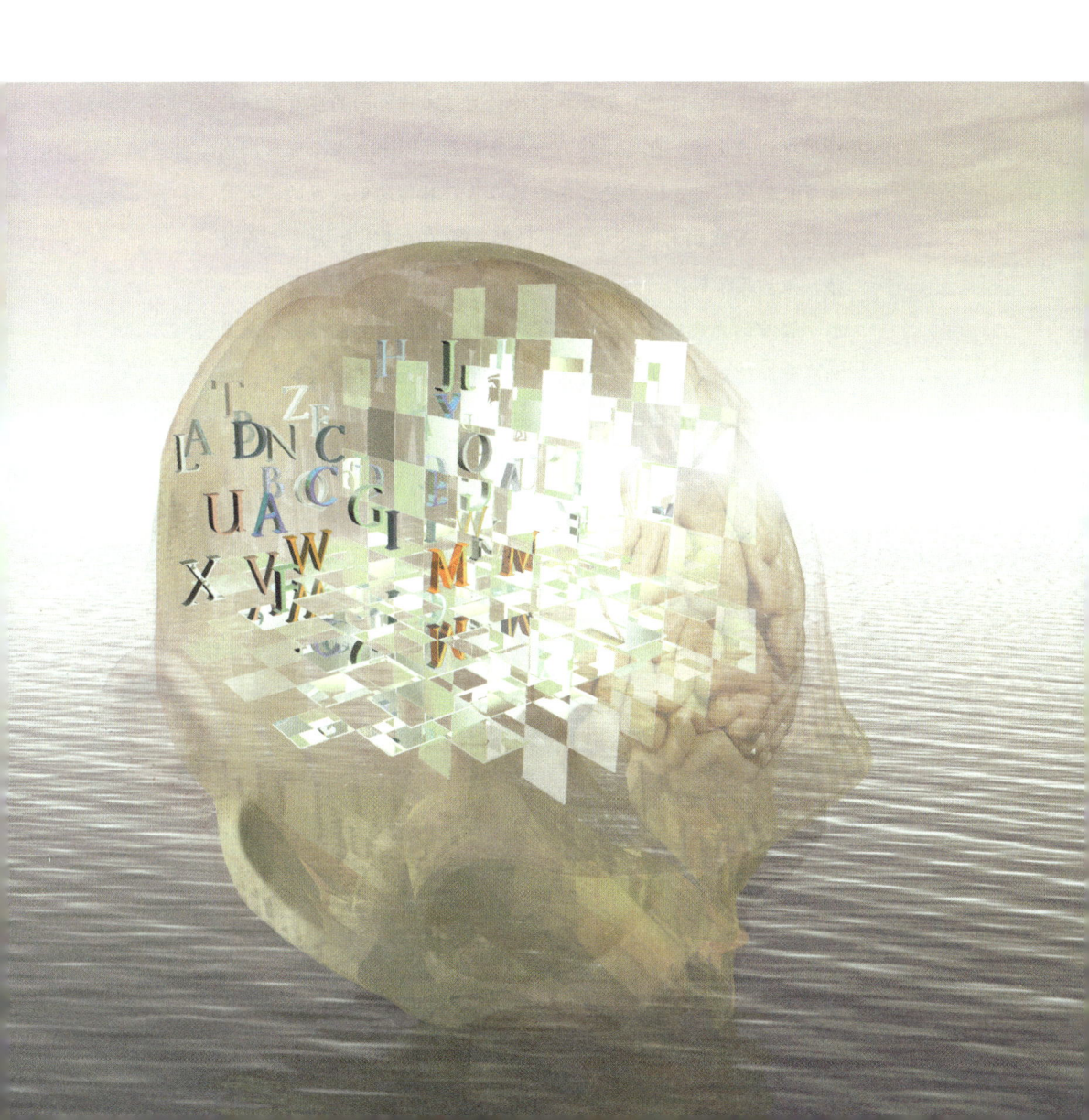

就如每一个脑细胞都伸展出去与其他细胞接触，每一个大脑也是为了与它的同类沟通而设计的。我们有能够体会他人想法的能力，无论是透过直觉还是语言，都让人类与其他物种相比，具有独特的优势。这使我们在我们称之为"文明"的高度有组织的蜂巢中创造生活，也可以作为一个物种团结起来，在全球范围内改变我们的环境。语言使我们能够以各种独特的创造性的方式处理想法，而我们对他人心智状态的了解，也使人际关系变得复杂、微妙又深刻。

语言的发展从根本上改变了大脑的面貌，因为它吞并了原来为感觉和运动而产生的大片皮质区，使两侧大脑变得不对称，最终把人脑和其他动物的大脑区别开来。

沟通是大多数物种生存的必要条件。生物之间绝大部分的信息交换是通过潜意识传达的。例如：激素从一个动物的器官传到另一个动物的鼻子，也将领土主权和性成熟可交配的信息同时带到；反射性地竖起的耳朵和眼球的转动，在动物群体中无声地传递着危险信号；蜜蜂的复杂舞步受到了某种神秘的遗传主导，可以为它们指出蜂巢到花粉团的路径。

毫无疑问，以前所有生物的交流仅限于对他人行为或外表变化的反应，就像对其他环境信号发生改变的反应一样。很擅长解读这类变化的个体就会占有更大的优势。如果你的邻居听到草丛中有沙沙声，而你能根据他的反应立刻采取行动，那么你的存活率就会大于自己听到声音后再逃跑，因为你比猎食者快了一步。同样，有些动物会做出巨大而明显的反应动作，这就会给跟在其身边或与之交配的动物带来更高的生存机会，使它们的基因可以传递下去。所以，按照达尔文的自然选择理论，动物会不断改进它们的沟通方式，直到所有的家族成员都能很快地解读彼此细微的面部表情、身体动作或可见的生理改变。

有些物种在其演化的某个阶段将交流更往前发展了一步：开始有意地进行沟通，而不再仅为了某个生存目的。这带来了各种各样的生存利益。假设你是一只狗，拥有一窝活泼的小狗，你想让其中一只小狗不要一直在你背上跳。你可以咬它，这样做很可能有效，但也很可能因为伤害到它而影响它和你的基因传下去的机会。所以你可以采用责骂的方式，同样能起到警告的作用，却不会带来危险。与此类似，马、狗、鱼等动物都能假装战斗姿态来吓退潜在的侵略者。如果它们做得足够令人信服，就可以成功避免一场恶斗，从而使自己的生存概率不受威胁。

人类的祖先由于可以自由地直立行走、双手被解放出来，所以发展出一系列特别有用的手势。它们目前仍然发挥着强大的作用，而且通常比语言更有效：不信的话，试试看不借助手势单纯用语言解释什么是"螺旋"，或是只用语言来表现法式耸肩的动作。除了辅助语言表达之外，当语言难以做到时，手势可以作为其后备手段加强表达。*聋哑的孩子在没有学习手语之前，会自己发展出一套手势来沟通，他们还会把手势串在一起形成句子。不过，这些孩子并没有发展出结构性的语言，因此无法跃入抽象思维的世界。所以他们必须学会正式的手语，也就是一种和语言一样有规则和结构可循的表达方式。

手势被"正式的"语言所取代，大约是 150 万年到 200 万年前的事。语言的发展给了人类一个将自我提升到更高意识层次的工具。透过摆姿势、模仿等方式进行的沟通，提供了从此时此地的具体世界——一个小狗受到伤害、勇敢的马被攻击的世界——上升到更高层次的第一个跳板，因为它创造了转变到抽象世界的可能性。但是，以这种方式可以想出的选择范围非常有限。相比之下，语言开启的是一个拥有无穷可能性的宇宙。

想象一下，如果没有语言，你的记忆会是什么样子？假设你需要记住香蕉是很好吃的食物，你不能把真实的水果储存在你的脑海里，能够储存的只是一种感觉的印象：形状、颜色、表皮的光滑触感和香甜的气味。下一次当你再遇见长形、光滑、黄色，

---

* 这点目前仍存在争论，芝加哥大学的戴维·麦克尼尔（David McNeill）认为，手势本身就是语言。——译者注

有着香蕉味道的东西时，你会把它和记忆中的感觉印象进行比较，然后知道这是个好东西。

关于记忆是如何储存下来的，这是一种非常粗浅的解释方式——无论有没有语言，而且到目前为止都还适用。但是，假如你想通过回忆香蕉来给自己一些愉快的感觉，该怎么办呢？你如何把一个感觉记忆带入意识？假如没有符号——例如名字，你就没有办法把一个物体从储存记忆的地方提取出来。也许可以用感觉作为提示，比如一闪而过的黄色，但是主动提取会变得困难很多。一旦可以给事物贴上标签，你就可以把你的心智组织成一个档案柜，将外界事物的各种特征收藏起来。这样一来，你就能按照自己的意愿对它们进行抽取、调换、更改，并且在这个过程中不断产生新的想法。这种做法提供了一个模板，在这个模板中，想法可以被赋予秩序和结构化，使原本模糊不清的概念变得有序和稳定。因此，这也提供了一个模式来处理抽象的概念，如诚实、公平、权威等。

这些曾经针对物种的做法，同样也适用于个体。神经科学家奥利弗·萨克斯在他那本关于聋人社区及其语言的《看见声音》（*Seeing Voices*）一书中，讲述了一个在没有手语的环境中长大的失聪男孩：

"约瑟夫可以看、分类、辨别和使用东西……但是他似乎无法超越这个范畴，记不住抽象的概念，也不能反思和计划。对于几乎所有事物，他都只能从字面上去解释，不能有效地利用影像、假设或可能性，也无法进入想象或比喻的世界。"

一旦你能跳入想象的世界，就不再受你创造出来的心智概念所束缚：道德、正义、上帝等。然后，你再把这些想法与他人沟通，就能创造出一个社会架构：行为准则、法律制度、宗教等，使你的崇高理念得到切实的表达。这些是永远不可能靠低吼或手势来实现的。

大脑的语言区主要位于左脑，大约在耳朵上方。主要分为三区，第一是韦尼克区，使我们的口语易于理解；第二是布罗卡区，负责将语言说出来（可能也包含一个"语法模块"）；第三是角回，与意义有关。

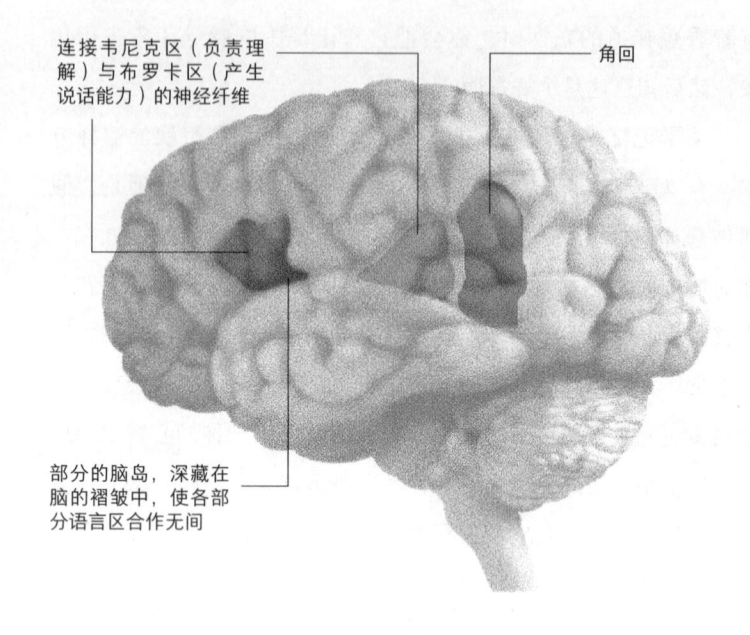

连接韦尼克区（负责理解）与布罗卡区（产生说话能力）的神经纤维

角回

部分的脑岛，深藏在脑的褶皱中，使各部分语言区合作无间

语言的出现至今还是个谜，但大脑本身为此提供了一些线索。主要的语言区位于左脑的颞叶和额叶。假如由上往下观察大脑的水平切面，你会看到左脑的这些区域有明显的单侧凸起，而右脑相应的区域则负责处理环境中的噪声和空间位置：音乐的节奏和旋律作用在这里，物体在外部世界的"什么位置"也是由这里记录的，还有细致的手部运动，包括手势（但不包括正式的手语），都在这里进行处理。除了有些灵长类似乎出现了一点演化的萌芽之外，其他动物并没有语言区。相反，它们的左右脑或多或少是对称的，它们自己发出的声音与环境中的声音，都同样是在两侧脑进行处理的。

语言发展的区域也与处理感官刺激的更深层次的大脑结构有着丰富的连接，这正是不同感官印象——尤其是触觉和听觉储存的印象，交会在一起并重新组合形成连贯记忆的地方之一。假设人类的直系祖先与今天的灵长类在大脑上有着相似的设定，那么语言似乎是从好几个不同的重要功能汇集之处发展出来的。或许能人（*H. habilis*，可能是最早发展出语言的原始人）的大脑已经开始扩大，并在颅内被压缩，使拥有不同技能的邻接区域逐渐融合。声音会与手势联系在一起，手势又会和感官记忆整合成一体。尤其是语言的演化可能得益于一种特定的基因突变。许多灵长类都有这种被称为FOXP2的基因，但是人类的FOXP2表达的蛋白质在氨基酸链上有两处不同的连接。从实验室培养的脑细胞中可以看到，这两处微小的分子差异改变了至少116个基因的活动，其中有很多基因与神经元的发育，胶原、软骨和软组织的制造有关。这反过来又证明，蛋白质会帮助塑造大脑和发声器官，使语言的发展变成可能。

一旦语言占据了主导地位，很快就吞并了左脑的大部分区域。它扩展得如此迅速，把视觉功能推到了后面，占用了大多数原来属于空间能力的脑区。当然，视觉与空间感仍然是非常重要的功能，它们在右脑保留了原来的领地。这是脑功能侧化的开始，人类的大脑在功能上变得不对称，这在所有物种中是独一无二的。

语言工具

对脑来说，语言最重要的地方，不在于它是一种沟通的工具，而在于它是有一定规则的交流方式。所以，左脑语言区既不处理肢体语言，也不处理尖叫、叹息和喘气声。不过，正式的手语是在左脑语言区进行处理的。尽管它没有我们普遍认为的语言的组成部分——词汇，却具有语言的结构，而结构和规则正是大脑所在意的。

构建和理解结构化语言的技能，与一般的智力截然不同。它的发展与重要和复杂思想的出现并不一致。相反，它似乎至少在任何想法出现之前就已经存在了。正因为它是在这样一个基本层面上建立起来的,一个正常的孩子只要在"恰当"的时间接触少量的语言,就可以在所有复杂性中学会它。

有些人说的话比他们所要传达的理念堂皇许多,他们可以滔滔不绝地发表长篇大论,但是没有任何内容。我们中的大多数人都会认识一些这样的人,他们看起来伶牙俐齿,能够毫不费力地流畅表达,但实际上什么也没说。乍一看,你可能会认为这些人很擅长社交,甚至很有天赋,但是认识久一点便发现,他们空虚而没有内涵。

这种情况的一种极端形式就是威廉斯综合征(Williams syndrome)。亚历克斯便是一个相当典型的例子。他不像其他孩子那样牙牙学语,到了一定的年龄也叫不出"爸——爸,妈——妈"。在 3 岁那年,他出现了智障的征兆,而且依然没有开口说话。

然而,到了 5 岁那年,亚历克斯终于开口了,而且是一鸣惊人。那是很热的一天,亚历克斯在医生的候诊室中感到很无聊,最后决定摇摇晃晃地过去研究桌上那台电风扇。他的母亲把他拖到安全的地方,但是他又走回去,并且把手指伸进电扇的栅栏间。接待员看到后立刻关了开关。这让亚历克斯很不高兴,马上又把它打开了,于是接待员索性走到墙边拔掉了插头。几分钟之后,亚历克斯爬到插座前,再次把插头插回去。最后,接待员不得不把电线拉到他接触不到的地方。亚历克斯显然非常不高兴,他扳弄开关,拨动电源,又多次用力摇动电风扇的底座。每个人都等着看他大发脾气,想不到他竟开口说出了人生的第一句话:"老天爷!这台电风扇坏了!"

从此以后,他的嘴便没停过,说出来的全都是完整的、大人式的语言,好像这些话早就储存在那里,只是等待合适的时机爆发出来。当他 9 岁时,他的词汇量,对语法、句法、语调和强调语气的掌握不输任何成年人。从那以后,他一直非常自信和外向,在房间里走来走去的风度仿佛一位经验丰富的外交官在出席鸡尾酒会。然而，就内容来说，他的谈话内容从来没有比他那天对电风扇的观察更重要——恐怕也永远不会进步。

威廉斯综合征是基因突变引起的，患者会出现显著的智力低下和其他身体缺陷，并拥有卓越的语言能力。尽管他们有很强的直觉，富有同理心，平均智商却只有50—70，与唐氏综合征的程度相当。假如请一个患有威廉斯综合征的10岁孩子去橱柜里拿两样东西，他们会搞不清楚状况，把错的东西拿回来。他们可能也不会自己绑鞋带，算不出15加20等于多少。假如你请他们画一个人骑自行车的样子，他们通常会画出车把、踏板、车轮、链条等分散四处的混合物，完全不像一辆自行车。假如你请他们在两分钟内尽可能说出所有能想到的动物名称，可能会得到长长一串名单，包含了想象的、真实的、稀有的、濒临灭绝的各种动物。例如有个小女孩列举了暴龙、恐龙、斑马、朱鹭、牦牛、无尾熊、龙、鲸鱼和海马。

威廉斯综合征患儿是停不下来的话痨，常跟陌生人说个没完。他们不断讲述冗长而富有表现力的故事，话语间充满了古怪的感叹词，而且不断引述他人的话：

"……于是她跟我说：'噢，糟糕！我把蛋糕忘在烤箱里了！'我跟她说：'天哪！*今天的下午茶肯定要搞砸了！'她则说：'我想我得马上回去，看能不能在完全烧焦之前抢救它。'我说：'好啊好啊！'"

他们可能很会说话，但是内容通常是很平淡、琐碎的，而且有时完全是虚构的，是自己编出来的故事。他们并不是想骗人，这些虚构也不是为了得到什么物质上的好处。对他们而言，这只是语言，与其说它是传递信息的工具，不如说它是一种在自己和

---

* 原文：Heavens to Betsy！这是一个文具品牌的名字，商标图案为一个两手上举、满脸惊讶的小孩，由此可见威廉斯综合征患儿的词汇很丰富。——译者注

他人之间建立联系，并维持亲密关系的方式。

镜像神经元

了解并且亲近他人是所有正常人的核心需求，对所有依赖群体合作才能生存的物种来说，这也是它们最主要的需求。这一点是如此重要，以至于在智力之前便已经演化出来，因为智力的发展需要有意识地寻求合作。事实上，这似乎直接建构在哺乳类的大脑中。

驱使社会合作的机制之一——或许是最重要的那个，就是镜像神经元系统。镜像神经元是当一个人（或动物）做某个动作，或当他们观察其他人（或动物）做这个动作时，被激活的大脑细胞。对情绪和思想进行编码的神经细胞也会产生类似的效应——当一个人感受到某种特别的情绪或想到某个特定的念头时通常会活化的神经元，在从其他人那里察觉到同样的情绪或念头时也会活跃起来。镜像神经元的作用，以及广义的情绪和思想的"镜像"作用，为观察者提供了一个立即、直接、自动化的认知，让我们了解别人在想些什么。例如，当你看到一个人在搬很重的东西时，你的大脑中本来要产生搬东西这个动作，并且使你感受到重量的镜像神经元会活跃起来，所以你会觉得好像自己也在搬重物——尽管可能非常微弱。因此你根本不必去猜想别人的感觉是什么，你从自己的即刻体验中马上就找到了答案。

这种很直觉地知道他人的感受或在想什么的能力，被认为是模仿和同理心的基础。这是为什么我们只要看别人怎么做，就能学会自己做；在看到别人受苦时，我们不只是知道，还可以感受到对方的痛苦。镜像神经元可能在道德的发展上也起到了重要的作用。

镜像神经元是在 1995 年被意外发现的。意大利帕尔马大学（University of Parma）的贾科莫·里佐拉蒂（Giacomo Rizzolatti）

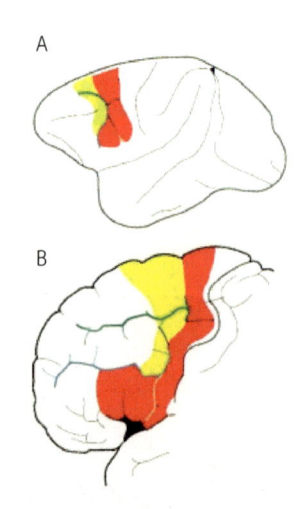

A. 镜像神经元最早是在猴子的前运动区被发现的。
B. 在人类的大脑中，它向前延伸到额叶，而额叶与情绪和意图有关。

带领其团队，试图找出猴子在做某个动作时，大脑运动皮层的哪些神经元会活跃起来。有一天，他们把电极插入猴子的前运动区，想找出当它拿取食物时，哪些神经元会变得活跃。在实验的间歇，一位稍微感到饥饿的研究人员拿起一块猴子的食物放进嘴里，就像猴子平时会做的那样。

此时猴子并没有做任何动作，它只是在看着人拿东西吃。但是突然间，设备记录到了一些大脑皮质细胞的活动，好像它自己在拿东西吃一样。研究人员并没有把这些神经元的活化归结为仪器出了故障——尽管这可能很容易发生，而是继续在猴子面前做了很多其他动作。他们发现，每一次，那些猴子做某个动作时会发放的神经元，在它看到有人做同样的动作时也会被激活。

镜像触摸

镜像神经元使我们知道当另外一个人在做某个动作时的感觉，以及当他们被触摸时会有怎样的感受。在一项研究中，受试者的大脑分别在他们自己的腿被触摸，和观看他人的腿被触摸时接受扫描。

右图显示的，是真正被碰触和看别人被碰触时，大脑活化区域重叠的地方。红色代表仅仅在左腿或右腿被碰触时活化的脑区，蓝色代表仅仅在看到别人被碰触时活化的脑区，白色则是被碰触和看别人被碰触时都会活化的脑区，也就是镜像区域。在这个实验中，镜像神经元好像只存在于左脑，但是在其他的实验中则是左右脑都有。

另外还有一个聪明的实验告诉我们，镜像神经元甚至可以让我们自动了解他人的意图。在这个实验中，研究人员向受试者展示了一只手在两种不同的情境下抓握杯子的照片。其中之一是桌上整齐地排着刀叉和餐巾，盘中有新摆放的饼干；另一张则是

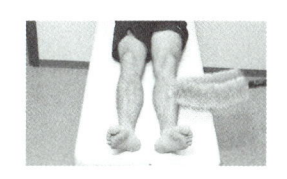

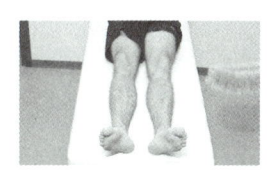

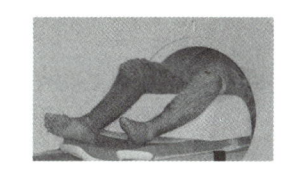

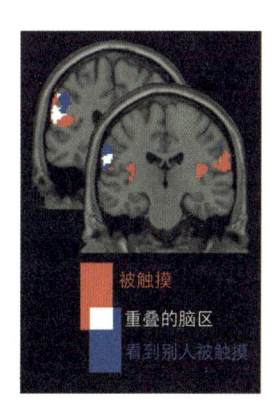

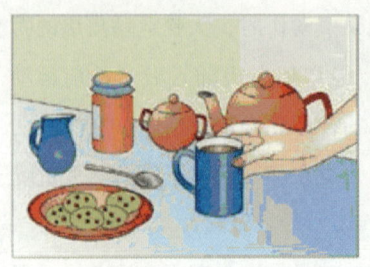

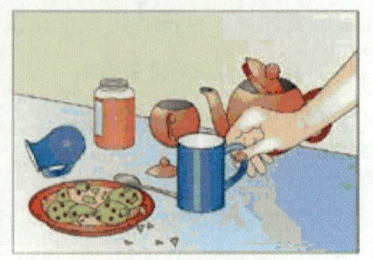

桌上杯盘狼藉，到处都是饼干屑。当受试者看照片时，研究人员扫描他们的额叶皮质——大脑赋予动作意义的地方，而不是单纯进行模仿。结果发现，两种情境下活化的神经元不同。这意味着，虽然两张都是一只手正拿着杯子的照片，但是大脑对这两个动作的理解是完全不同的：第一张照片里这只手正拿起杯子准备喝水，第二张照片里的手则准备拿杯子去洗。因为大脑对同一个动作背后意图的解释不同，所以活化的神经元也不相同。

用眼睛说话

> 人们都是用眼睛彼此沟通的，不是吗？他们在说什么？——一位患有阿斯伯格综合征的受试者问。

孤独症在很多方面都是威廉斯综合征的镜像。如果说威廉斯综合征的患者忙着把不相关的和想象中的事件组合成连贯合理的故事，那么孤独症患者眼中的世界则是支离破碎、陌生疏离的。他们无法与外界沟通，有时是难以进行有效沟通，有时则是根本不想。

有一系列情况都可以被归类为"孤独症"。一种极端情形是，患者唯一可见的身体功能是连续不断地摇摆，而另一种极端则是患者有高智商、成功的个人事业和正常的家庭生活。有一部分患者还拥有卓越的绘画、计算或弹奏乐器的技能，但是智商非常低。不过，他们有个共同的特征就是缺少同理心：孤独症患者无法直观地理解，他人的大脑可能包含与他们完全不同的世界观，他们也完全无法"进入"另一个人的大脑。

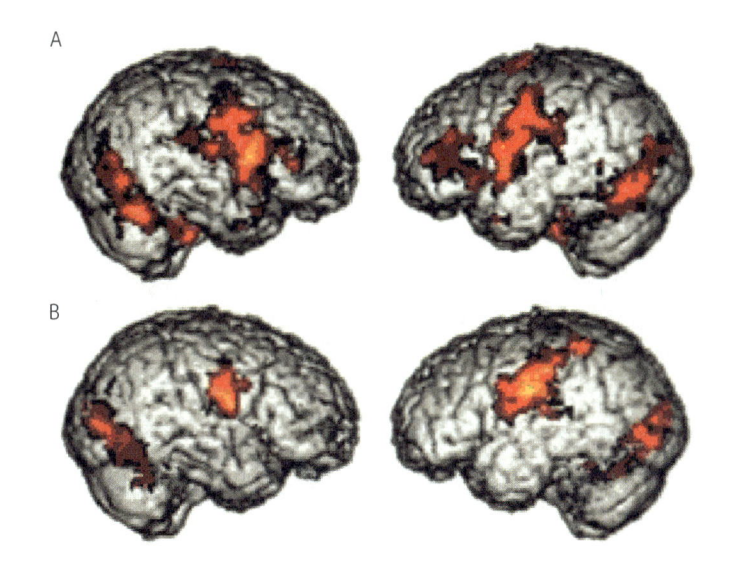

A. 正常大脑的活动情况，包括额叶的镜像神经元活动。
B. 孤独症患儿大脑活跃程度降低的情况。

  有些大脑影像研究（颇具争议地）显示，孤独症患者不懂得别人心中在想什么，即心盲（mind-blindness），可能有一部分是因为镜像神经元系统缺陷。有一项研究是对高功能孤独症患儿和对照组的镜像神经元活动进行观察，在他们模仿和观察情绪表情时，通过 fMRI 扫描他们的大脑。虽然两组表现得同样好，但孤独症患儿额叶中处理情绪的区域几乎没有镜像神经元活动的迹象。症状越严重的患儿，大脑中镜像神经元的活动就越少。

  另一项研究显示，在成年的孤独症患者中，与镜像神经元活动有关的皮质区域比对照组薄了许多。这种情况是很有道理的：孤独症是一种沟通缺陷，患者无法与他人分享感觉、信念和知识。

  知道他人心中在想什么的直觉能力叫作"心智理论"（theory of mind）。一位孤独症患儿的父亲讲述的一个令人心酸的故事，能够简单地说明这种能力——或者更确切地说，这种能力的缺失。患有孤独症的孩子不会自动了解欲望要受到规约，对他们来讲，需求必须立即得到满足。所以，他们在想要某样东西的时候就会伸手去抓。故事中的孩子就是这样，想要什么就直接去拿。

第 6 章 跨越演化的鸿沟 229

他的父亲花了很大精力，不厌其烦地教他不可以自己拿取饼干，必须在指出想要的东西后，等大人拿给他。总的来说，这很有效，孩子基本上很快乐地生活在这条以及其他规则之下。不过每隔一阵子，他都会无缘无故地大发一顿脾气。

有一天，这位父亲正好从窗外看到他的儿子一个人站在房间里，用手指着放饼干的橱柜。鉴于孩子对窗外的情况完全不知情，这位父亲决定站久一点，看他会怎么做。只见男孩在无望地指着橱柜 5 分钟后开始不耐烦，10 分钟后变得心烦意乱，到 15 分钟时就全身蜷缩、哭叫打滚。这孩子显然在等待别人拿饼干给他，但是他不知道如果房间里没有愿意帮忙的成年人，他指再久也没有用。他无法理解，指东西的目的在于告诉别人他想要什么，是把自己的想法传递给他人。而他之所以无法理解，是因为他根本就没有"他人的心智"这个概念。

虽然我们都把它视为理所当然，事实上，一个人能够有"心智理论"的概念是个相当复杂的情形。首先，你必须意识到你是与你的思想、感情和体验到的知觉有所区分的个体。你必须能把心中的观点投射出来，然后把自己视为存在于世界上的一个物体。一旦你可以做到这个观念上的巨大跳跃，你还必须意识到世界上的另外一些物体——那些看起来有知觉的人和动物——其实和你一样，脑袋里有着丰富的经验。

对正常人来说，这些观念上的困难工作都是潜意识的过程。唯一需要动用到新皮质来进行这个过程的，就是孤独症患者。下面这个实验就是伦敦惠康认知神经研究所的心理学教授尤塔·弗里思（Uta Frith）、弗兰切斯卡·哈佩（Francesca Happé）和她们的同事共同完成的。

实验中，研究人员让一组正常人在阅读文章后接受 PET 扫描，文章有两个版本。第一个版本是：一个小偷刚刚偷了一家店，在他跑回家时掉了一只手套。有个警察正好看到，便在后面大喊："喂！

你！站住！"警察并不知道他是小偷，只是想告诉他东西掉了。小偷转过身来看到是警察，马上就放弃了。他高举双手，承认自己刚刚在本地的一家商店里偷窃。

第二个版本是：一个小偷潜入一家珠宝店，很有技巧地打开了锁，躲过了电子监测器。他知道如果触到红外线，就会警铃大作。他蹑手蹑脚地打开了储藏室，看到闪闪发亮的珠宝。当他走进去时，踩到一个软软的东西。这时，他听见一声尖叫，一个小而有毛的东西径直从他身边跑出店门，警铃立刻大作。

读完每一个版本的故事之后，受试者都会被提问，同时接受脑部扫描。针对第一个版本的问题是"为什么小偷会投降"，针对第二个版本的问题是"为什么警铃会大作"。第一个问题需要受试者能够了解小偷心里是怎么想的，而第二个问题只需要一般的常识即可。

大脑扫描显示，正常受试者在回答这两个问题时，用到的是截然不同的脑区。需要评估别人会怎么想时（即第一个版本里小偷的误解），被激活的是前额叶中间的一个位点，这里也是大脑演化程度最高的区域之一。受试者回答第二个问题时，这里并没有被激活。

读故事时被激活的前额叶区域，与大脑的许多其他区域都有广泛的连接，尤其是要读出故事"字里行间"背后的意义时，负责提取储存信息和个人记忆的相关脑区。这种能力与心智理论有密切的关系，也是孤独症患者所完全缺乏的。

第二种脑成像研究显示，孤独症患者缺少这些能力的原因，可能是大脑中激活这些技能所需的关键区域没有启动。在这项实验中，一组阿斯伯格综合征患者也在读完两个版本的故事后接受大脑扫描。阿斯伯格综合征是孤独症的一种，患者拥有正常或偏高的智商。当然，这些受试者在回答需要了解小偷想法的问题时比正常人的速度慢一些，但是他们最终会有答案。不过，他们在回答第一个问题时所用到的脑区和正常人有极大区别，在正常人的实验中定位到的前额叶区域完全没有被激活，反而是其下面的部分变得活跃。从已有的研究结果得知，那里与一般认知能力有关。

这个结果表明，阿斯伯格综合征受试者若要知道小偷的想法，使用的是我们负责解决类似第二种直接因果关系问题的大脑模块。他们是用解填字游戏的方式去逐一寻找线索。*

除了不能凭直觉解读他人的想法之外，阿斯伯格综合征患者在理解他人的肢体语言和面部表情方面的能力也非常差。剑桥大学实验心理学系的西蒙·巴伦-科恩（Simon Baron-Cohen）找到一位很有天分的女演员，她可以准确表达出很多心智状态。他们拍摄了她表演10种基本情绪（如悲哀、快乐和愤怒等）及10种复杂情绪（如狡诈、羡慕和感兴趣等）的照片。然后，他们将整张脸和只有部分脸（眼或嘴）的照片分别给正常人和阿斯伯格综合征患者看，请他们判断是何种情绪。

结果显示，似乎存在两种不同层次的情绪解读，分别用到不同的机制。要判断基本情绪似乎要读取整张脸，只看眼或嘴是不够的。然而，当情绪变得复杂时，正常人无论看整张脸，还是只看眼睛，都不会影响他们很容易地做出正确的判断。这显示达到一定程度的复杂性后，新的沟通方式就开始发挥作用了，即巴伦-科恩所谓的"眼睛的语言"（language of the eye）。阿斯伯格综合征患者似乎不懂得这种语言。显示基本情绪时，他们可以和正常人一样做出判断，但是当情绪变得复杂后，他们就不知该怎么解读了，并且会在只看到眼睛时尤其感到困惑。

一旦知道他们的大脑中发生了什么，我们就很容易明白为什么孤独症患者反应很慢，相处起来令人恼火了。据统计，目前每300人中就有1名阿斯伯格综合征患者（几乎都是男性），但

---

* 填字游戏是报纸娱乐版常有的字谜，横向和竖向的答案会共享某些字母，玩者依提示填入最恰当的答案。——译者注

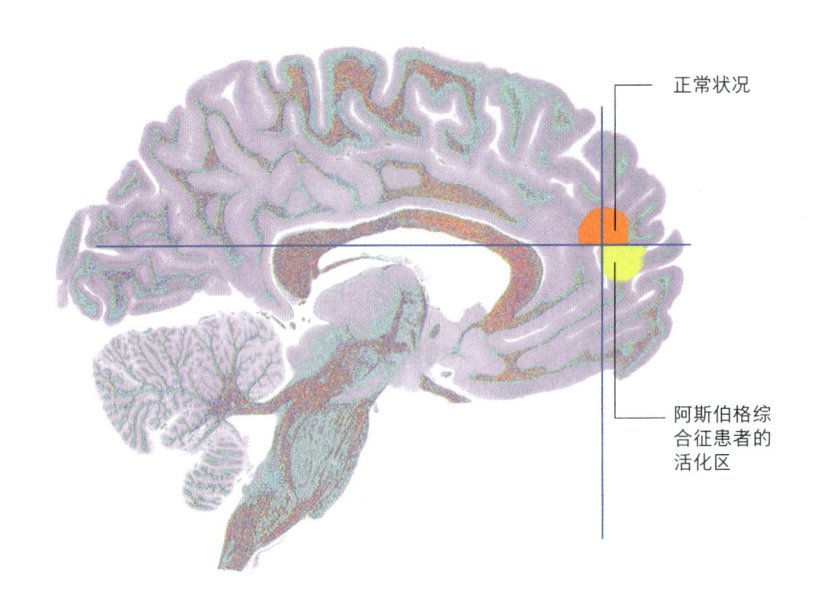

脑部扫描图显示，当正常人读到一个与推断他人心智状态有关的故事时，左前额叶内侧皮质会亮起来（图中高亮区顶部）。但是阿斯伯格综合征患者读同样的故事时，亮起的是不同的区域（在正常人的下方）。

正常状况

阿斯伯格综合征患者的活化区

是其中大多数人都不太可能被正式诊断出来，因为他们的智力可以弥补直觉的缺失，替他们进行遮掩。尽管如此，他们的行为都很奇特：通常会固守一定的做事方式，完全不能有一点变更，而且非常沉迷费时又费工的爱好，一般包括收集或分类等。在社交方面，他们是彻头彻尾的失败者：他们听不懂讽刺人性弱点的笑话，也不会被闲话所吸引。他们可能会滔滔不绝地讲几个小时别人完全不感兴趣的话题，也可能在宴会逗留太久，还可能在别人说话时打盹。幸运的是，他们不会觉得困窘，因为他们通常意识不到别人可能会怎么想。

一些有孤独症倾向的人取得了很高的成就，他们的奇怪之处可能只表现在喜欢独处、缺少同理心和一心一意追求自己的兴趣等方面。许多非常成功的学者都被认为属于这一类。

虽然在大多数轻微孤独症的患者看来，独处显然更自在，但是他们通常有强烈的意愿去遵守社会习俗，其中一些人还结了婚。想要维持任何伴侣关系中的亲密度，很重要的一点是能看透

第 6 章　跨越演化的鸿沟　233

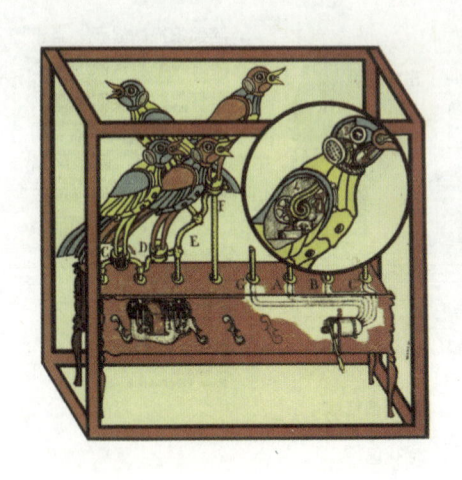

对方的心，知晓对方的意，因此那些与阿斯伯格综合征患者结婚的人常会觉得自己的婚姻中少了某些基本性的东西，即使他们并没有意识到那究竟是什么。精神科医生约翰·拉提（John Ratey）在《人人有怪癖》（*Shadow Syndrome*）一书中曾引述苏珊的话，她的先生丹就表现出典型的阿斯伯格综合征特性：

"我感到最困难的，是一旦有情绪上的问题或有不好的事件发生时，丹会做出不合时宜的反应。昨天我发现没有得到申请的工作，我感到很不安，难过地哭了。丹用小男孩般的声音说：'噢，下次会有更好的运气！'然后就继续谈别的事情。有一次我受到很大的打击，丹只是说：'噢，我们去游泳好吗？'我知道他不是故意的，他本来就是这样，没有办法改变。但是在婚姻中，我有时觉得非常寂寞。"

动物的声音，包括鸟鸣等，都和语言不同。它们在很大程度上是天生就设定好的，而且是从无意识的脑产生的。

音乐

音乐通常被认为是上天对人类得天独厚的恩赐，似乎是少数几种我们仅仅出于喜欢而做的事情之一——一个纯粹享乐主义的蛋糕上的糖衣。最近有越来越多的证据显示，基因塑造了我们的大脑去创作和理解音乐，就像形成语言一样。5个月大的婴儿就可以听出音乐中声调的微小改变，等到8个月大时，他们已经可以熟记一般旋律。假如一首熟悉的歌曲中有一个音符发生了变化，他们都会显露出惊讶。

到现在为止，没有任何一种作用机制是关于无目的功能如何演化出来的。所以，音乐曾经一定有某些能够帮助生存的益处，并且最可能的原因，就是音乐是沟通系统的原型。支持这个观点的事实是，即使地球上最无智能的动物都会欣赏音乐。

不久前，俄亥俄州的心理学家亚克·潘克赛（Jaak Panksepp）播放各种音乐给鸡听，然后观察它们的反应。在所有的乐曲中，摇滚乐团平克·弗洛伊德（Pink Floyd）的专辑 *The Final Cut* 引起的反应最明显。这些鸡耸起它们的羽毛，头慢慢地从一边摇到另一边，给人一种像伍德斯托克（Woodstock）露天音乐节上的过时嬉皮士的强烈印象。

潘克赛认为，鸡毛耸起来的反应，相当于人在听某些音乐时感到的激动和兴奋。那是几乎每个人都知道的感觉：一种毛发竖立、起鸡皮疙瘩的狂喜状态。

最常被提到能够引发激动的特定音乐时刻是和声的突然改变，或是先设定对曲调的预期，曲谱却没有这样进行，反而推迟，甚至反其道而行之等。在这种时刻，情绪的模式是放松—兴奋—紧张—发泄—放松。

除了使我们头皮发麻、不寒而栗之外，音乐还可以讲故事，促使我们脚痒想跳舞，令我们感到快乐、积极或悲伤，以及帮助我们入睡。在超级市场里，音乐还可以影响我们决定买哪一种葡萄酒。

大脑需要做很多工作，才能把冲击到耳膜的声波构建成音乐。对于传入信息的每一个部分，包括音调、旋律、节奏、位置和音量大小等，大脑都是分开处理的，最后才组合在一起，并融入它们引起的任何情感反应，使之成为我们感受到的音乐。在这个过程中若出现缺失，就会导致各种程度的音乐辨识不能症——一个人可以把每一个音都听得很清楚，却不知道在演奏的是《铃儿响叮当》（"Jingle Bells"）还是《1812 序曲》（*1812 Overture*）。他们也无法听出两个音的差别，或听不出弹错的音。但是，这些人几乎总是能够判断曲子是快乐还是忧伤的。这是因为音乐在边缘系统的处理是平行的，并且边缘系统只注意到它的情绪部分，再给出粗略的评估。情绪激动的效应可能主要来自这种潜意识的

/本文作者/

V. S. 拉马钱德兰
（V. S. Ramachandran）
加州大学圣地亚哥分校大脑与认知中心（Center for Brain and Cognition, University of California, San Diego）主任

本文旨在探讨：语言是由一个复杂的、高度专门化的"语言器官"来调节的吗？这种器官是像乔姆斯基所宣称的那样，凭空出现且为人类所独有吗？还是有一些更原始的手势沟通系统已经存在于我们的大脑中，为口语的出现提供了脚手架？

寂寞的脑

里佐拉蒂发现的镜像神经元可以帮助我们解决"语言器官"这个古老的谜团。有了镜像神经元的机制，你就有基础可以了解人类心智中许多非常神秘的方面：读心术、同理心、模仿学习，甚至语言的演化等。任何时候你看到别人在做什么（甚至准备开始做一件事），你脑中相对应的镜像神经元就会活跃起来，这使你可以"阅读"和理解他人的意图，进而发展出一套精密的"他人心智理论"。

镜像神经元也可以让你模仿他人的动作，从而为复杂的文化传承奠定基础。这种文化传承是我们人类的特质，并把我们从纯粹基于基因的演化中解放出来。此外，就如里佐拉蒂指出的，这些神经元也使你能够模仿，并且可能理解他人舌头和嘴唇的动作。于是，这反过来又为语言提供了一个演化的机会。一旦你具备了这两种能力——读懂他人心智的能力和模仿他们说话、发出同样声音的能力，那么你就启动了语言的演化。你不再需要谈论一种独特的语言器官，这个问题似乎也不再看起来那么神秘了。

这些说法并没有以任何方式否定人类大脑中有特定的语言区域的观点。但我们在这里谈论的问题，是这些语言区域可能是如何发展出来的，而不是它们是否存在。

镜像神经元是在猴子大脑中被发现的，我们如何知道它们也存在于人类的大脑中呢？为了找到答案，我们研究了一种叫作病觉缺失症的疾病。大部分右脑中风的患者都会出现左侧身体的完全瘫痪，所以他们会像预期的那样抱怨。但是，有大约5%的这种患者完全不承认自己的瘫痪，虽然他们的心智正常且清醒。这就是所谓的"否认"综合征（'denial' syndrome）或病觉缺失症。令我们惊讶的是，有些患者不但否认自己的瘫痪，同时也否认他人的瘫痪，即使他们和其他人一样，都能清楚地看到那个人无法移动手臂。否认自己瘫痪就已经很奇怪了，为什么还要去否认别人的呢？我们认为，这种奇怪的现象最好从镜像神经元的受损来理解。这就好像只要你想判断别人的动作，你就必须在脑海中进行相应动作的虚拟现实模拟，如果没有镜像神经元，你就无法做到这一点。

第二个证据来自人类大脑的 EEG 实验。当人们移动自己的手时，大脑的 MU 波会被阻挡并完全消失。我们发现，当一个人在看其他人移动自己的手时，大脑中的 MU 波也会消失。但是，如果他看一个无生命的物体做类似动作时，MU 波就不会消失。

镜像神经元显然不可能是这些演化谜题的唯一答案。恒河猴和猿类都有镜像神经元，它们却没有发展出像人类这样的文化复杂性（虽然最近有研究显示，即使在野外的黑猩猩也至少有文化的雏形）。不过我认为，镜像神经元是必要的，但并不充分：它们在人科的出现和进一步发展中是决定性的一步。原因在于，只要我们有了某些最小量的"模仿学习"和"文化"，这种文化就会反过来产生选择压力，发展出使我们成为人类的额外心智特征。一旦这开始出现，我们就启动了自动催化过程，达到了人类意识的顶峰。

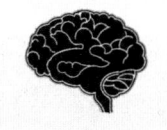

情绪处理，而它不是意识大脑的功能这一点（虽然我们有意识的感觉），或许可以解释为什么鸡也和人一样能够感受音乐。

某些类型的音乐会产生情绪拔河（emotion-tugging）效应的原因之一，可能是它们与动物之间传递情绪信息的声音（但不是语言）很相似。例如通常建立紧张感、使人听得脊椎发冷的乐音序列，与婴儿（包括人类和动物的）被从母亲的怀抱中夺走时的哭声有共同特征。研究发现，在动物中，这种哭声会引发催产素——这是大脑中与亲子联结（parental bond）关系最密切的一种化学物质——水平下降，也会导致母亲的体温降低。当婴儿重新回到母亲的怀抱时，他们会发出"肯定"的哭声[*]，这和乐曲要结束时，最后那种一切都很圆满的乐音很相似。与此同时，母亲的催产素水平也会上升，她的体温重新变得温暖。研究发现，女性对引发激动的乐音序列比男性更敏感，这与上述理论非常符合。

文字与音乐在不同的脑区进行处理。左图显示，当受试者听到一串词语时，左侧的听觉皮质会亮起来。右图则显示，当他们听到音乐时，右侧的听觉皮质变得活跃。左脑的语言中心会分成不同的区域，各自有其特殊的功能。

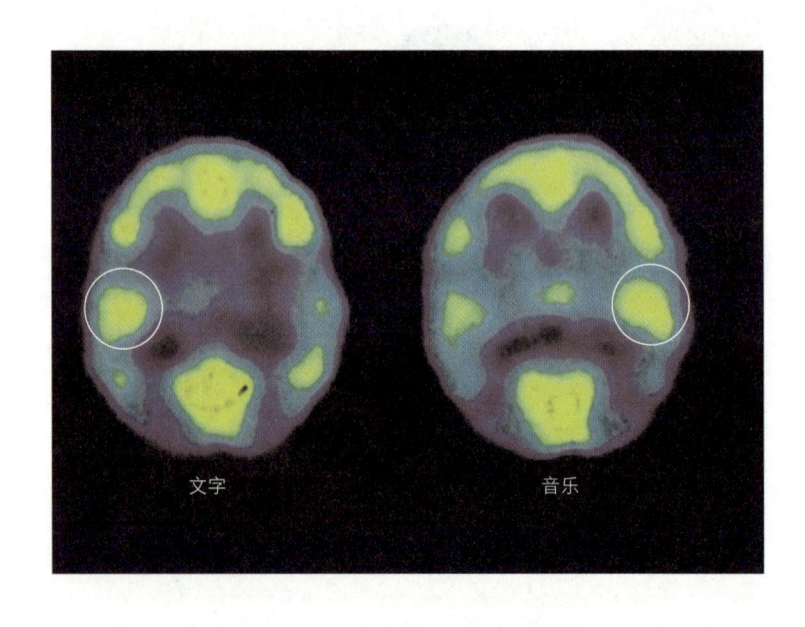

文字　　　　　　　音乐

---

[*] 这种哭声通常都比较小声，即所谓的暗自抽泣，为的是让母亲知道自己刚刚受了委屈，需要母亲的安慰和确定不再被抱走。——译者注

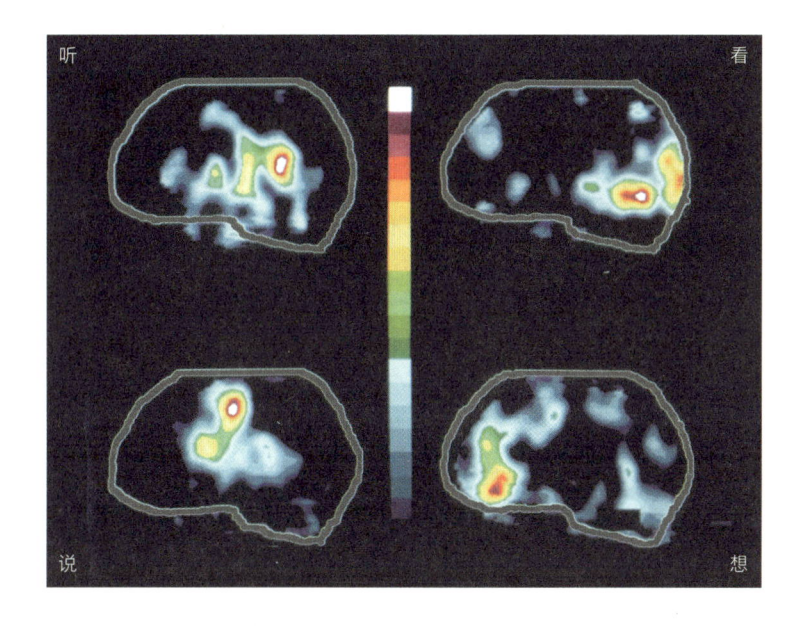

同一个词语会因其呈现的方式不同，而在大脑的处理区域有所不同。左上为听到，右上为看到，左下为说出，右下为想到一个与这个词语有关的其他单词。

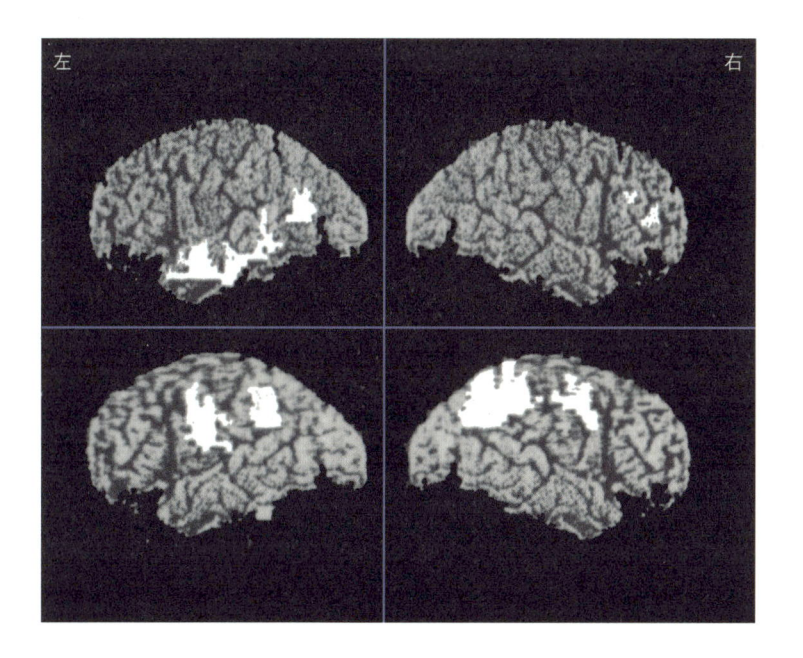

当你看一个词时，可以把它当成语言的一部分，也可以当成它背后所代表的概念。这两种不同的情况由大脑不同的区域发挥作用。上面的扫描图显示的，是一个人在看到某个单词时，要判断它有多少个音节，下图为考虑这个单词的意义是什么。同一个词激起完全不同的脑区活动，包括与记忆检索有关的不同区域。

第 6 章 跨越演化的鸿沟　239

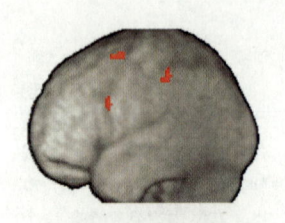

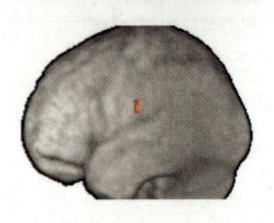

在正常的大脑中，听觉的镜像神经元（上图）比孤独症患者脑中的（下图）更加活跃。

或许，这种情绪反应与颤抖有一定的相似之处，驱使一位母亲去寻回她的孩子。我们在听到乐曲峰回路转时所感受到的情绪，可能也和类似的信号有关。

音乐对人际关系的联结有很强大的作用。研究发现，无论是先天或经过后天训练而对音乐非常敏感的人，都能更快地察觉到语言中所带的声调情绪成分，也有更多的同理心。再一次，镜像神经元可能在这里发挥了它的作用。研究人员发现，让受试者听到日常行为的声音，以及看到他人在做某些事，大脑中活化的区域和他们自己在做这些事情时是一样的。例如，听到别人啃苹果会在听者大脑中激发与他们自己吃苹果时相似的反应。*

就像看别人会引起自己大脑中的镜像反应一样，如果涉及的动作是熟悉的，那么声音的镜像效果最强。在另一项研究中，研究人员在给钢琴家和非钢琴家播放一段音乐的同时扫描他们的大脑。两组受试者大脑的听觉部分都表现出了预期的活化，但是钢琴家在运动皮质中与手指运动相对应的区域也表现出活化。也就是说，钢琴家好像是在"弹奏"，而非钢琴家只是在欣赏。

文字

虽然孩子通常要到两三岁才开口说话，但是他们发出的第一个声音中已经有了语言的印记。对没有经过训练的耳朵来说，婴儿的哭声好像都一样，但是详细的研究表明，这些哭声实际上是在模仿母语的声调。在母亲怀孕的最后几个月，胎儿可以听到子宫外界的声音，并学会模仿。所以，当他们出生后，德国婴儿啼哭的声调是该国口语的典型降调语调，而法国婴儿的哭声是上扬转弯的声调。

---

* 如常言道："见人吃饭喉咙痒"。——译者注

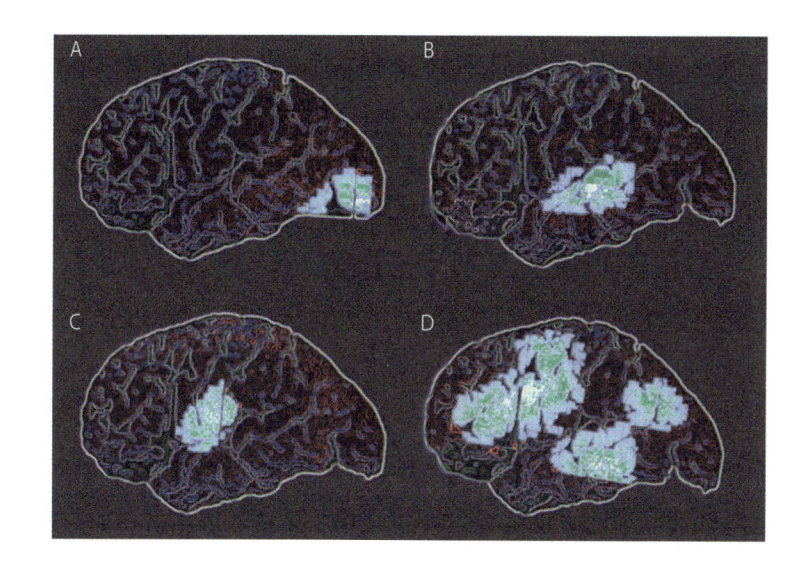

A. 阅读会激活一部分视觉皮质区。
B. 聆听使听觉皮质活跃。
C. 想到某些词使布罗卡区这个发声的中心活跃了起来。
D. 想到一个词并把它说出来,会使很多脑区都活跃起来。

要了解一长串的语音是什么意思,是一件非常复杂的事情。首先,大脑必须辨识出传入的声音是语言,这个最初步的辨识工作可能部分是由丘脑和初级听觉皮层完成的。然后,语言信息被送到语言区进行处理,而环境中的噪声、音乐和非语言信息,例如低吼声、尖叫声、笑声、叹息声、惊叹的"啊"声等,会被送到其他脑区。

我们了解到的关于哪些脑区负责语言处理的知识,大部分来自研究那些因为中风或其他类型的脑损伤而导致语言障碍的患者。一些患者有特殊的症状,例如他们可以很流利地说话,但是不知道自己在说什么,或是可以读却不能写等。

对95%的人来说,语言皮质是位于左脑的,四周围绕着听觉皮质。它的绝大部分分布在颞叶,并且伸入顶叶和额叶。语言皮质的两个主要区域,布罗卡区和韦尼克区,早在100多年前就被发现了。但是脑成像的研究显示,大脑的其他区域也参与其中,包括部分脑岛——这是隐藏在大脑外侧裂(sylvian fissure,大脑皮质的主要标志,将颞叶和额叶区分开)之间的一块皮质组织。

语言区的每个主要区域可能再细分，就像感觉皮质一样，分成许多处理不同功能的次区块。

一旦传进来的声音被鉴定为语音之后，词汇就会被赋予某种意义。同时，信息中间的停顿、不清楚或纠缠在一起的语音，会被分解成单词或短语等独立元素。这两种处理过程是同时间平行进行的（这也是大脑具有平行处理能力的另一个例子），因为声音若没有意义，大脑是无法构建出语言信息的。你可以试着去听外国人以正常的语速聊天，你会发现很难判断句子分别从哪里开始和结束，更不用说分离出从句来了。同样，如果没有架构，也无法得出意义。举例来说这句子里没有标点符号而我相信你已经知道阅读没有标点符号的文章很痛苦而标点符号只是语言结构的一部分如果我把这些词弄得像这样一团混乱漫无章法那你怎么办而要得到意义我就变得很重要。你看吧！*

语言学习过程中，有一种重要的能力必须在很早的阶段就发展出来，那就是分辨快速变化的声音。音素是两个辅音之间的最小差异，如"pa"中的 /p/ 和"baa"中的 /b/，这两个音的差异只在于空气从声带出来时，声带闭合的早或晚，即所谓的"声音开启时间"（voice-onset-time, VOT），只能在不到 1 秒的时间内分辨出来。假如你错过了，就不知道自己听到的是"爸爸"还是绵羊"咩咩"叫了。有人认为，不能快速分辨这些音素就是特定型语言障碍（specific language impairment, SLI）的根本原因，导致智力正常、注意力没有缺失的孩子无法正常学习语言。神经科学家发现，在韦尼克区附近有一个大约 1 平方厘米的区域会在辅音出现时变得活跃。如果通过电磁抑制的方式使这里不能活化，那么患者要辨认靠辅音来区辨的词语就会出现困难。不过，他们仍然可

请算一下这段文字中有多少字母 F。答案在下一页。

> FINISHED FILES ARE THE RESULT OF YEARS OF SCIENTIFIC STUDY COMBINED WITH THE EXPERIENCE OF YEARS

---

* 原文以一段没有标点符号的句子作为例子，中文读者随便翻阅一本古书便可以领略个中滋味。——译者注

以辨认以元音为主要区辨线索的单词。患有特定型语言障碍的孩子很可能在这个区域缺少正常的活动。

大脑中负责处理传入的语言信息并建立其架构的区域——假设真有这么一块地方的话,到目前还没有被识别出来。卓越的语言学家乔姆斯基及史蒂芬·平克(Steven Pinker)认为,大脑中存在某种"语言器官"(language organ),但是没有说明它可能是什么形式或位于哪里。如果患者失去构建句子的能力,那么其脑部受损处通常都位于语言皮质区的前面——一种可能性是,句法是在布罗卡区(两个主要语言区中更靠前的那个)附近产生的。另一种可能性则是,两个语言区中间的下皮质区是进行处理的地方。平克认为,语言器官可能不是一个整整齐齐的模块,反而更像公路上被撞得血肉模糊的动物那样,是一整片神经活动。也有可能根本不存在专门处理的生理"模块",句法只不过是由大脑很多不同区域的神经相互作用或运作模式产生的。

字义分析是在韦尼克区或与其非常接近的区域处理的,这是在颞叶顶部和后部伸展的一块皮层,边缘向上延伸至顶叶。假如主要听觉皮质区和韦尼克区中间的神经连接受损,就会产生特殊的语言障碍,即辨语聋(word deafness)。患者听不懂别人说的话,但是可以正常读写和说话。有一位患者是这样形容的:"声音进来,但不是字句。"另一位患者表示:"语音像一连串的嗡嗡声,没有任何韵律。"

韦尼克区受损则会产生另外一种失语症。韦尼克型失语症的患者说话流利,文法结构也都良好,假如隔着一段距离听他们说话,你会觉得没有任何问题,正常得很。然而一旦仔细听,你就会发现他们说的大多数都是无意义的错词。这些错误取代了原来的词语,使得整个句子变得空洞而没有内容。韦尼克型失语症的患者也不能理解自己在说什么,这导致他们无法监控自己说的话。所以,他们似乎常常看起来无忧无虑,完全没有

FINISHED
FILES ARE
THE RESULT
OF YEARS OF
SCIENTIFIC
STUDY
COMBINED
WITH THE
EXPERIENCE
OF YEARS

你有看到6个"F"吗?可能没有,大部分人只看到3个,通常是忽略了"OF"中的"F"。这是因为大脑处理短的、熟悉的单词时,通常把它们当作一个单独的整体,而不是像处理长的或不熟悉的单词那样,将其分解成比较小的单位。因此,这两种词可能是由不同的脑区处理的。

意识到自己的话毫无意义。无法沟通使韦尼克型失语症患者的一般智力难以被测量，但是从他们的推理能力来看，智力是没有受到影响的。

下面这张有点奇怪的图，来自心理学家用于评估患者各种智力受损情形的波士顿诊断性失语症检查（BDAE）。一位韦尼克型失语症患者对其进行了一番如下的描述：

"呃，这是……妈妈在这里做她的工作在那里使她更好，但是当她在看的时候，这两个小孩看其他的地方。小的那个铺砖到她的时间这里。她在另外一个时间做事因为她正要做。所以两个小孩一起工作，一个偷偷摸摸跑到这里做他的事以及他有的时间。"

韦尼克型失语症患者制造的名词听起来令人印象深刻。有位患者想要向研究人员介绍他曾经的职业，他说："我以前是这个的执行者，而抱怨是去讨论'因调'看它们各是什么种类……"

类似这样的话毫不费力地从失语症患者嘴里流出，虽然内容很奇怪，他们在说时却没有任何困难。因为控制语言的是截然不

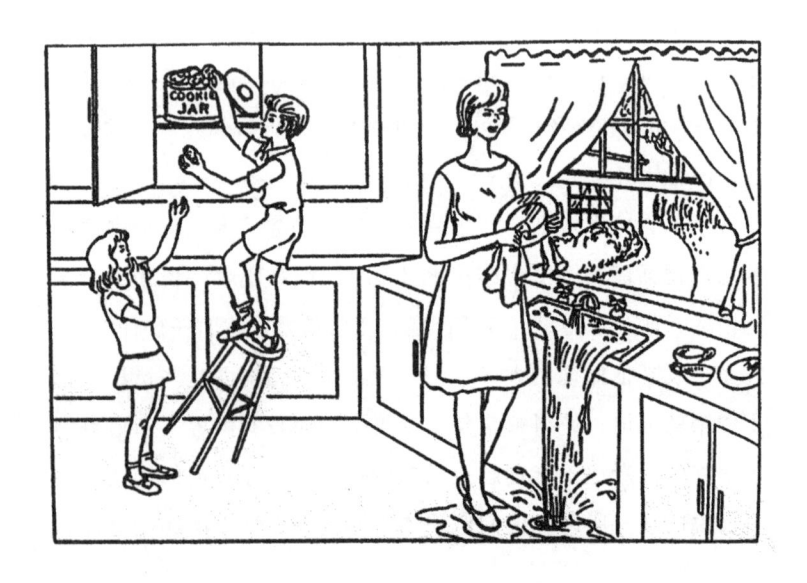

运动皮质

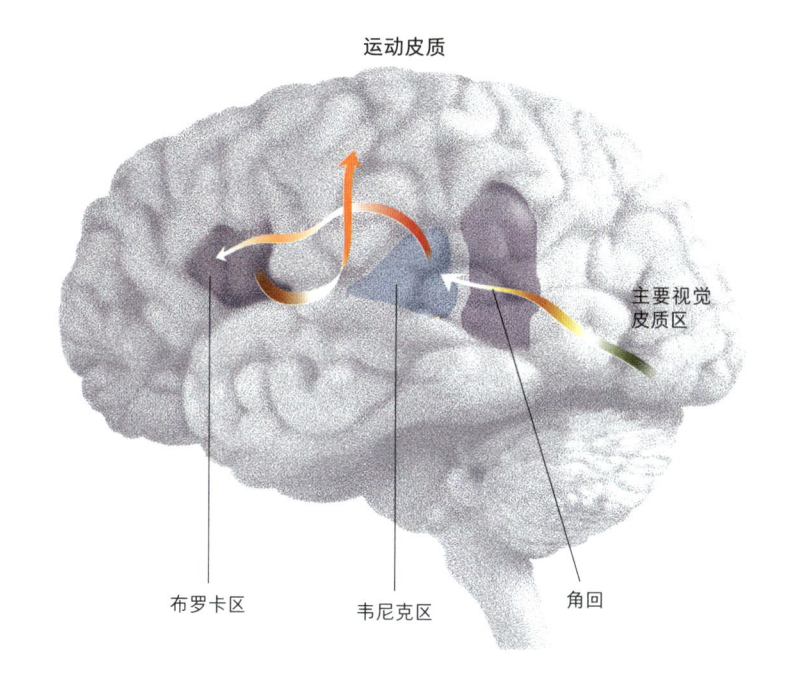

布罗卡区　韦尼克区　角回　主要视觉皮质区

阅读和写字需要的不只是语言区的活化，视觉皮质将书本上的信息传入大脑，运动皮质激活写字需要用到的肌肉。所以，信息必须能够在这些区域之间自由流动——一旦中断或受阻，可能会产生某种类型的读写障碍。

同的脑区，即左脑前区的布罗卡区。

布罗卡区在额叶靠近运动皮质的地方，紧邻控制下颚、喉头、舌头与嘴唇的区域，其功能似乎就是协调邻近的运动皮层来完成发音吐字的工作。这个区域受损的患者可以清楚地了解别人说的话，也知道自己要说什么，但就是说不出来。他们所能说出来的，大多数是具体的名词或动词，如介词、连词等所有的功能性词汇都被省略，话语如电报般精简。一位布罗卡型失语症患者在描述前文那张图片时说："饼干罐子……掉下来……椅子……水……空。"也有些严重的布罗卡型失语症患者一个字都说不出来。不过，这类患者通常能利用奇怪却恰当的词汇，以最简洁的方式传达出大量信息。克里斯蒂娜·坦普尔（Christine Temple）教授在她的《大脑》(*The Brain*)一书中曾经写道，她去看望一位重感冒的布罗卡型失语症患者，对方一看见她便说"鼻子"作为问候。显而易见，这句话的意思非常清楚。

与这两个主要语言区邻近的区域若受损，会带来各种非常不一样的语言问题。例如，布罗卡区和韦尼克区的连接若受损，患者可能就无法重复别人对他说的话。这是因为传入的信息通常在韦尼克区呈现，而无法传递到布罗卡区使之被表达出来。也有人无法停止重复别人对他讲的话，这种痛苦的症状被称为"传声筒"。这可能是因为连接两个语言区的神经通路过度活化，所以传入的信息自动到达布罗卡区，使其他大脑区域来不及加以阻止。

偶尔，严重的中风或类似的脑伤会使语言区周围的皮质受损，把语言区和大脑其他部分间的联系切断。这类患者口不能言，似乎也听不懂，却可以重复别人的话，或接着别人的话头将一句很熟悉的话说完。例如有人起头说"玫瑰是红的"，患者就可以接下去念"紫罗兰是紫的"。*这再一次表明，语言相关的各部分可以独立存在于其他的智力功能之外。

在人类大脑中，左侧脑半球负责处理语言的区域明显比右脑相应的区域大，而在其他动物的脑内没有发现这种差别。不过有一些研究指出，某些灵长类的左脑似乎也有开始发育的迹象。

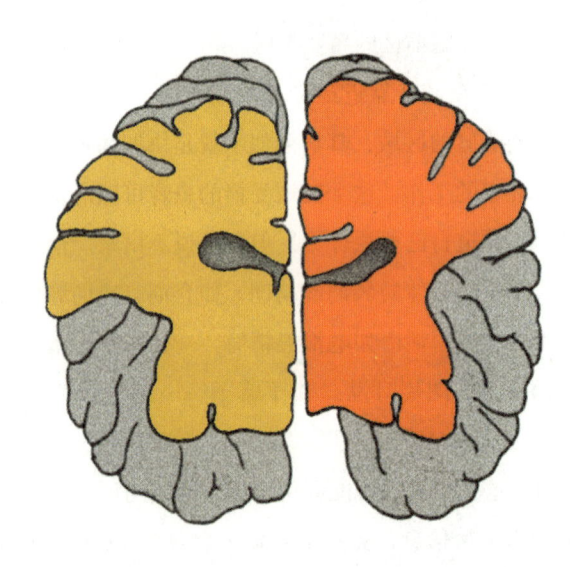

---

* 这是四句孩子们朗朗上口的童诗：玫瑰是红的，紫罗兰是紫的，糖是甜的，但不像你那么甜！（Roses are red, violets are purple, sugar is sweet, but not as sweet as you!）——译者注

孩子通常先学会说话，然后才是读和写，后两者必须专门教给他们，不像语言可以很自然就学会。这可能是因为，不同于语言，读和写在演化上是后期才出现的技能，我们似乎还没有演化出专门的机制来处理这两种行为。更有可能的情况是，我们产生和理解书面语言，是通过不断使用为语音而演化的语言系统，以及部分物体辨识系统和手势系统。

就像语言一样，文字的处理也是在多个不同的脑区进行的。读和写需要动用大脑的视觉（如果是盲文则用触觉）区域，加上细致的手指控制以操弄各种书写工具。所以与读写有关的区域，很自然会位于负责这些不同功能的区域旁边。

在韦尼克区后面略向上的地方有一个叫作角回（angular gyrus）的凸起，位于枕叶、顶叶和颞叶三者的交会处，负责视觉、空间能力和语言能力，似乎是视觉词语辨识系统和语言过程其他部分之间的桥梁。这个地方受损会严重影响读写的能力，而假如只有附近区域受损，患者则可能依然会写，但是不能默读自己所写的东西。有一位被研究人员称为 J.O. 的患者可以正常地听和写，当她试着默读自己所写的字句时却完全无法理解。然而，如果让她大声念出来，在听到自己的声音后，她便知道它们的意思了。她说："我看到单词，但是意义没有跟着出现。"这种奇怪的症状似乎是因为视觉皮质到角回的神经通路受阻或受损，所以单词的视觉信息无法对应到它们的意义。她之所以能大声念出来，是因为视觉信息可以通过其他路径对应到声音。她无法认出整个单词，但是可以把它们拆开，用字母对照发音的方式将其念出来。一旦听到自己的声音，因为其他的语音处理系统是完好的，她就了解单词的意义了。

在一个重视文字的社会里，阅读的重要性更不待言。人们根据他人的说话方式来对其进行评判，大部分知识的传授都是通过阅读文字来完成的。因此，任何在这个领域不是 100% 合格的人，

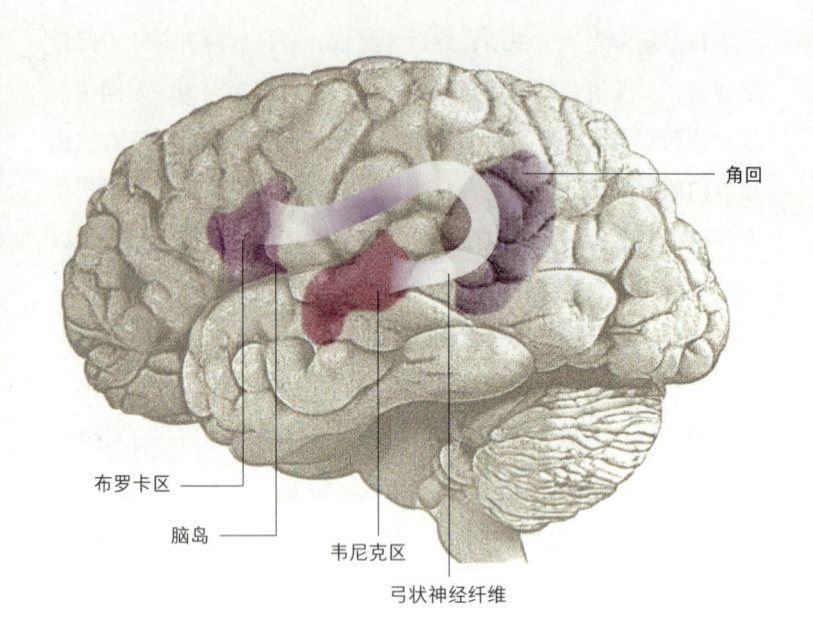

有些读写障碍可能是由于两个语言中心之间的连接缺失或失活造成的，即失联结症。PET 研究显示，当读写障碍患者进行比较复杂的阅读测验时，布罗卡区和韦尼克区这两个语言区并没有像正常人在完成同样任务时那样，和谐且一致地被激活。这是因为脑岛附近一个重要的神经连接中枢没有活化。这种"失联结"使文字无法在被理解（韦尼克区的功能）的同时被说出来（布罗卡区的功能）。

布罗卡区
脑岛
韦尼克区
弓状神经纤维
角回

都可能被视为在所有技能方面存在缺陷。读写障碍（dyslexia）患者曾一度饱受这种偏见的困扰，并且至今在某种程度上仍是如此。

读写障碍有许多不同的形式，所以也可能存在各种不同的病因。不过，有一种读写障碍似乎是由于大脑的某个特定模块没有活化所致。用 PET 扫描阅读中的读写障碍患者大脑时发现，与正常人不同，他们的语言处理区域没有同步活化，使得传入的信息无法进行协调处理，从而变得混乱、脱节。这个实验还扫描了中上智商的正常人和读写障碍患者的大脑，发现正常人在进行字句的处理时，语言区的活化是一致的，还包括脑岛上的一个位点。该位点深藏在皮质内，是各个语言区的桥梁，负责协调各区的活动。而在读写障碍患者的大脑内，脑岛并没有被激活，并且各个语言区是独立活化的。

读写障碍患者在生理上确有不同的特征，这使诊断变得更加容易。目前脑成像扫描还不能用于一般诊断，但是发现一种读写障碍的神经机制，至少可以使制定诊断用的功能测试成为可能，从而比现在广泛使用的一般性读写测验更清楚地显示出问题所在。

同时，这也带给读写障碍患者未来能够从生理上进行治疗的希望。鉴于问题出在两个语言中心的连接处，或许可以考虑植入一座人造"桥梁"，例如大脑节律器之类的东西。

语言发展

婴儿天生就会注意语音，甚至也许在子宫内就开始了。假如我们把婴儿在子宫内的踢腿动作视为一个提示，他们似乎更喜欢听熟悉的故事，而不是从没听过的。他们中的大多数都喜欢听人的声音，尤其是母亲的，并且出生几个星期后就会主动发起"对话"：一边是"母亲式的说话"（motherspeak，即说话很慢、咬字清楚、声调很高的一种大人对小婴儿的说法方式），另一边则是咿咿呀呀。

大约在两岁的时候，"恰当的"语言开始发展出来，因为两个主要的语言区被激活，它们占据了大脑一侧独立但相邻的区域。其中之一是韦尼克区，负责语言的理解，另一个是布罗卡区，负责语言的清晰度。语言一开始是在两侧脑半球发展的，到5岁左右，95%的孩子的语言区都转移到左脑，把右脑的位置让给其他功能，包括手势等。

语言发展最明显的前身之一是"牙牙学语"，婴儿在18个月大时开始发出像语言一样的声音。在接下来的几个月内，适当词汇的积累迅速扩大。这种语言上的爆发与额叶的活动程度在时间上是吻合的。与此同时，婴儿似乎也发展出自我意识。他们不再指着镜子中的自己，以为那是另一个小孩。假如你把一个红点涂在他们脸上，他们在照镜子时会用手去擦抹自己的脸，而不是镜子中那张脸（两岁以下的孩子却会去摸镜子）。

辅助运动区亮起来,将要表达的词转化成语言说出来

负责动嘴的运动区亮起来,准备说话的动作

辅助运动区有大量活动

听觉皮质区没有什么活动

左脑听觉皮质区亮起来,监控自己所说的话

小脑的活动

小脑有大量活动

正常人的左脑

口吃者的左脑

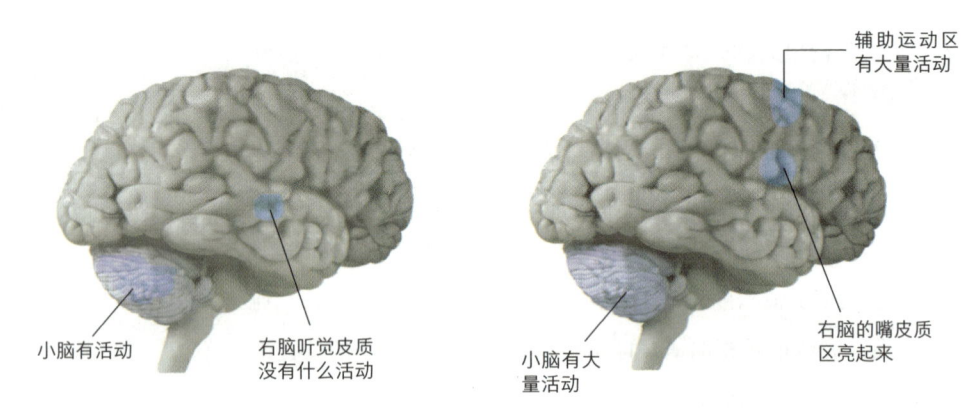

辅助运动区有大量活动

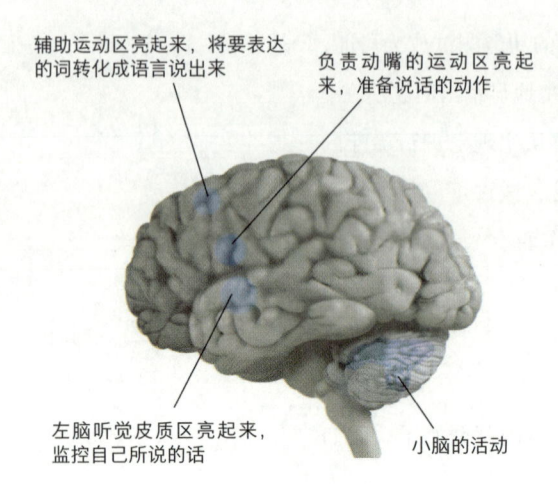

小脑有活动

右脑听觉皮质区没有什么活动

小脑有大量活动

右脑的嘴皮质区亮起来

正常人的右脑

口吃者的右脑

有口吃的人在朗读时,大脑的活动形态与没有口吃的人不同。口吃的人在朗读时,右脑活跃程度更高,这意味着口吃可能是因为左、右脑在竞争主控权,两侧都想发言而最终造成的现象。口吃者的大脑也显示出缺乏听觉反馈的迹象,也就是平常把自己的声音传送回来的神经通路活化得不够。如果口吃者与正常人一起朗读,他们口吃的现象就会消失,这很可能是因为别人的声音提供了听觉反馈。

语言和自我意识的同时出现，可能意味着大脑的两个相关区域——语言区和额叶是平行成熟的，也有可能这两件事情不可避免地紧密联系在一起。语言带给孩子一个形成"自我概念"的工具，借此在自己的经验之外来探讨与他人的关系。一旦孩子做到这一点后，就可以制定使额叶产生功能的计划。因此，或许当语言中心苏醒后，会向额叶皮层发出唤醒信息。

只要孩子在婴儿期接触到语言，语言对他们来说就是自然而然的。但假如不幸失去这种机会，大脑的生理结构可能就会有所改变。

1970年，在洛杉矶有个小女孩从出生起便被单独关在房间里，成长过程中几乎没有接触过人。这个房间空无一物，没有东西可以看，也没有玩具。她被发现时已经13岁了，既不会跑跳，也不知道如何伸展四肢，眼睛还无法聚焦，并且唯一会说的话是"住手！"和"不要！"。得到解救后，她被鼓励着学习语言，词汇量增加得很快，但是语法能力始终无法提高（对正常的孩子来说，语法的学习不费吹灰之力）。

脑成像的研究揭示了原因：这个孩子的大脑功能组织与正常人截然不同。最明显的一点是，当她说话时活化的是右脑，而不是像一般人那样使用左脑。但她的右脑本身并非病态，因为有大约5%的人（这些人大多惯用左手）语言中心在右脑，这通常意味着他们的语言区在大脑的另一侧发育正常。但是在这个女孩的情况中，由于缺少人类语言的刺激，她的语言中心实际上已经萎缩了。所以当她被救出来并有人开始教她说话时，她的大脑处理语言使用的是通常为环境中的声音保留的区域。这里之所以还有作用，大概是因为她在被囚禁的岁月中，偶尔听得到一些周围的声音，如远处的鸟叫声、隔壁厕所的冲水声，以及地板承受重量时发出的吱吱声等，这些声音使她的右脑没有萎缩，可以学习语言。

外语能力

我们出生时全都具有学习任何语言的潜力,但是如果从小只在单一的语言环境中长大,那么学习其他语言的窗口很快就会关闭。这是因为,假如没有在早期受到刺激,区辨声音所要用到的神经通路很快便萎缩了。所以长大后才学习第二外语的人,说话很少有不带母语口音的。例如,日本人无法区分英语中的 /l/ 和 /r/,因为在日语中并没有这两个发音。同样,以英语为母语的人也无法说出某些日语中的音素。

在大脑中,第二语言和母语分别在不同的区域处理。这就是为什么有些因局部中风而造成脑损伤的人,虽然失去了说母语的能力,却能够继续使用长大后才学会的外语。

第 7 章

记忆的心智状态

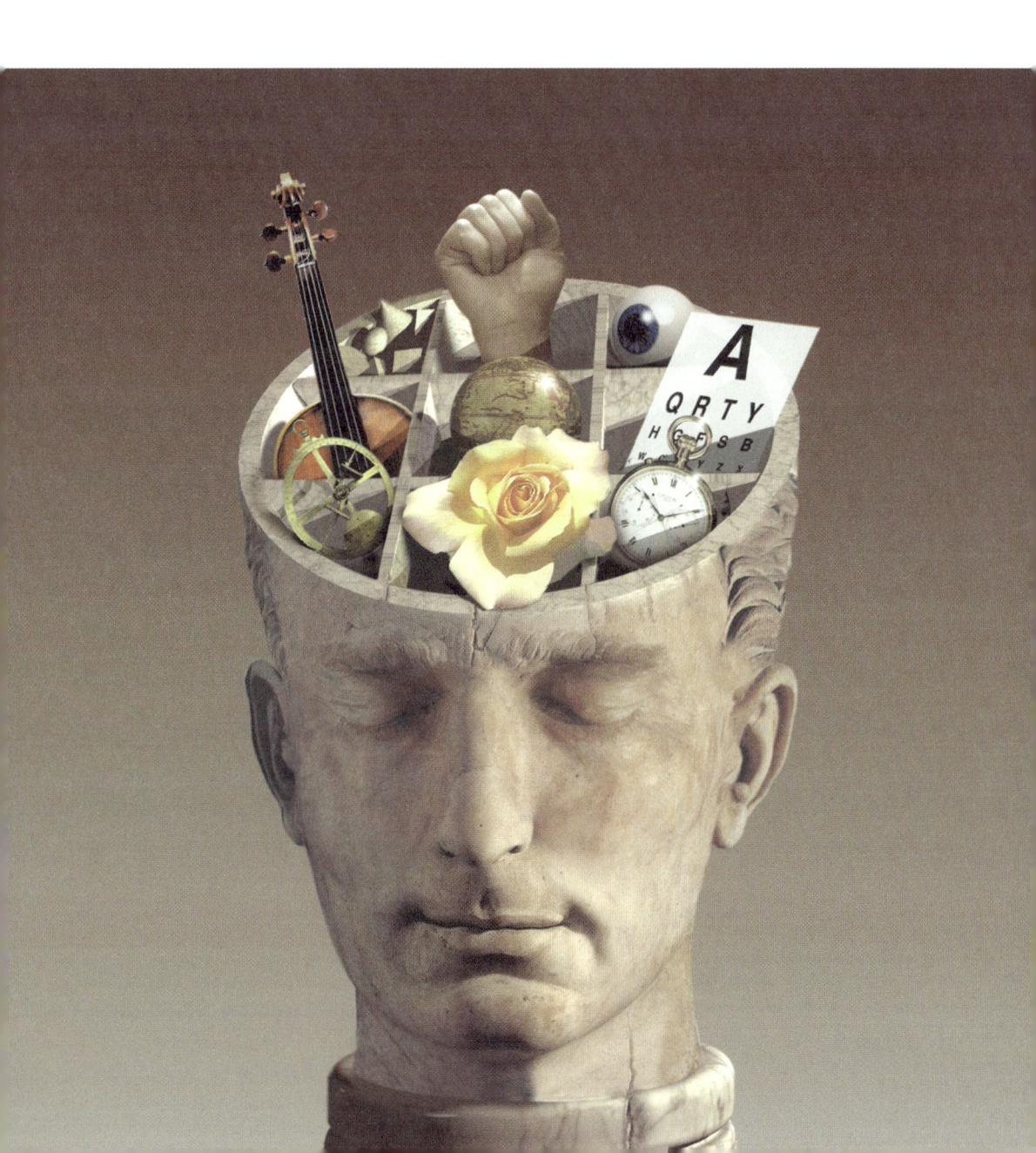

人类的大脑中有几千亿种印象，有些转瞬即逝，有些会维持一辈子，我们称之为记忆。就像传入的信息会被分解后重新构建成知觉，知觉在成为记忆之前也要再次被分解和重组。每个部分都被送到我们庞大的内部图书馆的不同区域储存，每次提取都使事件被更深地刻入神经结构中。最终有一天，"记忆"和"拥有记忆的这个人"成为一个不可分割的整体。

记忆是许多不同事物的集合名称：它是你想到小时候住的房子时涌上心头的影像；它是你跳上自行车就可以骑，不需要思考先踩哪一只踏板的能力；它是你回到曾发生过可怕事件的某个地方时，产生的那种不自在的感觉；它也是某条你走得很熟悉的路，还是你知道"埃菲尔铁塔在巴黎"的知识。

记忆未曾处理的数据同时也为我们的想象力提供了材料，尤其是我们对未来的看法。我们不会梦到从来没有见过的东西，我们会以过去的经验做基础——不是自己的亲身经验，就是感同身受的别人的经验。所谓的心智创造力，就是把我们过去的经验打碎，再把这些碎片重新排列组合成新的图片。

所以，大脑功能如此复杂和多层次，处理记忆的区域难以被确定也就不足为奇了。每一种不同类型的记忆有其各自的储存和提取方式，必须靠几十个不同的大脑区域通力合作。不过，记忆的奥秘正在被科学家慢慢揭开。

要了解记忆，你必须检视神经细胞，因为记忆就是由它们制造的。

无论你指的是哪一种记忆，基本上它们都来自同一个过程：一组神经元同步激发活化，形成某种特定的模式。思想、感觉、认知、念头、幻觉，任何大脑的功能（除了癫痫发作时那种随机的神经激发）都是由同样的过程实现的。某种模式，比如听觉皮质中的一组神经元同步激活，使你听到某个乐音；另外一种模式，在另外一个区域产生，会带给你害怕的感觉；还有一些会带来忧郁的感觉，或者酸涩的感觉，如葡萄酒中单宁的口感。记忆的模式便是这样的，唯一的差别在于，当最初的刺激信号停止后，它们仍会被保留。记忆的形成是由于一个模式不断重复，或是环境中有不断强化它的因素存在。因为一组神经元每一次同时发放，都会提高下一次同时发放的机会。神经元通过互相"引爆"而同步发放，就好像火药中的每一个微粒那样。与火药分子不同的地方在于，神经元可以一再被激发，这种发放可快可慢。如果神经元被激发得比较快，发放的电流就比较强，也就更有可能引发相邻的细胞活化。一旦相邻的细胞被激活了，其细胞膜表面会发生化学成分的改变，使它以后更容易被激活，这个过程叫作长时程增强作用。假如邻近的细胞没有再被激发，它就会保留这种"预备"状态，时间可达几个小时甚至几天。假如第一个神经元在此期间再次发放，即使速度很慢，邻近的这个神经元也会做出反应。第二次的活化使它更容易被激活，以此类推。所以到最后，重复的同步发放会将神经元联结在一起，只要某个细胞有一点风吹草动，其他的细胞会马上跟着被激活——记忆就这样形成了。

　　一个想法或一个知觉是否会变成记忆，受到许多事情的影响。以上文提到的单宁的涩味为例，当你第一次尝到这个味道时，只把它当成（即记录成）一般红酒的味道。那么，当时聚集在一起、带给你涩感的神经元之间的联结就不会很强，或许过不久就消失了。假如联结消失，你就会忘记这个味道，下次再尝到时，会像第一次那样感到陌生。但是，单宁激活的神经元之间其实保留着一些非常微弱的"特殊"吸引力，使你以后再尝到这个味道时有一点似曾相识的感觉。

　　但是，假如你在学习品酒的课程中尝到这个味道，你就会特别注意它和其他酒的涩味有什么差别。这时，情况就会有所不同。由单宁形成的神经模式会被重复激发,每一次激发都使下一次得到强化。所以,最后这种神经间的联结就变得很强,只要有一点刺激便会被启动,使味道变得熟悉而且立刻可以被察觉。同时,这也会帮助我们喜欢上这个味道。辨识,尤其是感觉的辨识,是我们快乐的主要部分。这便是许多味觉,包括涩味,都靠后天学习而得的原因。

一个单宁涩味的记忆纯粹由味觉组成,这是一件很基本的事情。它只是使你在下一次遇到这个味道时,能够辨识出来而已。

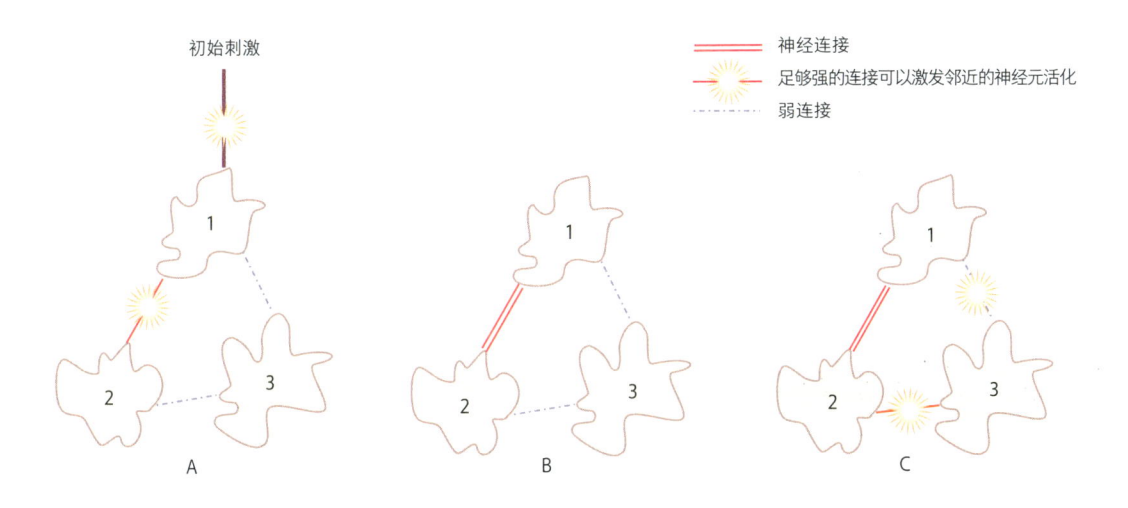

记忆是一组神经元每次被激发时都以同样的方式一起活化。神经元之间靠"长时程增强"这个过程形成联结,从而产生单一的记忆。

A. 细胞 1 接受一个刺激后活化,假如它活化得够快,会使邻近的细胞 2 也被激活。细胞 2 会因为受激发而产生细胞膜上的化学变化,原本在细胞膜内的感受体会出现在细胞膜的表层,这使细胞对它的邻居更敏感。细胞 2 可以维持这种"蓄势待发"的准备状态几个小时甚至几天之久。
B. 假如细胞 1 在这期间又活化,只要很弱的活化状态就可以激活细胞 2。这两个细胞每同步活化一次,两者之间的连接就更紧密一点。最终,它们会永久地结合在一起,当其中一个活化了,另一个也会活化。
C. 如果两个细胞一起活化,它们结合起来的能量足以激活任何邻近的、原本与它们联系很弱的细胞。这样的同步活化重复几次后,这 3 个细胞便结合在一起,形成独特的活化模式,这就是一个记忆。

假如你在品尝时，把这个味道与它的名字联系在一起，你就把制造涩味的神经模式与制造"涩"字的神经模式联系在了一起，你的单宁记忆现在就有味道和名字了。所以，下次有人再说某种酒"单宁含量很高"时，你便知道他在讲些什么。假如再把酿酒过程或化学结构的知识加入进去，你的单宁记忆就更丰富了。记忆的层面向度越广，就会越有用，也越容易被提取出来——因为每一个层面都能提供一个"抓手"，让你从记忆的储藏室中把它拉出来。一个多层面的单宁记忆甚至使你可以说："这酒不错，香醇中带有一丝淡淡的单宁味。"——如果你喜欢的话。

这种记忆最后都变成了所谓的语义记忆（semantic memory），储存的是我们"知道"的东西，但不包括我们个人与它们的关系。当然，最初形成的记忆有很大一部分与我们个人有关。例如在关于单宁的记忆中，就包括当第一次尝到这个味道时，你在哪里、和谁在一起、他们说了些什么等。但是，除非这些私人记忆有特别的意义，否则不久后它们就会消失，你记得的就只是单宁的知识。你"知道"的大部分东西都是这样来的：美国的首都在哪里，那座山是什么形状，诸如此类。这些一度都与你学习它们的环境联系在一起，但是个人关系的部分会慢慢消失，仅留下有用的"事实"知识。

关于个人细节的记忆与语义记忆非常不一样，大脑的处理方式也很不相同。这些记忆被称为情景记忆（episodic memory），通常都与时间和空间有关，包括对"曾经去过那里"等亲身经历的记忆。这是一种私人的记忆，不同于你知道白宫位于华盛顿特区。当我们调取情景记忆时，我们当时的心智状态（state of mind）也是会再现的。

所谓"心智状态"，是一个将感官知觉、思想、感觉和记忆等全部融合在一起的整体感觉。要得到这个心智状态，数以百万计的神经元活化模式必须像交响乐团演奏一样，创造出一个新

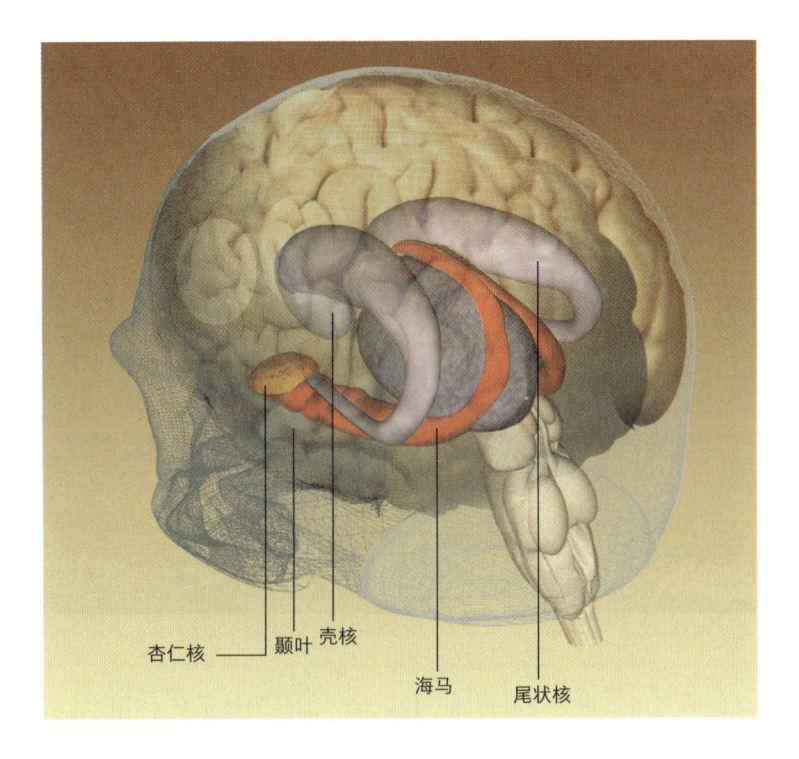

人类的记忆系统：记忆包含了许多不同的大脑区域。

颞叶：长期记忆永久储存在这里。

壳核：程序记忆储存在这里，例如骑自行车。

海马：形成和提取记忆，尤其是个人的和关于空间的记忆。

杏仁核：潜意识的创伤记忆可能储存在这里。

尾状核：许多人类的本能（记录在基因上的记忆）源于此处。

杏仁核　颞叶　壳核　　海马　尾状核

的"超级模式"——每个意识的瞬间都有一个这样的"超级模式"。假设你坐在阳台上欣赏着海景，喝着红酒，听着音乐，想着孩子驾船出去怎么还没有回来。在那个时刻，你大脑中的"超级模式"是由许多与恐惧有关的基本主题构成的。这个超级模式包括了酒的味道，大海的景色，音乐的旋律；也有孩子的脸庞和你最后看到他们时的情景；可能还有以前的一些晚回家事件，救生衣或海岸巡逻队，以及当他们终于回来后，你准备责备他们的话。整个神经活动一直在改变，一个念头下去后立刻又有新的念头浮现。但是，只要你的注意力是集中在这个主题上的，整个模式——一种巨大的超级模式，就会一直是可辨识的。

大部分像这样的超级模式从来不会进入记忆，激发过一次就消失了。即使是巨大的超级模式，整体来说，也只是留下一个朦胧、模糊的印象而已。然而，有些则在我们的长期记忆中像探照加拿大脑外科医生怀尔德·彭菲尔德（Wilder Penfield）通过在手术中把数字贴在暴露的大脑上，来识别形成记忆的大脑区域。

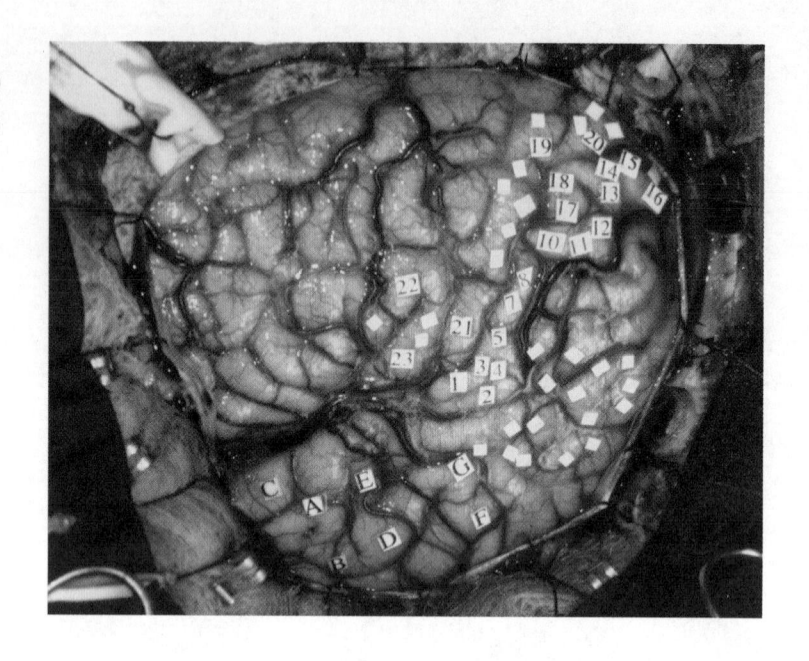

灯似的突出：童年在海边的一段记忆，细热的沙子从手指间流下的感觉；某个遥远的、已经被遗忘的假期中，一两幅永远保留下来的画面；关于一位已经去世多年的朋友，奇怪却异常清晰的印象。为什么这些大脑模式被保留了下来，其他的却消失了？

大部分情况下，原因都是我们的老朋友：情绪。那些盘踞在我们脑海中的场景，当时出于这样或那样的原因，是在一个情绪极端兴奋的状态下经历的。因为从定义来讲，"兴奋"是由兴奋性神经递质激增引起的，大量涌出的神经递质增加了大脑某些区域神经元的放电速率。这会引发两种效应，都有帮助生存的价值：第一，增加知觉的强度，产生很多人在危机中通常会感受到的"非常清晰"和时间变慢的感觉；第二，促进长时程增强作用，使当时发生的事情比较容易被记住，而且将来可以避免（假如是坏事）或继续追求（如果是好的体验）。

前文所述的情景可能很有希望进入长期记忆，因为其中包含了好几种强烈的感官刺激：海的景色，音乐的声音，酒的味道，每种都为提取记忆提供了不同的"抓手"。将来任何一个抓手都能令整个场景被提取出来，不断重现，使记忆最终得到加强。更重要的是，整个情景浸润在恐惧之中。假如最后孩子们安全返回，这些情景时间久了就会变成一个模糊的记忆。但假如最后是警察来敲门，告诉你发生了事故，你可能一辈子都忘不了当时那海的景色、音乐的旋律和酒的味道。

那些注定要成为长期记忆的片段并不会立即就被储存，永久地记住它们的过程需要长达两年的时间。在那之前，它们都很脆弱，很容易就被抹掉了。

这种把信息从海马传送到皮质再送回来的重复过程被称为"固化"，它慢慢地把转瞬即逝的印象变成长期记忆。提取原始神经模式的过程就像在玻璃或石头上刻字，重复的次数越多，刻痕就越深。一直深入皮质的组织中才能使这个记忆痕迹不会退化，最后或多或少地变成永久性的记忆。

一旦神经元的活化形成紧密连接，这个事件的任何层面都将成为提取整个回忆的抓手。假如你曾经历上述等待消息的事件，多年后，同样的音乐旋律会把完整场景的记忆唤醒，过去的画面将会像洪水一般把你淹没。

海马的大部分回放是在睡眠时发生的。在海马细胞上所做的记录发现，它们与皮质细胞一直在"对话"，彼此之间不断以"呼叫-答复"的方式来回发送信号。其中一些对话是在"安静睡眠"（quiet sleep）阶段发生的*，在这个阶段即使做梦，梦境通常也会很模糊而且即刻被忘记。直到记忆被完全编码到皮质之

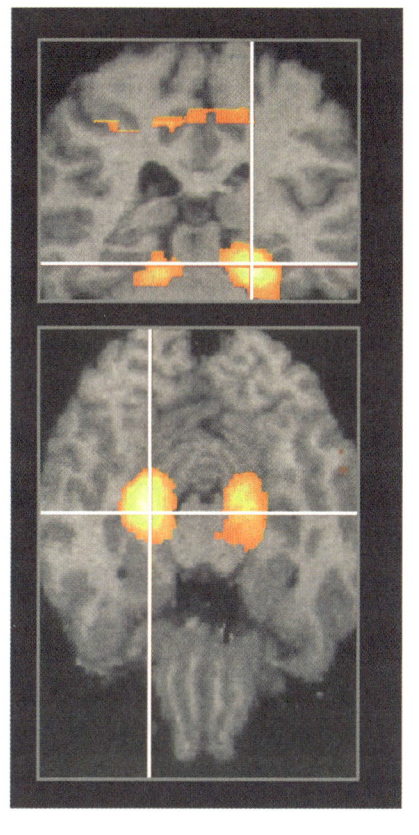

这两张图片显示，一个人看到电影中驾车穿过熟悉城市的情节时，大脑中亮起来的区域是海马。

---

* 相较于安静睡眠阶段，另一个做梦时期为快速眼动期（rapid eye movement, REM），也被称为"积极睡眠"（active sleep）阶段。——译者注

做梦梦到的记忆

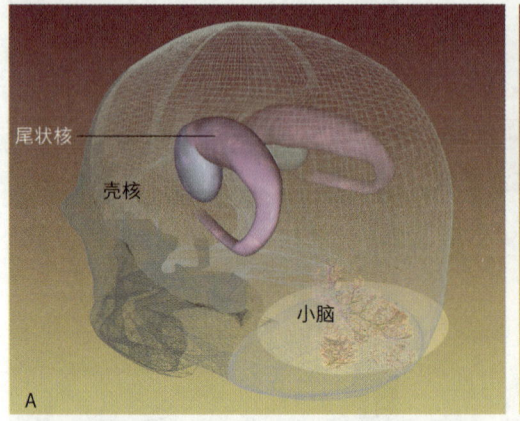

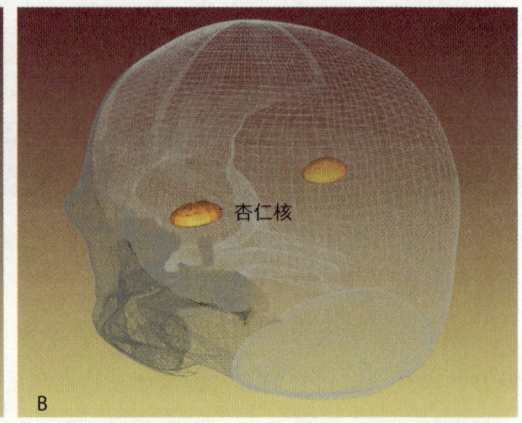

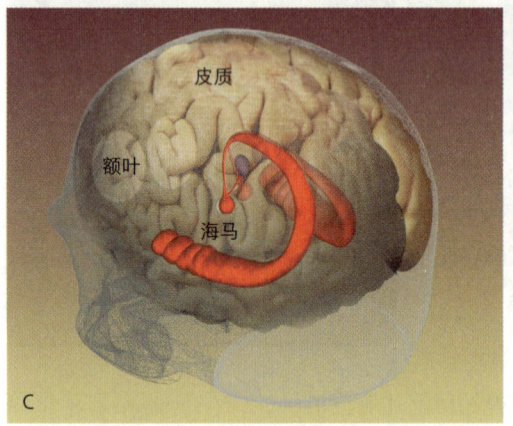

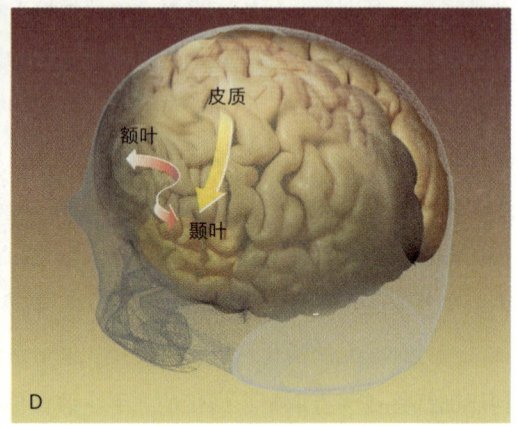

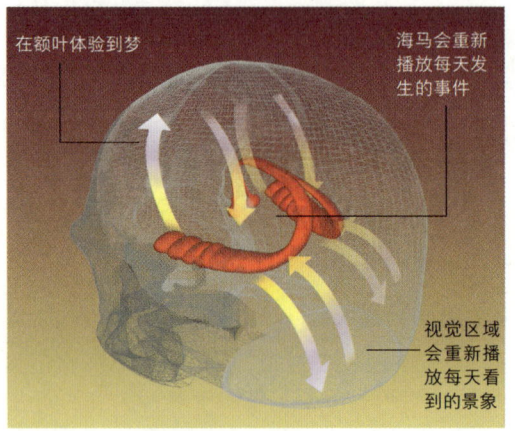

A 尾状核 / 壳核 / 小脑

B 杏仁核

C 皮质 / 额叶 / 海马

D 皮质 / 额叶 / 颞叶

在额叶体验到梦　　　海马会重新播放每天发生的事件

视觉区域会重新播放每天看到的景象

在做梦时，脑中会重播最近的经验，使之更深刻地进入记忆

　　注定要变成长期记忆的经历先被分流到海马，它们在那里会被储藏 2—3 年。在这期间，海马不断把经验送到皮质，每一次重复都使皮质的感受更深刻。最终，记忆会在皮质上牢固地建立起来，海马就不需要再回放了。

　　海马的大部分回放动作发生在睡眠期间，梦境包括大部分白天发生的事件的重现，经由海马使皮质活化。

A. 程序记忆：像如何骑自行车这种"如何做"的记忆储存在小脑和壳核。根深蒂固的习惯则储存在尾状核。
B. 恐惧记忆：例如恐惧症或病理性重现等都储存在杏仁核。
C. 情景记忆：代表我们过去经验的"个人电影"记忆是由海马编码，并储存在皮质的。这些记忆最终散布在皮质的各个角落。提取情景记忆要靠额叶，这与语义记忆是一样的。
D. 语义记忆：种种事实由皮质记录，储存在颞叶，并且在被提取时运用到额叶。

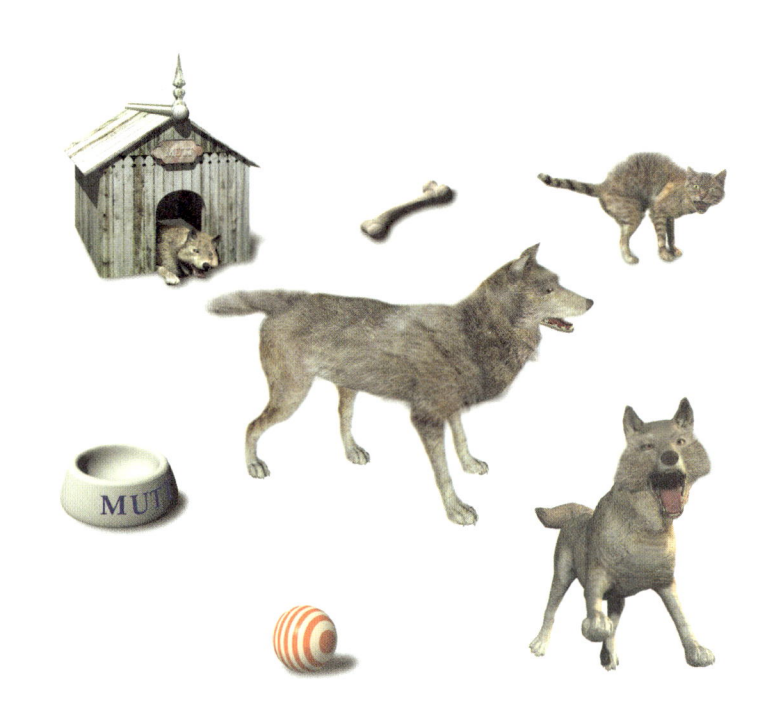

一个记忆的不同层面——比如当你听到"狗"这个字时的第一反应——是非常零散的，可以联系到几百万个各种各样的想法。如狗的样子，以及其他与狗有关的影像，包括狗屋、狗玩的球、狗吃的骨头、被狗吓到的猫等，都储存在大脑的视觉部分。狗的声音——吠叫或哀鸣——则储存在听觉皮质。当你想到狗时，这些与狗有关的元素都会被海马提取出来，重新整合成一只完整的狗。

前，它们都很脆弱，很容易就会被抹擦掉。即使它们已经被建立了，也还不是固定的。实际上，记忆并不是对一段经历的回忆，而是我们最后一次想起它时的回忆。所以，我们的记忆一直在不停地改变和重新发展。记忆改变的过程与它第一次通过固化留下痕迹时的过程其实在一定程度上是相同的。正如我们将看到的，每次我们回忆某件事时，它就发生了一点变化，因为其中又混进了一点当前正在发生的事情。记忆重固（reconsolidation）指的就是在这个过程中，发生轻微变化的记忆有效地取代了之前的记忆，像可重复读写的 DVD 碟片一样，新档案把旧的覆盖掉了。

海马的破坏会对记忆造成灾难性的影响，因为如果没有海马，人就无法吸收任何新事物。假如把海马整个切除，患者或许只能记得眼前的事情，只要注意力稍一转移，一切就烟消云散，像是从来没有发生过一样——这个人将永远活在当下一刻。损伤比较轻微的患者可能还可以学习新的事物，但是无法留下个人的记忆。

有理论认为，各种记忆元素都储存在它们最初被记录下来的皮质区域，情景记忆的提取似乎激活了更多大脑区域的事实给这个观点提供了支持。

然而，海马不是把长期记忆完全弃权交给皮质去处理，自己就万事不管了。与事实和童年回忆不同的是，我们对空间的记忆就储存在海马神经元中，创造出一张内在地图。一项以伦敦出租车司机为对象进行的PET扫描实验证实了这一点。司机被要求躺在扫描仪中，在脑中想象伦敦的地图，当实验者给出两个定点的地名时，他们需要想出应该如何在伦敦的街道中穿梭。

当他们在脑海中走着熟悉的路线时，海马都亮了起来。但是，当他们回忆其他事情，包括显著的地标物时，海马并没有亮。

虽然海马在记录和提取个人事件时都是必需的，但是有证据显示，关于恐怖的记忆（至少在某种程度上）可能储存在杏仁核中。PTSD（创伤后应激障碍）患者所遭受的"往事重现"这种情绪反应，便是从杏仁核产生的。这也是为什么这些记忆能够重新唤醒事件发生时身体和心理上的原始感觉。

我们各种各样的记忆机制有多可靠？判断方式之一，是观察当记忆出错时会发生什么。

产生误导作用的记忆

记忆无疑是会改变的，很多记忆尘封很久之后，突然跳了出来。那么，是否有可能一个真正强烈、重要的记忆在被埋葬几十年后，又重新再出现？例如，一个人有可能在遗忘几十年后，恢复其童年创伤经历的记忆吗？或者这种记忆一定是错误的，只是笨拙或邪恶的暗示导致的结果？参与讨论这个问题的大多数人，都非常希望科学能给出一个简单的是或否的答案。但事实上，记忆是个复杂的研究对象，迄今为止最好的证据表明，"恢复的记忆"和"错误的记忆"都是真实的现象。

错误的记忆是很平常的。实际上，这才是常态。在我们的日常生活中，几乎每一个平凡的记忆中都包含了错误的成分，但除了一些奇怪的困惑和误解外，它们通常不会被注意到。例如"我可以发誓！我把钥匙放在桌上了！"或是"还没有好啊，我说的是星期四，不是星期二！"这种情况的发生，是因为人类的记忆是一个重新构建的过程，并不是像录音机或录像机那样对客观事件进行固定的记录。相反，它很像童子军玩的耳语传话，一件事被传来传去，到最后很有可能与最初完全不同。

这种走样的过程甚至在我们接受注定要成为记忆的事物时就开始了。大部分的感官知觉在被记录时并未包含意识成分，而且只有一小部分会被保留下来。这些被保留的部分，在几个小时之内也会退去。所以，过去的知觉经验只有一小部分可以进入长期记忆。这种对个人生活高光片段的选择，又因为每个人看事情有自己的独特观点而被扭曲。假如请两个人同看一片繁忙的街景，然后回忆当时发生了什么，他们会根据各自在那一刻觉得哪些才是重要的、有趣的景象而给出大不相同的报告。他们不同的个人理解，可以使同一个场景在回忆中或是好笑的，或是恐怖的，又或是一片混沌的。所以，记忆不"纯粹"是记住当时发生的事情，它们经过了认知的解释、剪辑之后才被储存起来。

记忆每被提取出来一次，就会经历一次被篡改变造的过程。我们每一次回想事情，都会在这里添加一些，那里去掉一些，扭曲一些事实，或把已经忘掉的空隙填补起来。我们甚至会有意识

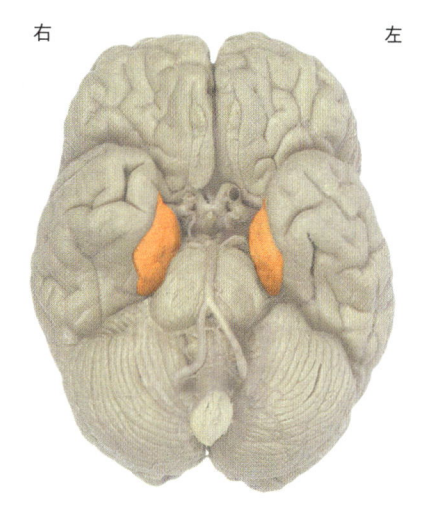

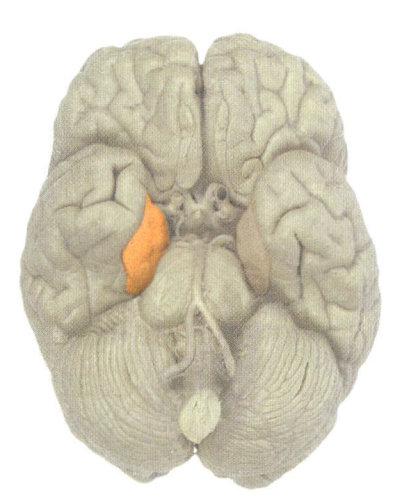

当受试者被要求回忆个人记忆或情景记忆时，他们的海马便会活化（上图）。在熟悉的地方走动，也会引发海马的活化，不过只活化了右半边（下图）。

第 7 章 记忆的心智状态　265

地添加一点幻想，来达到美化记忆的目的。例如当时其实没有说出口的话，事后却跺脚责怪自己，于是在重述时把它们填补进去使故事更完整。然后，这个剪辑过的新版记忆被放回储藏的地方，下次再提取出来时，添加的幻想部分可能会随之一起出现，变得很难与"真实"的记忆加以区分。就这样，我们的记忆逐渐变形。

因此，要改变或制造一个假记忆实际上是非常简单的。华盛顿大学（Washington University）的心理学家伊丽莎白·洛夫特斯（Elizabeth Loftus）和杰奎琳·皮克雷尔（Jacqueline Pickrell）通过实验证明，仅仅通过简单地"提醒"，就能把从未发生过的事情植入人们的心田。她们把4个事件告诉24位受试者，并且声称这些都真实（由受试者的亲人提供）发生在受试者的童年早期。实际上，其中有3件是真的，而第四件——在拥挤的购物中心走失，慌张哭泣，最后得到陌生人的帮助——是虚构的故事。在阅读完这些故事，并且被不断提醒后，有25%的受试者非常确定这个虚假的事件真的曾发生在自己身上。

即使是被记录在案的重大事件，我们对它的记忆也可能非常不准确。2005年7月，伦敦发生了一系列恐怖袭击事件，其中之一是恐怖分子在公共汽车上安装了炸弹，导致很多人死亡。报纸刊登了事件的大幅照片，对相关情形进行了详细报道。但是，当时并没有用录像机去记录，所有信息都来自目击证人的证词而已。

在爆炸事件发生后不久，心理学家对一群人进行访谈，询问他们有没有看过关于爆炸的监控录像画面。对此，84%的人表示看过。心理学家又问："炸弹爆炸时，公交车是正在路上行驶吗？"大部分的人都很详细地报告称："车辆才刚刚进站，有两个人下了车，然后有两个女人和一个男人上车。他把一个袋子放在身边，一个女人坐在门旁边。当公交车开走时，突然响起巨大的爆炸声，每个人都开始尖叫。"

虽然很多人会觉得假记忆似乎和真实的体验一样，但最近的影像学研究显示，回忆真实的事件与产生假记忆时，涉及的大脑活动不同。哈佛大学的丹尼尔·沙克特（Daniel Schacter）向12位女性展示一系列单词后，用PET扫描她们回忆时大脑活动的情形。这些单词有些她们曾经看过，有些则没有，她们需要指认出哪一些是看过的。结果，那些曾经看到过的单词激活了海马和语言区，而那些其实不曾出现过，但受试者以为曾看到过的单词，除了激活上述的海马和语言区之外，还有眶额叶皮质。还记得吗？这个区域在前面曾出现过，是遇到"呃，这事有点奇怪"的情况时，大脑会亮起来的地方——也就是事情有些"不对劲"时，大脑会发送信号、提醒我们的区域。这个脑区在产生假记忆时——即使我们自己可能没有意识到——的活化表明，大脑在某个层次上的确"知道"这个记忆是不对的，并且会持续不断地从皮质送出怀疑的信号。假如这个实验结果正确，脑成像或许有一天可以在法庭甚至心理治疗中发挥作用，帮助我们确定记忆是真实的还是想象的。*

那些习惯性说谎的人（临床上叫作confabulation，即虚构的故事），可能是潜意识地想要"填补"过去生活中的空白。假如他们同时还有一些其他的病情，如颞叶的癫痫等，他们编出来的故事或许可以媲美科幻小说，例如被外星人绑架的生动经历等。但是通常他们的谎言是琐碎、平庸、不会引人注意的，只有说的人自己深信为真。有时候，这些故事半真半假。例如，有一位患者告诉他的医生："我曾经在装配线上工作（正确），把金属圈套在冷冻火鸡腿上（正确），在城南（不正确）的鹰眼包装公司（不正确）。"

---

* 沙克特给受试者看的字符串中，每一个单词都与目标词有很大的关联，但是这个目标词从未真正出现在字符串中。因此，当最后目标词在测验中出现时，受试者会误以为曾经看到过，因为每一个字符串中出现的单词都使她们联想到它。经过12次这样的联想后，受试者就分不出记忆是真实的还是想象的了。——译者注

这种习惯性说谎的现象,和前面提到过的威廉斯综合征患者编故事的现象颇为相似,两者都是把事情组合起来,使不相干的情况变成一个合理的整体。从某种程度上来讲,每个人其实都常常这样做。我们的大脑不停地寻求最好、最合理的方法来解释传入的信息,不完整或碎片化的记忆(每个人都不可避免地拥有)很难进入我们的心理档案系统。为了使事情看起来有秩序、合理,大脑有时会将不相干的片段组合在一起,用最可能被别人接受的方式,编织一个半真半假的整体。例如一个不符合我们预期的视觉刺激,会经自动填补后形成我们想要看见的东西。

大脑同时也希望事件遵循一个标准化的叙事模式:有开头、中间和适当的结尾。有研究显示,当人们回忆不符合模式的经验时,他们会进行相应的剪辑,以使之符合预期的结构。有一组接受治疗的焦虑症患者被要求每天写日记,这些日记显示他们在接受治疗期间,情况是起起伏伏的——有时好一点,有时又坏一点,然后又变得好一点。在治疗结束时,许多人报告称自我感觉并没有比治疗前好,也就是说,治疗没有用,并未改善他们的情况。但是,如果一年以后再请他们评估治疗的成效,几乎每个人都表示治疗很有效,他们得到了满意的结果。

习惯性说谎与这种把事情理清弄整齐是不一样的,有些人会面不改色地说谎——他们编织了一张关于过去历史的绵密且虚假的网。这种人通常无法维持稳定的人际关系,因为谎话都是有破绽的,很快人们就会发现他们不可信任。长此以往,这种人的生活大多会变得很不快乐。

习惯性说谎与额叶受损有关,可能是大脑内置的"测谎仪"在这些人身上失灵了,所以当真实的记忆与谎言混为一谈时,他们仍会感到非常自在,甚至没有一丁点不安。这种脑损伤在科尔萨科夫综合征(Korsakoff syndrome)患者中十分常见,这是由酒精引发的。患者会出现严重的记忆缺失,所以他们编造故事似乎是想填补记忆中的大片空白,以取代原有的实情。

迷失时间

在记忆研究史上,被研究得最详细、最透彻的个案,就是失忆症患者 H.M. 的行为。H.M. 在 20 世纪 50 年代初期因癫痫病接受脑部手术,此后失去了对所有事情的记忆。他是记忆研究史上的盖奇。和后者一样,他的不幸为研究者提供了一个罕有的机会,去了解当一个被明确定义且通常被保护得很好的脑区遭到破坏后,患者会出现怎样的情形。他的例子同时也让我们看到,人格和经验(心智)最深刻的层面是根植在肉体(大脑)上的。

H.M. 在 8 岁时曾经骑自行车出过车祸,他的大脑在受伤后出现了严重的癫痫。到他 27 岁时,癫痫的频繁发作使切除异常放电的脑区成为唯一有望让他过上正常生活的方法。事实上,由于当时无法预测的原因,此举造成的结果是灾难性的。

手术中,H.M. 的两侧海马被切除了三分之二,周围组织一块 8 厘米 ×6 厘米的区域和杏仁核也被一并切除。

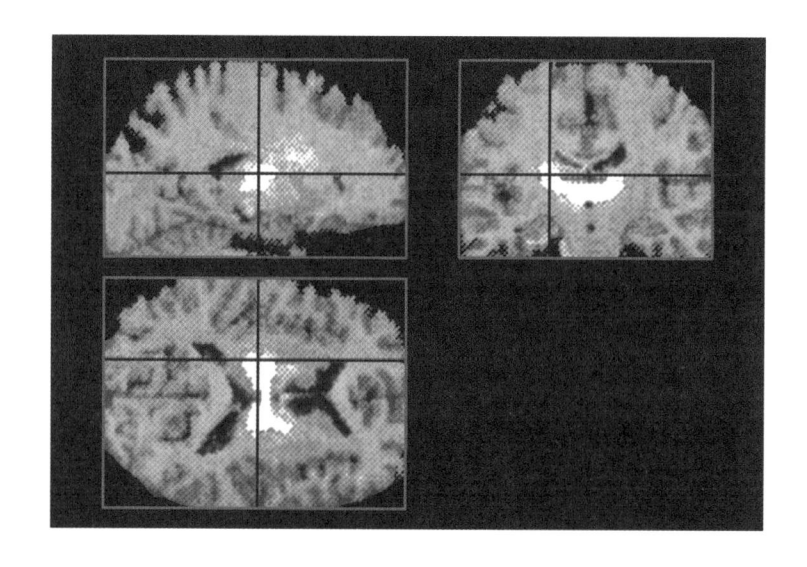

这是失忆症患者的大脑扫描图,亮起来的区域位于丘脑附近,显示出血流量异常减少。

第 7 章 记忆的心智状态 269

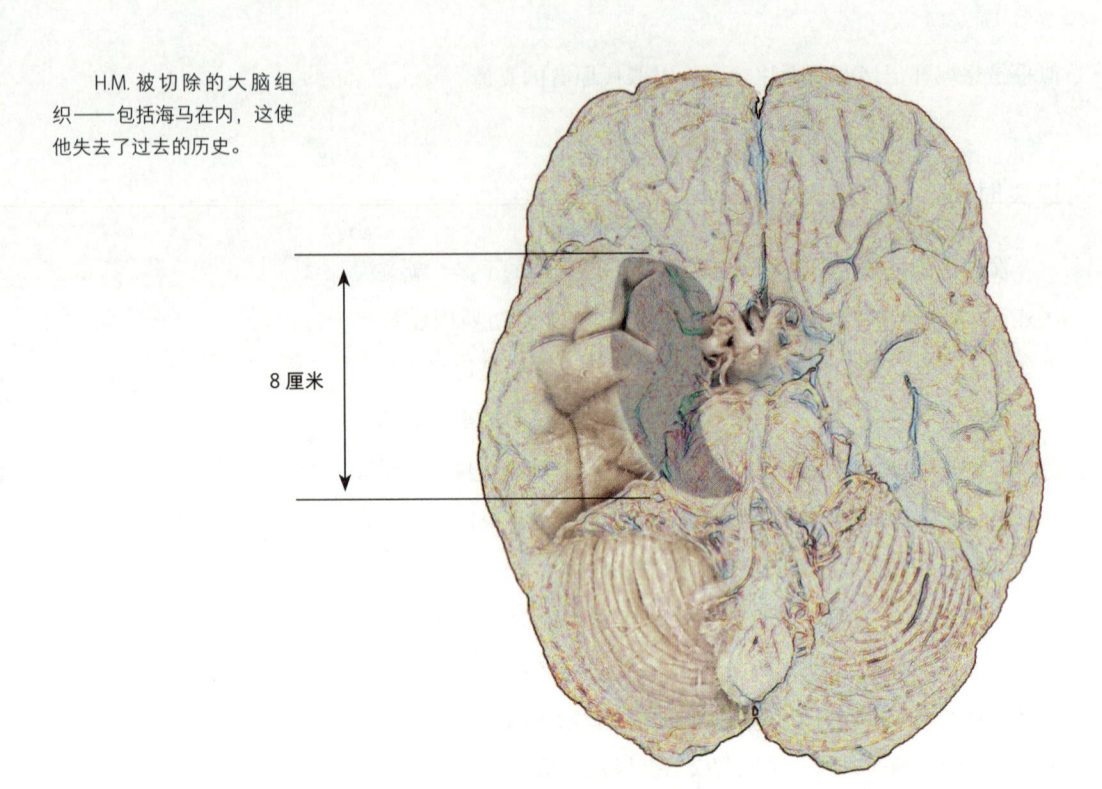

H.M. 被切除的大脑组织——包括海马在内，这使他失去了过去的历史。

8 厘米

  H.M. 的生命时钟，从他躺上手术台的那一刻起就永远停摆了。在他刚从手术中恢复过来时，只有手术前两三年的记忆消失了，再往前的记忆仍然存在。也就是说，他记得 25 岁以前的生活细节，而那以后的生活则是一片空白。

  这种情况本身并不是灾难性的——我们在接受脑部手术或脑损伤的患者身上常常看到这种情形，他们会出现逆行性遗忘（retrograde amnesia），丧失受伤当时和之前的记忆。但是，H.M. 恢复后的情况明显比这严重得多。他不仅无法记起手术之前两三年的事，更严重的是，他无法记住手术后出现的新事物。每件事在他的脑海里只停留几分钟，此后就消失无踪了……

  你可以想象一下这样的生活。正常的意识像条小河般在时间中流过，每一瞬间都是一些知觉的聚集。但是，汇流进来的信息在这条河的范围之外都是毫无意义的。假如你能体验到一个时刻，却完全不了解在那之前发生过什么，你也就无法知道当下正在发生什么。我们的计划、动作、思想都决定于知觉的连贯性与一致性，即使是我们的"自我认同"，也需要知道过去的经验是什么，才能意识到自己是怎样的一个人。

H.M. 没有这种使我们大多数人的生命变得有意义的连续性，他被永久地冻结在一个个"当下"之中。他的生命之河在他 25 岁那年停止了流淌，所以他的自我也停在了那时。当被问起时，他会告诉别人自己是个年轻人。他谈论早已过世的兄弟和朋友们的方式，仿佛这些人仍然活着。当他照镜子时，脸上的表情非常恐惧，因为他看到一个老人在镜中回望自己。好在给他看镜子这件事的残忍很快就被他的遗忘所弥补，因为几分钟后，他已经完全忘记看到什么了。

H.M. 现在已经垂垂老矣，研究者也不再要求他继续参与实验。在过去的岁月里，他帮助心理学家完成了无数测试。尽管有些研究人员每天与他见面，但是每一次实验都必须以同样的方式开启：一次次的自我介绍。自 1953 年起，H.M. 便不再认识新的朋友——他永远被陌生人包围着。对于心理学家不断要求他做的各种乏味测试，他从来没有表现出一丝不耐烦，因为无论做过多少遍，对他来讲每次仍是新鲜的。

虽然 H.M. 从来不记得做过的心理学测试，而且他在那些需要记忆功能的测试中总是表现得很糟糕，但是有些测试他却会越做越好。例如对每个人而言，写出字的镜像在刚开始时都非常困难，但是大多数人会在练习之后进步——H.M. 也是这样。通过反复尝试后，他开始变得擅长，并且后期的表现使他自己都非常惊讶，因为他从来不记得曾经做过这种练习。同样，他也可以学会弹新的钢琴曲。尽管他从来不记得曲名或曾经学过，但只要实验者起个头，他就可以接着弹下去。

H.M. 学会的这些技能都属于程序记忆（procedural memory），即关于"怎么做"，而非"是什么"的记忆。他之所以能学会，是因为程序记忆由一个单独的区域进行处理，包含了小脑和位于皮质下的壳核。这两处在 H.M. 的手术中都没有被碰到。一般来说，关于"怎么做"的机制不像海马那么容易受损，所以有些严重记忆缺失的患者仍保有这种形式的记忆。许多阿尔茨海默病患者都还保留着如何挥高尔夫球杆或蝶泳的记忆，虽然他们其他的记忆几乎都丧失了。

这种事件记忆和程序记忆分离的情形，最戏剧化的表现可以说是"神游症"（fugue）状态，正式的名称是心因性遗忘（psychogenic amnesia）。患者失去了对个人事件的记忆，但保留着对语义事实的记忆。我们在电视剧中常常看到人物询问："我是谁？"并且表现得认不出自己的家人。这些人的情况与 H.M. 不同，他们关于过去的整个记忆都完好储存着。但问题在于，它们现在无法被提取了。这些被埋葬的记忆偶尔也会在失忆症患者自己都不知道的情况下突然冒出来。例如，有一位名叫伯恩（A. Bourne）的传教士，他在短暂的失忆期间给自己取名叫布朗（A. Brown）——一个非常相似的名字。布朗是个很虔诚的教徒，每星期都去做礼拜。有一次在做见证时，他讲了一段身为伯恩时的经历——虽然他声称一点都不记得作为伯恩时发生过什么。另一位失忆症患者和她的家人重修旧好了，因为医生要她随便拨一个电话号码，结果，她在毫无意识的情况下拨通的正是她母亲的电话。

有身体或精神创伤的人可能只对事件，或事件发生的那段时间有心智分离的现象，表现出"这不是我的事"或"我记不得"的状态。引起心智分离的异常大脑活动发生在边缘系统，尤其是海马和杏仁核。这可以从一位 22 岁女性的大脑扫描图中看出，她不记得 4 年前创伤发生以后的任何事情。据报告，她被一个蒙面者绑架和侵犯，但是她的记忆很模糊，像做梦一样，所以

制造记忆

即使在学术界,大家对于"记忆有多容易被改变"这一点,意见上也存在很大分歧。不过有一点很清楚,假如遗忘"被虐待"是有可能的,那么回忆的错误和扭曲就不可避免。一个人的受虐故事中出现了不可能发生的元素,并不表示其他的部分就不是真的。同样,有一些细节可以被验证,也不意味着其余的全部可信。对每一个个案,我们都必须在科学的架构下判断其真伪。

我们记录和表达外部和自己内在世界信息的过程,大部分是自动化的。大脑最终得出的,是一份与事件相呼应的心智记录。这份记录并不完整,也并不是完全写实的。实际上,它既零碎又需要加以解释。

如果一个事件被提取出来时是零碎的,我们的认知就会立刻运作使它合理化。这时,依照此回忆所处的情境创造的另一个记忆就出现了,其中包括了回忆进行时的认知运作,如问题解决和伴随的情绪等。还有其他信息也可能包含在里面,所以当我们再次回忆这个事件时,提取出来的很可能就是已经有错误的新版本。

例如,受试者先观看一组描述一次交通事故的幻灯片,里面包含"停"的告示牌。然后,实验者又在别的测试中告诉他们,里面出现的告示牌是"让"。在最后的测试中,他们需要做出选择,究竟是哪个告示牌出现在最原始的幻灯片中。结果有高达80%的受试者选择"让"的告示牌。

对于这种情况,通常的解释是受试者会把新的信息整合到旧的事件中,而自己毫无察觉。但是,如果把幻灯片按照原来的次序放映,误导效应就会消失。这是因为在恰当的情境中,如果有正确的提取线索,我们就可以提取到原始的记录,而避免后来的错误版本。这个实验有两重意义:第一,除非提取记忆的环境很正确,否则我们可能无法检索到特定的记忆;第二,后期干预活动带来的记录可能会被误认为是原始的版本。

/ 本文作者 /

约翰·莫顿(John Morton)英国医学研究评议会认知发展单位(MRC Cognitive Development Unit, London)主任

很少有"恢复记忆"的案例被证明是毫无疑点的。虽然没有理由排除记忆在恢复之前可以被隐藏的可能性,但是也没有任何证据显示,记忆可以被埋藏或"压抑",然后又以原始的形式被提取。

谎言：大脑露馅

下面的扫描图显示了说真话的大脑（左图）和说谎话的大脑（右图）间的差别。说谎话的大脑出现的额外活动，被认为是因为需要额外的认知努力去抑制说真话的冲动，以及编造合理的谎言。脑部扫描显示，说真话是大脑默认的设定，说谎话则是需要经验技巧的复杂发展，我们要特意下功夫才能做到。

现在已有一些法庭采用脑部扫描来测谎了，最终可能会取代目前的测谎仪。不过，对此仍存在很大的争议。有些人认为，进行"测谎"扫描的人工实验室条件与现实生活中混乱、复杂的互动几乎没有任何关系。但是，必须记住，判断某人是否说真话的历史悠久的方法，即直觉判断、心电图和皮肤电反应等，也是相当不可靠的 [如 Sip KE, Roepstorff A, McGregor W, Frith CD. (2008) 'Detecting deception: the scope and limits.', *Trends Cogn. Sci.* 12(2):48-53]。

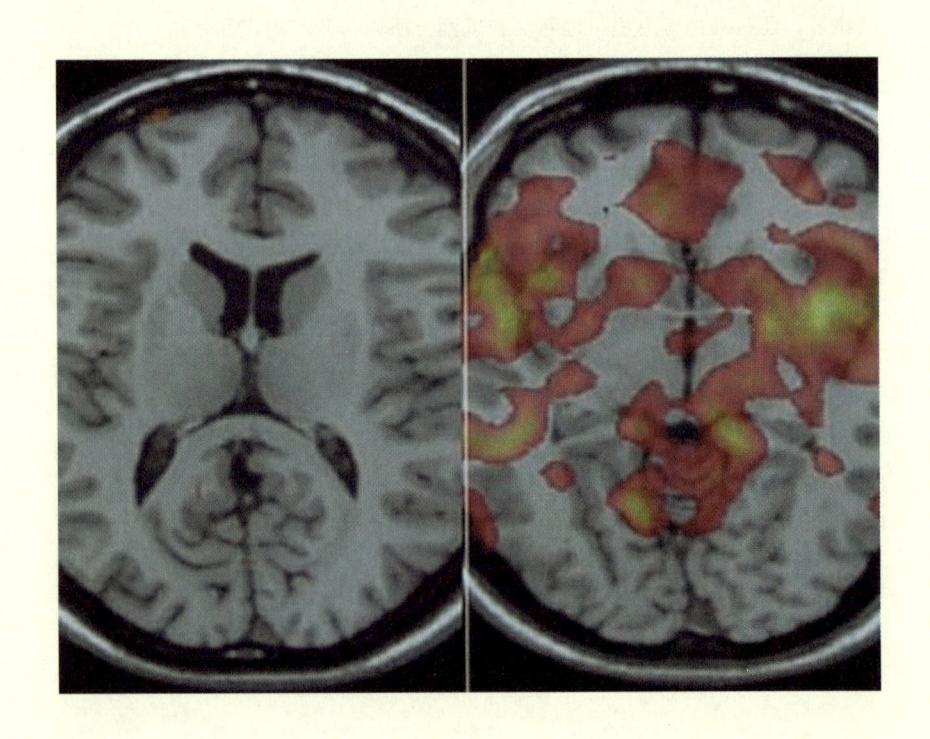

相信和不相信

如果人们认为一句话是真的,大脑的反应会与认为这句话是假的时完全不一样。在前一种情况下,大脑可能会指导进一步的思考与行动,而在第二种情况下,它则可能将其驳回,不再去想。

在一项扫描研究中,这种"相信"和"不相信"在大脑功能上的差异得到了检验。具体方法是给受试者看各种各样的陈述,然后请他们判断哪些是真的,哪些是假的。

结果显示,尽管大脑中许多"高等认知"功能相关的区域都有参与评估陈述的真实价值,但是最终定义其为"真实"或"虚假"时,似乎还是取决于更原始的情绪脑区。这些区域包括将思想和判断与情绪反应融合在一起的前扣带回,以及脑岛皮质。脑岛对事物是否"幸福圆满"很敏感,所以它的参与表示我们其实是厌恶谎言的。

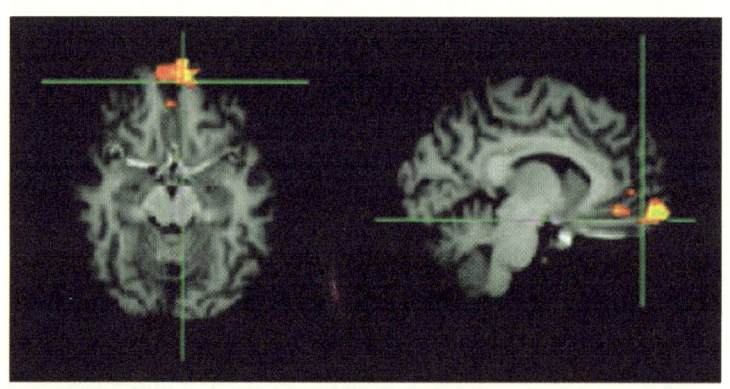

相信的脑(上图)在与联结的情绪和思想有关的脑区有活化,而怀疑的脑(下图)在脑岛的边缘,额叶和颞叶相交的脑沟深处有活化。脑岛对"厌恶"很敏感,意味着说谎被当作讨厌、不健康的事情,身体想要对其加以拒绝和摒弃。

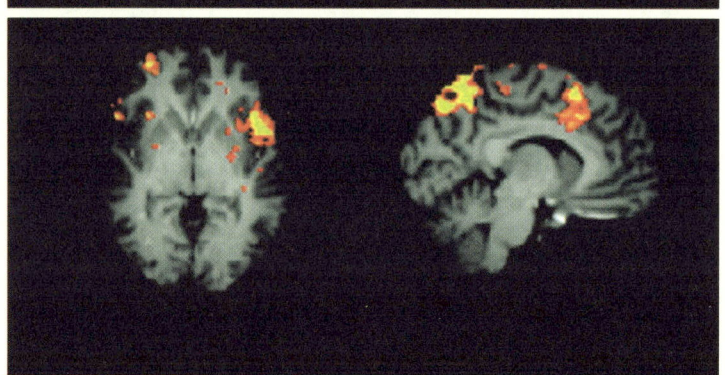

很难确定事件究竟是不是真实的。研究人员拿来一系列照片请她辨认：有些是她在创伤发生前的中学同学，有些是她的大学同学（大学同学是她认识但已经不记得的，因为那时创伤已发生），第三组则是陌生人。很显然，她能认出高中同学，但是不认识大学同学。用 fMRI 扫描她的大脑显示，高中同学的照片会正常激活海马和杏仁核的神经细胞——这两个区域处理熟悉的记忆。而她在看大学同学的照片时，大脑的反应与看到陌生人的脸时没有差别。

另一个案例是一位 40 多岁的男士，因为中风的关系，此前 19 年的生活记忆完全是一片空白。在那 19 年间，他的生活中充满了各种压力事件，脑部扫描显示他在看这段时间早期的照片时，大脑的活化是正常的。但是在看后期的照片时，大脑的活跃程度就降低了。他的大脑不愿意去重新构建这些事件，因为它们伴随着太多痛苦的感觉。

这项研究表明，记忆的阻断发生在知觉处理的早期，远在它们开始影响意识之前。

心理或生理受到巨大创伤的人，对于所发生的事件和相应的时期会有失忆症的现象，但是他们对发生了什么仍然有潜意识的记忆。一位男性在遭受同性强暴后非常痛苦，几次企图自杀，他的罗夏墨迹测验（Rorschach test）都呈现出他被人从背后偷袭的结果。另一位被强暴的女性在失去记忆的状态下被带回案发现场时，情绪突然变得很激动、很愤怒。她是在铺着砖块的人行道上被攻击的，在回到现场之前，她曾说"砖块"和"人行道"两个词总是出现在脑海中，挥之不去。

潜意识的记忆——通常被称为隐蔽记忆，会渗透我们生活中的方方面面。例如，社会心理学家罗伯特·扎伊雍（Robert Zajonc）的研究显示，人们通常喜欢以前看到过的东西，即使没有记忆也无妨。与之相似，我们对他人的反应也根据是否见过而有所不同，即使我们不记得曾经见过面。在一项研究中，受试者以很快的速度观看一系列陌生人的面孔，并不能细细辨认。过一阵子后，受试者被要求给另外一些照片评分，看哪些面孔是有吸引力的。这些照片中，有些是曾经快速闪过的，有些是不曾看过的。虽然受试者完全不记得那些曾经看过的面孔，但是他们很一致地给出现过的照片打了较高的分数，认为它们更有吸引力。接下来，在由此衍生的另一个巧妙的实验中，刚刚参与评定吸引力的受试者应邀与另外两个人，A 君和 B 君，一起判断某些诗歌的作者是男性还是女性。事实上，这种设计只是个障眼法。A 君的照片曾在上一个实验中出现过，只是时间很短、一闪而过，而 B 君的照片从来没有出现过。不过，受试者完全不记得自己曾经看过 A 君的照片。当 A 君和 B 君意见相左（研究人员故意安排的），而受试者手握决定性的一票时，他们不可避免地都会站到 A 君那一边。实验的均衡操作使唯一可能的解释，就是他们已经在潜意识中看过 A 君的照片。

这种透过潜意识辨认某个刺激的现象，在心理学上被称为促发作用（priming），像实验中快速闪过的面孔叫作促发物（prime）。如上述实验所示，无害或不带感情色彩的促发物通常会带来良好的感觉，而令人讨厌的促发物会使受试者感到害怕或有攻击性，尽管他们自己完全不知道为什么。

有关恐惧的隐蔽记忆储存在杏仁核而不是皮质，所以无法通过努力思考的方式把它们唤到意识界，因为皮质的活动往往会压抑杏仁核的激活。这或许便是当我们放松休息而心智不集中时，杏仁核中的创伤记忆会跃入意识界的原因。例如心理治疗时的自由联想，受试者在放松的情况下，第一个想到的往往是关键词。这种现象显然对围绕心理治疗期间体验到的回忆所进行的辩论，具有重大且深远的影响。现在我们知道有些记忆是假的，不过这并不代表其他的记忆也是假的。在皮质以零碎片段的形式被储存的记忆,在杏仁核中可能是完整的,并且可能在生命的后期突然出现。最近有一项研究调查了 129 名受到性侵的女性(都有医疗记录证明),其中 16% 的人报告称曾经一度忘记了发生过什么,但是后来这个记忆又重现了。常常有记忆的片段出现在她们的脑海中,这与 PTSD 患者经历的病理性重现很相似。这表示相关记忆储存在杏仁核,而不是在皮质中。

在这种情况下,皮质中有意识的创伤记忆可能难以调取,因为它们不是以正常方式存储的。长期的压力会影响海马。研究人员在有 PTSD(曾一度被称为"炮弹休克症")的越战退伍军人大脑中发现,他们海马的细胞组织比其他的退伍军人少了 8%,而童年遭受虐待的人在长大后,海马组织比别人少了 12%。这些人都有记忆缺失的现象,除了他们所经历的创伤以外,对最近发生事件的记忆也比较差。

创伤受害者的这种海马损伤现象被认为是压力激素的长期升高导致的。我们在前面已经看到,这些激素水平的单次提高有

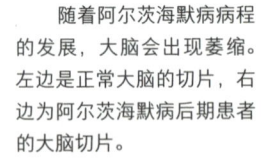

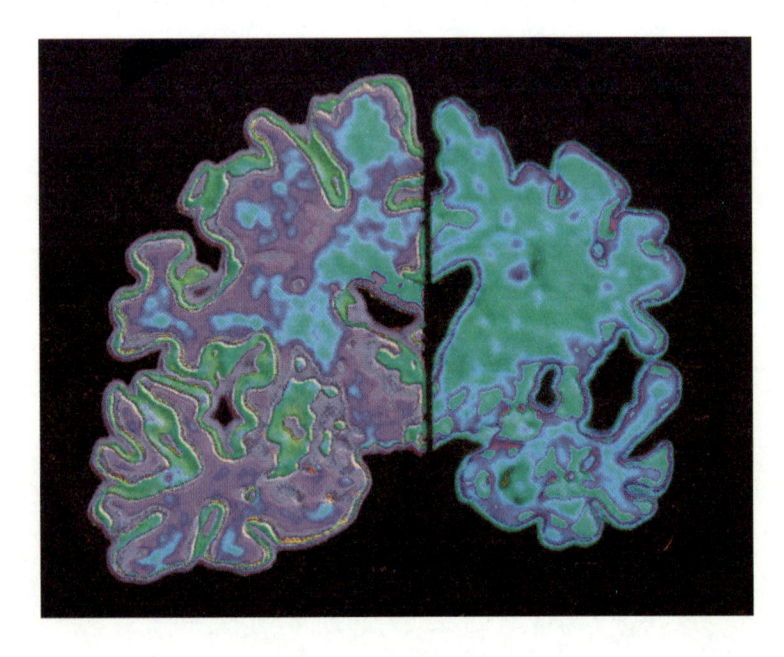

随着阿尔茨海默病病程的发展,大脑会出现萎缩。左边是正常大脑的切片,右边为阿尔茨海默病后期患者的大脑切片。

助于形成记忆。但是，假如大脑被持续不断地淹没在这种压力激素之中，海马似乎就会受损，对记忆的调取和巩固会产生不利的影响。

有观点认为，婴儿期的创伤可能会使记忆分裂成不同的部分，在同一个大脑中各自创造出不同的性格，造成多重人格（multiple personality disorder，MPD，也被称为"分离性身份障碍"）。第一个有记录的MPD案例出现在1817年，但是，这种病症一直到电影《三面夏娃》(*The Three Faces of Eve*)在1957年大获成功后，才引起世人的注意。在当时，即使那些相信MPD真实存在的人，也认为这是很少见的情况。然而，今天有些临床医生认为，美国人口有多达1%的人存在MPD的问题。

MPD是另外一个专家和大众的意见两极化的问题。有些精神科医生认为这是无稽之谈，是一群利欲熏心的治疗师和想象力过度的患者编造出来的。另一些人则认为这是一种合理的病情，具有明显的病因和生理标志物。在20世纪90年代，MPD曾引起很大争议，因为治疗师把它与童年的性侵害联系在一起，而且矛头全部指向于此，几乎没有其他病因。从那以后，人们对MPD和其他分离性精神疾病的兴趣就减弱了，关于它的争议性自然也就没人再提起。

像MPD这种分离性障碍，指的是患者以碎片化的方式体验世界。特别是一些正常情况下应该被记得的经验，在进入意识界之前就被阻挡掉了。我们每一个人都总是会对可用经验的某些部分进行编辑和删除——如果不这样，我们会被那些不断向我们袭来的知觉、思想、情绪和感情所淹没。只有把意识界缩小到可以应付的地步，我们才能有效地应对每一天发生的事。例如，我们常会为了赶完手边的工作而延误进食，或是在早上因为赶时间送孩子上学而把所有的问题抛诸脑后，等有空再处理。不过，就算是极端的分离症，在某些情况下也是有用的。例如医生和护士必须把他们的感情和工作严格区分才能继续工作，否则一旦看到患者在痛苦就感同身受的话，他们会被怜悯和同情心所淹没，没有办法提供任何帮助。有的时候，分离的机制也会由于过度工作而永久性地卡住，所以有些医生会失去所有怜悯的感觉，即使下了班，离开了工作岗位。这种过度状态切断了一个人真正需要体验的感受。

MPD就像暂时性的"神游"状态，是分离症的一种，涉及分割自己的一部分记忆，使相应部分的生活历史或多或少地从记忆库中消失，或是提取不到。

在神游症中，有一部分特定的时间——通常是创伤之前的那段时间会被隔离开。在MPD中，出现的情况则是一个人对自己是谁的记忆被分隔开了，所以任何时间和部分的记忆都可能丢失。如此这般的结果，就是这个人没有了"完整的"人格，他的自传记忆以及他究竟是谁的认知被分裂成一系列的"自我"。其中每一个"自我"都由整个人的不同部分构成，例如有一个是童年的自我，另一个是愤怒的自我，第三个又是"男性"的自我，诸如此类。每一个自我可能都不知道其他自我的存在，或是缺少与它们有意识的连接。所以，一个人可能从一种人格毫无痕迹地切换成另一种，换上另一个名字，拥有不同的年龄、人生阅历和人格特质。

当扫描MPD患者的大脑时，其内部运作显示出一种模式，非常强烈地表明改变的不只是这个人的行为而已。当一组行为消失，另一组行为取而代之时，神经的模式会随之发生变化来配合改变了的行为。脑部扫描甚至显示出可用记忆的改变，不同的人格会提取到不同的记忆。

有一项研究涉及11位女性，她们中的每一位都有两个显著不同的人格。在某一个人格中，她们可以回忆起某些童年创伤，而在另一个人格中，她们完全否认有这些记忆的存在。当她们聆听别人朗读她们在自己的另一个人格中的相关记忆（其中也包括对童年创伤的描述）时，实验者对其大脑进行扫描。结果发现，处于"非创伤人格"中的她们在听到自己的创伤经验后，大脑中本该对个人轶事做出反应的部分仍保持安静，并没有活化。也就是说，她们虽然接收了信息，但好像这是发生在别人身上的事情一样。然而，当她们转换到"创伤人格"时，关于创伤经验的录音带立即在大脑与自我意识有关的部分激起了强烈的反应。她们的大脑并不只是将其标记为"我听到了"，而是"我记得这个经验"。这就和她们的行为所表现出来的一样，两个人格拥有两种不同的自传记忆。

另一项影像学研究的对象是一位47岁的女性，她或多或少地可以根据指示，从一种人格切换到另一种。当她在做人格转变时，大脑处理记忆的区域会暂时性"关闭"，就像是关上一个记忆"盒子"，准备打开另一个似的。关于人格转变的第三项研究发现，脑电波相关性（用于衡量哪些神经元同步放电）在两种人格中完全不同。这表示受试者在不同的人格状态下，思想和感觉都大为不同。即使请职业演员模仿这种情况，或者请受试者去表演另一个自己时，大脑也不会出现同样的改变。发生变化的不只是行为而已，他们大脑的思考、感受和回忆事情的方式都有所不同了。

对未来的记忆

记忆使我们可以重温旧梦，尽管有时是以崩溃或破碎的形式，它同样也提供我们想象未来的基础。

我们能够想象尚未发生的情境实在是种了不起的能力，这种想象力贯穿一系列领域：从每天的例行公事，到艺术家、作家和兴奋的孩子眼中令人惊叹的景象，这是一条很长的向度。这个向度的一端，是设想冰箱里剩下的鸡肉如果加上洋葱、蘑菇，再淋上咖喱酱做成晚餐会是什么味道，另一端则是艺术的创作。据我们目前所知，即使是这些技能中最不起眼的，也超过了其他所有物种的创造能力。

初看之下，记忆和想象力似乎截然不同：前者与已经发生过的事情有关，后者则是尚未发生的事情。但是最近的研究发现，想象力是依附在记忆上的，记忆是想象力的基石。当我们想象发生某件事时，我们其实是在根据过去的经验推测未来可能重复出现的情况，然后再把这些推测切碎、打乱，混合起来变成一个貌似完全不同的东西。即使是最虚无缥缈的幻想场景也源自我们所看到过的东西——我们不可能在没有原料的情况下去发明创造，这就和如果储藏室空空如也，我们不可能烧出一道菜来是同一个道理。* 特别富有想象力的人所拥有的技能，是把他们过去的记忆（经验）切得更碎，更均匀彻底地混合在一起。他们可能还倾向于体验更多——从周遭吸收更多的信息，而且更能聚焦到新奇的事物上。

所以，与其说记忆是我们自我的一部分，不如说是我们所构建的认知中的自我的大部分：我们的传记、回忆、想象，甚至我们的人格都包括在内。一旦把这些从一个人身上剥夺走，这个人就会变成作家奥利弗·萨克斯笔下的 H.M.，一个漂流在生命海洋中的"迷失的水手"。

---

* 相当于中国人常说的"巧妇难为无米之炊"。一个非洲人如果没有看过汽车，那么无论怎么做梦也梦不到汽车。创造发明都不是无中生有，而是有所本的。——译者注

记住未来

/本文作者/

埃莉诺·马圭尔
(Eleanor Maguire)
伦敦惠康认知神经研究所教授

记忆有什么用？很显然，它使我们累积有关世界的信息，发展出概念知识，记录具有显著性的个人事件。把记忆放入我们的自传中，最终让我们知道自己是个什么样的人，并认清自我。直到最近，大部分的记忆研究都是面向过去发生的事，检视这些知识和事件是如何被记录的，以及它们可能的神经机制。但是，就像刘易斯·卡罗尔（Lewis Carroll）在《爱丽丝漫游奇境记》（*Alice in Wonderland*）[i]中观察到的，"这是一种只对过去的事有效的糟糕记忆"。事实上，现在人们普遍同意，我们和其他生物之所以会记得过去，是为了用它来预测未来。

假如回忆过去和预测未来是密切相关的，那么我们会认为两者应该有着相似的大脑结构。事实证明情况确实如此——两侧海马受损的患者会忘记过去的经历，记不起曾经发生在他们身上的任何事件，而且海马性失忆症患者也无法想象他们的未来会怎么样。[ii]

有一项采用fMRI扫描正常志愿者大脑的研究发现，回忆过去的经历和想象可能的未来会激活一个共同的大脑区域网络，包括海马。[iii]有趣的是，这些大脑区域不仅处理过去和未来的经验，[iv]同时也处理假想的经验，也就是既非过去也非未来的虚构经历。但是，海马受损的失忆症患者就没有办法去想象虚构的事件。[ii]

因此，回忆或想象过去的、虚构的和未来的事件似乎拥有共同的神经机制。事实上，其他几种认知功能——空间导航（spatial navigation，辨别方位，在陌生的地方行走）、白日梦和心智理论的各个层面——也都用到相同的大脑区域。

那么现在问题就来了，像海马这样的大脑结构如何提供如此多样化的功能？研究人员从对海马性失忆症患者的研究中得到了一条线索。[ii]这些患者的问题根源似乎都在于无法将想象的经验整合成一个连贯的整体，最明显的表现是空间情境的不连贯性。这表明，海马通过把事件或情境的不同元素结合在一起，在想象力中发挥了关键作用。它在支持先前经历的记忆上也扮演了关键性的角色，这些记忆长期以来被认为是可塑造的、动态的表征，而不是固定的、不能改变的记录。[v]

一项得到越来越多支持的新理论认为，上述各种不同功能所共同使用的大脑区域和认知过程可以用场景构建（scene construction）的概念来解释。[vi-vii] 事件或情境的构建需要心智去启动和维持一个复杂且合理完整的事件或情境。场景构建使这些事件和情境在大脑中先进行内部彩排，因而启动了神经机制去创造出一个模拟情境，无论是过去、现在和未来的，或是完全不合时宜的、假设的情况，都可放在这里展开。

这种可以预先经历假设情境的能力，使我们在计划未来方面领先一步。在做出决定之前，能够在脑海中准确而丰富地构建出未来可能的情景，既有助于我们评估不同结果的可取性，也可以让我们知道该怎么规划才能实现这些结果。但是对人类来说，情境构建过程其实远不止简单地预测未来，它还帮助我们对某个目的是否合宜，以及最终的创造力进行一般评估。例如，剧作家和小说家常在脑海中把他们的电影或小说中的情节放映一遍，用的就是场景构建。他们这样做并不是为了预测未来，而是为了评估安排故事的方式是否具有能够感动观众或读者的美感。所以这个构建的过程，即以新颖的方式灵活地重新组合储存信息，使之以新的面貌出现的能力，可以说是人类智慧的最高表现。它使我们能够无限地发挥创意，无止境地发明，虽然这些创造仍然受到一生经验的限制。

i   Carroll L. 1863. *Alice's Adventures in Wonderland*. MacMillan & Co, London.

ii   Hassabis D, Kumaran D, Vann SD, Maguire EA. 2007. 'Patients with hippocampal amnesia cannot imagine new experiences'. *Proceedings of the National Academy of Sciences, USA* 104: 1726-1731.

iii   Addis DR, Wong AT, Schacter DL. 2007 'Remembering the past and imagining the future: Common and distinct neural substrates during event construction and elaboration'. *Neuropsychologia* 45: 1363-1377.

iv   Hassabis D, Kumaran D, Maguire EA. 2007. 'Using imagination to understand the neural basis of episodic memory'. *Journal of Neuroscience* 27: 14365-14374.

v   Bartlett FC. 1932. *Remembering*. Cambridge University Press.

vi   Hassabis D, Maguire EA. 2007. 'Deconstructing episodic memory with construction'. *Trends in Cognitive Sciences* 11: 299-306.

vii   Hassabis D, Maguire EA. 2009. 'The construction system of the brain'. *Philosophical Transactions of the Royal Society*, London: Series B 364: 1263-1271.

第 8 章

通往意识的高地

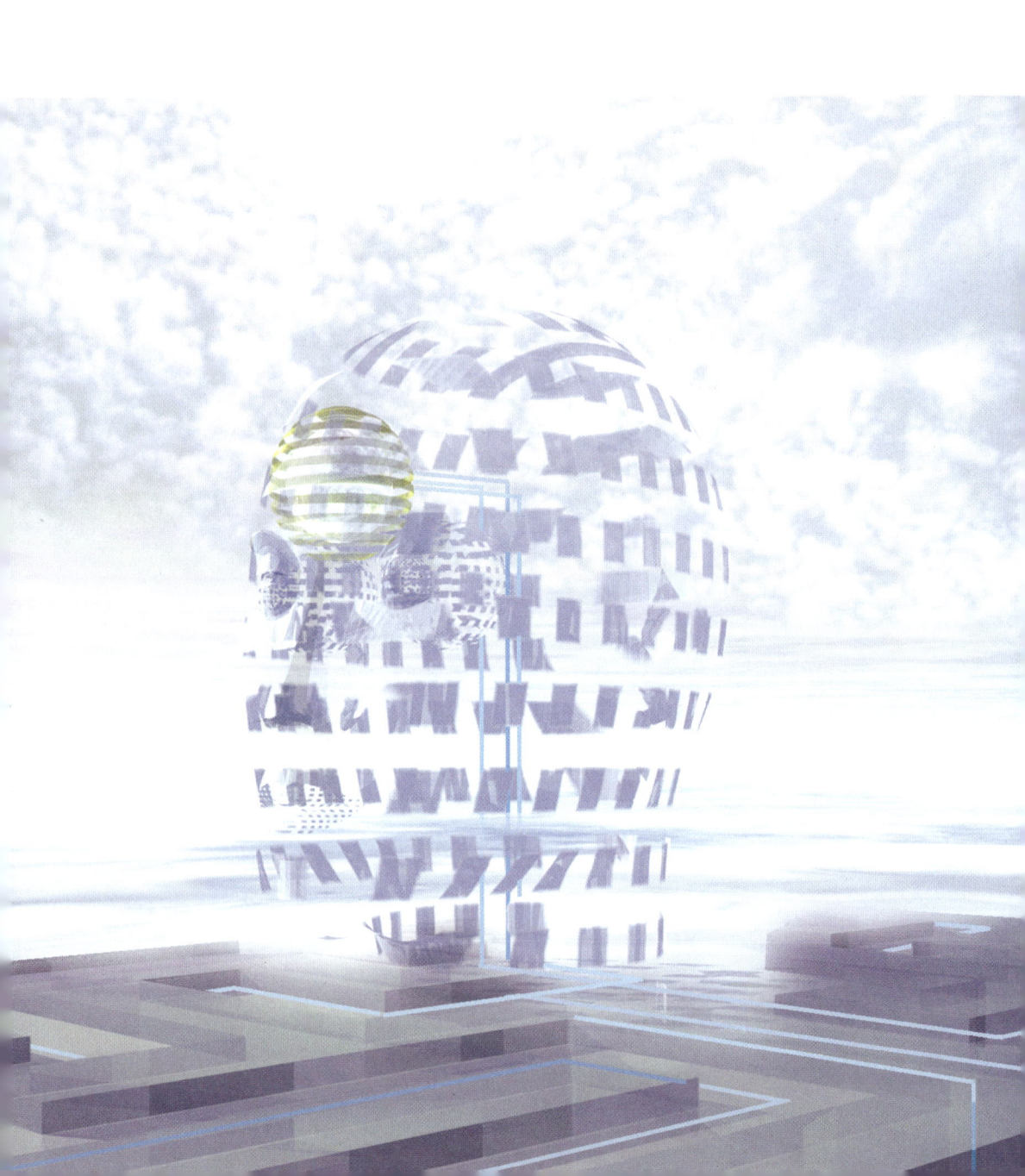

额叶是形成概念、构建计划，思想与相关联的事物结合形成新的记忆，以及浮光掠影在心中保存的地方，直到它们被存放在长期记忆之中或湮没消失为止。

这部分脑是意识的所在地，是大脑下层生产线产品最后送抵的高地。自我意识由此而生，情绪也在这里由身体的生存系统转换成主观的感觉。

假如我们要在心智地图上插一块"你在这里"的牌子，额叶正是箭头所指的地方。在这里，我们对大脑的新观点呼应着古老的知识。神秘主义者传统意义上所说的"第三只眼"（the third eye），即通往意识最高点的关口，也是在这里。

人类大脑做的每一件事都很神奇，但并不是全都那么了不起。计算机可以计算得比人脑更快且更准确，录音机可以更精准地回放过去，狗的嗅觉比我们更灵敏，鸟比我们更擅长歌唱，诸如此类。所以，并不是做了什么而使人类这么宝贵（一个完全瘫痪、不能讲话的人依旧是人，所以并非取决于我们可以做什么）。我们的特别之处在我们的脑子里：丰富的意识和高度的发展。

你可以在大脑漫游良久而不会遇到意识。行为主义学家垄断了美国心理学界大半个 20 世纪，却从来不曾承认过意识的存在。如今，对主观经验的狂热已经取代了行为主义者所坚持的严格客观性。这种热情目前正吸引着一些世界上最伟大的科学家和哲学家。

对于"意识"和由此衍生出来的对"心智"的研究，主要有两大学派。其中一派认为，意识是超越思维能力的先验哲学。其实这就是笛卡儿的二元论（Cartesian dualism），即"精神"世界与物质世界是分开的，而我们的大脑根植于物质世界。另一派则认为，心灵世界其实是大脑活动的产物，所以意识是属于物质世界的。它可以被探索，并且最终可以在不诉诸超自然的情况下得到解释。

那些愿意接受"解释意识"这项挑战（而不是假设意识是不可参透的谜团）的人，必须面对巨大的问题。意识有目的吗？或者它只是神经复杂性的副产品？意识是单一、连续的河流，还是说那种连续性和一体性的感觉只是错觉？如果你可以把信息从一个活着的大脑中提取出来，使它与身体分开——比如可以把它下载到软盘上，那么意识可以随之而来吗？如果可以的话，它会位于哪里？如果你能够把意识提取出来，并且确定它仍然能够继续它的虚拟存在，那么你能承受多少字节的数据？

目前这些问题并没有答案，但是有一些很有意思的线索。尤其是寻找意识的神经运作机制（大脑地图的魔法石），可以提供很多了解大脑内部运作的迷人洞见。

大量证据表明，意识来自大脑皮质的活动，包括自我意识在内的特定类型的意识需要在额叶中激活。你可以问自己这个问题："我"的感觉究竟是在哪里产生的？假如你的想法跟大多数人一样，就会指向鼻梁上端的位置。这个地方的后面就是前额叶，也是额叶中与意识的产生最密切相关的区域；这里还与我们对情绪的有意识认知，以及参与和专注的能力有关。最重要的是，这里赋予世界意义，给了我们生活的目的。精神分裂症、抑郁症、躁狂症和注意力缺失症主要都是因为额叶出了问题。随着对额叶知识越来越多的积累，以及对保持其正常运作的化学物质越来越多的了解，我们有信心可以帮助病人重返健康正常的生活。

额叶是我们从原始人演化到现代人的过程中，迅速发展得最突出的一部分，占皮质总面积的28%，这个比例远远超过任何其他动物。额叶的后区使我们能够采取身体动作，包括部分专司流利表达的语言区（布罗卡区），和控制动作的运动皮质。在运动皮质前面的是前运动区，又叫作辅助运动区，这是控制我们计划性动作的地方。一个动作在准备执行之前，需要先在此处进行一番彩排演练。

前运动区是个重要的"地标"，它将感觉和运动皮质与额叶分隔开来。额叶带来了人类最伟大的成就，专司概念、计划、预测未来和选择性思考，并将知觉组合成统一的整体等。最重要的是，它赋予知觉以意义。

从前运动区再继续深入，你就进入了前额叶皮质，这是整个大脑中唯一不必一直处理感觉信息的地方。它无须理睬各种生活中的琐事，如开车四处走动、煮咖啡，或从没有什么特殊性的环境中收取感官信息等。所有这些动作，在不调动前额叶皮质的情况下仍可以完成得很好。只要我们的思想处于一般状态，前额叶皮质就只会保持最基本的活跃度。然而一旦有不对劲的事情发生了，或我们开始思考而不再做白日梦时，前额叶皮质就会瞬间活跃起来，同时我们立刻进入全意识状态，好像从黑暗的隧道突然走到耀眼的阳光之下一样。

额叶几乎与皮质的各个区域都有很多神经通路连接，与边缘系统间也有联系。这些通路都是双向的，可以将深埋在皮质下区域的信息传送上来，也可以将皮质的指令传递下去。信息必须送到额叶才能发挥功能，但是如果从下而上的信息过多，便会抑制表层的活动，反之亦然。这意味着突然涌上来的情绪会如洪水般把理智淹没，而一项需谨慎小心、全力以赴的认知作业能够减弱情绪的作用。这便是为什么我们恐惧时会突然觉得脑中一片空白（哪怕只是短短一瞬的感受），而年轻人想延长性行为时，心中会默想微积分的缘故。

认识、知觉、自我觉识、注意力、反思——这些都是构成意识的不同"零件"。我们的意识经验的质量便取决于有多少零件参与，以及如何参与。这和印刷过程有一点相似：第一步先构建好一个图像（将各个部分的颜色涂好），用单色的墨水将影像的轮廓大致勾画出来；第二步将轮廓确定；第三步使影像更丰富、更清晰。在过程中，墨水的渲染构成了即将完成的图画，而当作品最终完成后，虽然可能仅由 5 种颜色构成，但是整体可能包含数千种色调。当然，这张画是印刷前许多准备过程共同作用的结果：必须事先存在原始的图案、文件或照片，再设定采用数码或蚀刻金属版的印刷方式。我们的心智运作过程也一样，在意

（1）眶额叶皮质：负责抑制不适当的行为，使我们不成为欲望冲动的奴隶，并且使我们能够放弃眼前的报酬以换取长远利益。

（2）背外侧前额叶皮质：使我们可以把事情在脑海中保持一阵子，并可以操控信息以形成计划或概念。同时，这个区域也是决定事情轻重缓急的地方。

（3）腹内侧皮质：感受情绪、使知觉产生意义的地方。

（4）前扣带回：有助于我们把注意力集中在思考的事情上。

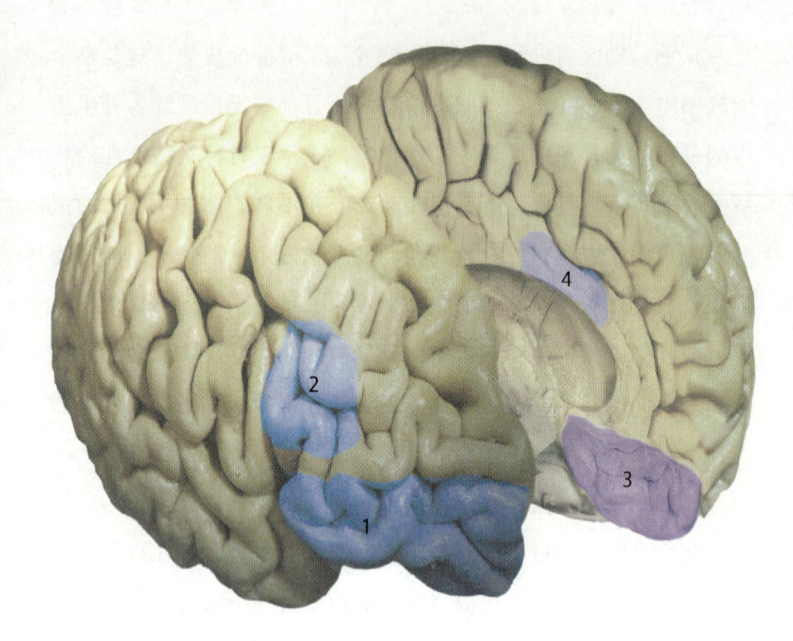

识产生之前需要有许多神经系统在大脑的各部位参与作业。然而，就像最后印出来的影像可以只用几种颜色搞定一样，正常人所拥有的意识可能也只需要少数几个大脑"零件"的活化而已。

额叶对意识的重要性是陆续从几十年前脑损伤患者的个案中发现的，像盖奇这样的例子更表明，额叶特别的部位有着特别的功能，如自我觉识、个人责任、目的性和意义等。即使如此，在功能性脑成像技术发展出来以前，很难想象"人之所以成为人"这么重要的概念竟可以只落在这么小的细胞团块上。不仅如此，目前功能性脑成像技术甚至已经让我们看到，最高级的心智状态其实仅落在额叶的几个"位点"上。

虽然意识来自大脑皮质，但仍需要整个脑来支持。脑干、中脑和丘脑都很重要，因为它们是引导和控制意识关于注意力的系统的一部分，将神经递质分送到皮质的各个部位。有时可以在昏迷不醒的患者身上看到这些区域的活动，尽管并不足以引起意识，却可以引发意识性的行为。例如患者的眼睛会锁定在移动的物体上，随之移动，使人误以为他们在看走过去的人。他们也会抓紧一样东西不放，如果被针刺到，脸上也会浮现痛苦的表情。这些动作都是纯粹的反射反应，却令旁观者深感不安。

有人认为来自皮质的意识是不确定的，他们是对的。关于这部分的证据基本都是否定的，虽然许多人宣称他们在所谓"临床死亡"的状态下（例如手术期间）经历过一些事情，但是没有一个人在没有功能性大脑皮质的作用之下，表现出任何与意识相符的行为。皮质对经验至关重要这个假设对目前医学伦理上的决定很有帮助，包括关闭脑死亡患者的生命支持系统，以及从脑死亡但仍在呼吸的人体摘取器官等。如果发现这个假设是不成立的，那么必然会掀起轩然大波，使舆论对过去的做法产生道德上的批判。不过到目前为止，新的脑成像技术研究没有显示出任何需要去重新思考这个问题的迹象。

如果要形成意识，大脑必须做些什么？有个线索来自关于盲视的研究。盲视是一种很罕见的脑损伤情况，却可以使研究者触及意识的边缘。

盲视指的是患者在没有意识到自己看见事物的情况下，看到事物的能力。盲视患者的意识是完全正常的，所以他们可以报告出大脑功能这种"知道但又不知道"的状态。这种现象几乎就像一个完全有意识的大脑，在和一个意识较弱的大脑进行心电感应。

盲视最早是在第一次世界大战时被报告的。有人发现，眼睛已经失明的士兵仍会躲避炮弹，尽管他们并不知道自己在做什么。所以，后来有研究人员采用不同的方法对他们进行了有条不紊的研究。有些盲视可以用经颅磁刺激（transcranial magnetic stimulation，TMS）的方法在正常人身上引发出来，因为这项技术可以有效地"关闭"主要视觉皮质区（V1）。V1通常是从眼睛传入的信息在大脑中最早产生影响的地方，刺激从这里开始转化为有意识的视觉。当它不能发挥作用时，人们就无法以正常的方式去看，便会报告失明。但是在实验室的测试中，他们仍然可以伸出手去抓移动的物体，而且会在过程中改变手的方向。不过，盲视的研究主要还是在盲人或半盲的人（因为V1受损）身上完成的。V1神经元的排列方式，是每一个神经元只对自己负责的那部分视野做出反应。如果有些神经元死亡了，那么它们原本负责的视野就会变成（或者似乎会变成）盲点。

牛津大学的拉里·魏斯克伦兹（Larry Weiskrantz）是第一位采用实验的方法研究盲视的科学家。他发现，这种脑损伤患者常可以准确地指向在其盲区内移动的物体，即使他们并没有意识到这一点。后来，他又发现患者还可以说出物体的形状和移动方向。下面是魏斯克伦兹和一位受试者在实验后的谈话，这位受试者对于放在他盲点里的东西，每一次都能正确地指认出位置。魏斯克伦兹先开口问道：

"你知道你今天表现得有多好吗？"

"不，我不知道，因为我看不见，我什么都看不见。"

"可不可以告诉我你是怎么猜对的？你为什么说它是水平或是垂直的？"

"我不能，因为我看不见，我真的不知道。"

"所以你真的不知道你都做对了？"

"不知道。"

盲视可能是由原始视觉系统的残留部分引起的，在我们漫长的演化历史中，这个系统曾将全部带有光的信息都送往皮质下区域去处理，使我们可以集中注意力在刺激上，并引发恰当的生理反应。这完全是为了使动物行为秩序化的实用做法，并没有将不会马上危害到安全的信息考虑在内。这个系统与我们如今在蜥蜴等动物身上看到的颇为相似，它们的视觉系统对任何发生在它们视觉空间以外的事情都完全不关心。它们大概只注意舌头可及之处的苍蝇，而对远处角落里的苍蝇毫无反应。静止的东西和会

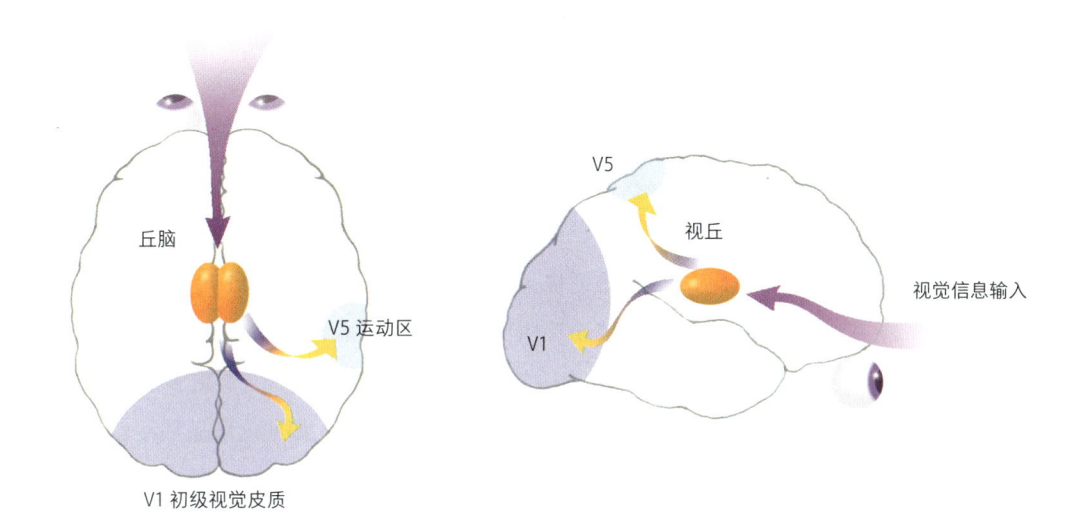

V1 初级视觉皮质
丘脑
V5 运动区
V5
视丘
V1
视觉信息输入

动的东西引起的反应也不相同，因为大部分静止的东西是不能吃的，也不会发动攻击。蜥蜴水平的视觉系统纯粹是为了生存，而不是让它们来欣赏毕加索——人类早期的视觉也是如此。

盲视的研究发现，被报告出来的并不只有动作，有一位"明星"盲视者可以分辨目标物的颜色、形状和运动，甚至那张"看不见的"脸上的表情。视觉并不是唯一可以有意识或潜意识感觉的感官，研究者发现还有盲触（blindtouch）甚至盲嗅（blindsmell）的存在。

例如在一项实验中，受试者被要求去闻两个玻璃瓶中的液体：一种是令人愉悦的（乙酸戊酯，有类似香蕉的味道），另一种是令人厌恶的（丁酸，有类似腐臭的味道）。受试者声称完全无法感受到任何味道——但是如果要他们去"猜测"哪一种是好闻的，哪一种是臭味时，他们都能正确地指出来。

类似这样的研究显示，没有进入意识界的感官信息也可能影响我们的行为。比如有的时候，我们到一个地方会觉得"感觉不对"。又如某些人似乎会由于我们无法解释清楚的原因而显得很

大部分视觉输入到达位于大脑后部的初级视觉皮质的 V1 区，使我们感受到有意识的视觉体验。还有一个更小的神经通路直接通到 V5 区，这便是有些盲人虽然看不见，却能感受到物体运动的原因，即所谓的"盲视"。

第 8 章 通往意识的高地 293

有吸引力，或许就是因为我们的潜意识在处理他们的身体令人愉悦或厌恶的味道吧！

随着皮质的演化，大概进入了这样一个时期，即信息分流到新的大脑以及现有的感觉检测系统开始变得有利。由于皮质比下面的旧脑更复杂、更灵活，所以能够对视觉刺激产生更精密、更有效的反应。逐渐地，当皮质演化出更多、更好的策略时，大脑就重新分配功能来善用皮质的长处。越来越多带光的信息进入皮质，刺激了更多灰质的生长，这反过来又产生了更多的反应策略，也就鼓励更多带光的信息进入皮质，如此这般循环不息，形成了今天的皮质。同时，原来皮质下的系统就变成叠床架屋、功能重复的多余区域了。然而，盲视让我们了解到，一旦没有了皮质的牵制，这古老的系统可以做些什么。有些网球高手可以在球还没有被皮质感应到的情况下就出手击打，这种能力可能也要归功于盲视。

从某个层面看，盲视似乎并不比植物人的反射反应更重要。然而有证据显示，相比之下，盲视要更接近意识一些。如果一定让有盲视的受试者描述其经历，有些人会承认他们有一点模糊的知觉。例如有一位患者称："我感觉有个东西在那里……当它动时，我觉得有个东西朝我过来。"此外，随着时间的推移，参加盲视实验的受试者表现得越来越好。这表明，虽然盲视属于潜意识的部分，但它很可能已经标示出通往意识之路的起点。

盲视和自动反应之间的差异，可以从大脑活动上的差异反映出来。反射反应并不牵涉到皮质的活动，例如抓紧东西或对针刺的反应，在无脑畸胎（anencephaly）身上也可以看到。相比之下，fMRI扫描结果显示，盲视的患者在看东西时，视觉皮质一个被称为V5的子区域（专门处理运动）在此期间亮了起来，尽管初级感觉皮质区V1（专门负责正常视觉的区域）没有反应。这表示盲视或许不是完全没有意识的，它轻触到皮质，所以可能通过一些很少使用的神经旁路悄悄把微小的活动信息送到皮质，产生了第一丝意识。

这距离我们所理解的意识还差得很远。要使一个模糊不清的意识提升到成熟的知觉，这个感觉刺激必须被初级感觉皮质的区域（如果是视觉就是V1）所感应和记录。这些与潜意识完全无关的区域组成了一条生产线，从感觉刺激的原材料开始，到最后将信息传递至额叶，建立起一个处理完备的心智架构。另外，满载着情绪的知觉部分在边缘系统（尤其是杏仁核）对信息进行平行处理，再把它们送到额叶。

要产生完整的意识，仅仅使知觉"突然出现"在额叶是不够的。在那些心智不太正常的人身上，还有一些大脑活动在背部、侧边、额叶低处发生，与正常人不同。在注意力缺失症患者睡眠时，或在退缩型精神分裂症患者身上也同样可以看到这种情形，尤其是僵直型精神分裂症患者的额叶活动特别低。在最极端的情况下，这类患者发病时对外界完全无法做出任何反应。有一位妇女在床上躺了几个月，不说话也不移动。后来被问到当时的感觉时，她表示自己知道周遭发生了什么，但是这些事都不能引发任何想法。"我说不出任何话，因为没有任何东西进入我的心。"她心里没有话要说，难怪不开口了。

要将这种处于半睡眠状态的大脑唤醒，额叶必须有更多的活动吗？让我们来看看"思考""觉识"这些活动究竟在哪里进行。

自我

不同于患有僵直型精神分裂症的那位女士，我们并不是对自己的经验没有想法、不置一词，我们是透过一个严密的概念矩阵——"我"（I）或"自我"（self）来检视经验的。

"我"和"自我"不停地在判断我们的感觉、情绪和知觉，

大脑中的意识

大脑中必须发生什么才能使我们意识到一个体验？大脑扫描研究显示，当一个人有意识地觉识一个感觉刺激时，他们的大脑会呈现一种独特而一致的活化形态，这与大脑只是记录这个刺激时的活化形态完全不同。

在意识出现之前，大脑中似乎必须已经存在某种程度的兴奋性活动，大量的神经元需要同步放电。这种同步性把一种体验中的不同元素"绑定"在一起，形成单一的知觉。例如，为了产生眺望夕阳的体验，大脑中与产生红色有关的区域、与形状（球体）有关的区域，以及涉及与夕阳有关的记忆和与夕阳有关的词汇的相关脑区，都要同步放电才行。最低程度的激发水平大约是 40 赫兹。

注意力

意识最关键的先决条件似乎是注意力。大脑最初是身体的警报系统，所以我们可以把警觉性想成一种特殊的机制，用来确保大脑在危险的时候处于最有效率的状态。

假如大脑接收到一个可能是危险的、构成威胁的刺激，比如草丛里有沙沙声，我们的网状激活系统（reticular activating system）——位于大脑底部的核团——就会释放肾上腺素到整个大脑，将所有不必要的活动都关闭。所以，一个保持警觉的大脑在脑成像扫描中看起来是非常安静的。这种效应同时也会抑制身体的活动，使心跳减慢，呼吸变得浅而安静。

当大脑处于警觉状态等待做出反应时，各种活动靠上丘（superior colliculus）、丘脑枕外侧部（lateral pulvinar）和顶叶在维持。这些区域负责定向及注意力集中。一旦有信号传入，大脑的适当区域就会立刻启动，并且活跃程度比此前不处于警觉状态时提高了许多。

注意力对于思考和感觉意识都是必要的。大脑不停地扫描环境，这主要是由脑干中的自动机制完成的。即使处于植物人状态，患者的眼睛也会出现扫描动作，因为脑干的自动系统还是完好的。

上丘受损可能会引起动眼失用症（occulomotor apraxia），即眼球无法锁定新的移动目标，这会使一个人出现功能性失明（因为眼球不能随新的目标转动）。顶叶皮层受损可能会使一个人不能把注意力从某件事物上移开。聚焦与丘脑枕外侧部有关，这是丘脑的一部分，它的功能相当于聚光灯，照在刺激物上。一旦锁定刺激，它就把目标物的信息传送到额叶，然后由额叶将其锁定并保持注意力。

注意力需要3个要素：警觉性、方向性、集中视觉焦点。

警觉性主要是中脑一群神经核的作用，中脑位于脑干的上端，负责的神经核被称为网状激活系统。脑干的核心由树突极长的神经元组成，它们上下伸展，有些直达大脑皮层。其中一些神经元与意识有关。如果这个系统受到干扰，通常会引发脑震荡，若受伤则会导致永久性昏迷。其他有些神经元控制着"清醒-睡眠"的周期。第三组神经元则负责控制大脑的活动水平：当它们受到刺激时，会释放出大量神经递质，使大脑各个区域的神经元兴奋。已知与前额叶激活尤其相关的神经递质是多巴胺和去甲肾上腺素。激活这组网状神经元，也会引起阿尔法脑波（α波）——频率20—40赫兹的电波，与警觉性有关。

注意力的方向性是由上丘和顶叶的神经元完成的。上丘使眼睛转向新的刺激，而顶叶使注意力脱离当前的刺激。如果上丘受损，眼睛就无法锁定新的刺激，造成功能性失明。顶叶受损则会使一个人无法从刺激中脱身而出。

某些东西无论是被大脑有意识地感知到，还是仅仅被记录下来而已，都部分取决于大脑是否已经准备好把注意力转移到这个刺激上。背外侧前额叶皮质负责引导注意力的方向，顶叶内部皮质负责把传入的信息"结合"起来，这些区域的高度激活似乎使大脑处于一个为意识知觉随时待命的状态。例如，如果志愿者的大脑在其手被触摸前便表现出这种神经活动模式，就会有意识地注意到手被触摸；而如果大脑在其手被触摸前处于不同的状态，就不会注意到同样强度的触摸。

注意力缺失

注意缺陷障碍（伴多动）（attention deficit hyperactive disorder, ADHD）是一种以缺乏注意力、注意力持续时间短和身体扭动不安为特征的疾病，通常在儿童期就会被诊断出来，有些情况甚至严重到令患儿无法正常游戏和上学。他们的情况通常被归咎于不良的父母教养或"态度问题"，但脑成像研究清楚地表明，这些儿童有潜在的神经功能障碍，这几乎可以肯定是他们行为的原因。他们的边缘系统已经全面启动，但是负责集中注意力、控制冲动和整合刺激的皮质区域却尚未完全激活。尽管人们普遍认为 ADHD 是一种儿童时期的疾病，现在却有越来越多的成人表现出 ADHD 的症状：相对缺乏计划未来、组织和集中注意力的能力。大约 70% 童年时患有 ADHD 的人，成年后仍会一直延续相关症状，而对这些成年 ADHD 患者进行脑部扫描的结果显示，他们的大脑在执行区域的结缔组织比正常人少。ADHD 的药物治疗会刺激这些活动不足的脑区，使大脑集中注意力。安非他命类药物可以提高大脑中兴奋性神经递质的浓度，减少注意力缺失的问题。这类药物激发的皮质活动会抑制边缘系统，使患者以思考来代替行动，从而得到更受控、更专注的行为。

并对我们的行为负责。它创造出一个有意识的区隔，把我们认知的思维和反思部分与我们其他的经验区分出来，使我们可以感受到自己的知觉，并对这个知觉做出反应。它也使我们知道自己的梦和记忆，即自我产生的经验与外界事件之间的差别。更重要的是，在像人类这样的社会动物中，它使我们把自己看成世界上的一个对象——具有独特视角，而不是只有普遍性观点的动物。这种视角反过来又使我们了解到其他类似的"对象"也有其内在世界，以及各自不同的观点。

人类并不是一出生就拥有"自我"，它是随着我们成熟的过程逐渐发展出来的。

我们在前文已经看到，产生记忆和想象的神经活动与事情真正发生时的相同。所以，如果只是想象或回忆某种经验，我们会无法区辨它们是发生在大脑的内还是外。因此，我们就没有办法对进入心智中的东西做任何"概念性"的操作，而只能体验它，好像一个瞬间的感觉似的。

这些神经活动开始于绘制内在的"地图"，每一处都是以神经活化模式编码的念头。最基本的地图就是告诉我们自己身体的边界在哪里，以及外界从何处开始。后来，我们的个人身体地图集又包含了让我们知道自己在这世界上的空间位置的信息。最后，我们发展出更抽象的"自我"地图，也就是心智的自我，又叫"本我"（ego）。每一个表征都在大脑中有不同的位置，实体的自我主要位于大脑的后部，而抽象的自我则在前面。

婴儿可能不会区分自己的身体和其他物体。只有在大脑中的身体地图开始接受外界信息后，他们才会开始分辨。这些地图并不详细，例如这个"我和非我"的地图并不一定忠实地代表婴儿实际的形状，只是大致像婴儿而已。身体和它的内在表征最后会完美吻合，因为大脑地图需要婴儿不断地与外界碰撞（有时是痛苦的），才能发现身体的实际边界在哪里，使表里终于如一。随

工作记忆

过去，我们把长期记忆看成一个储存信息的图书馆，童年记忆等都保存在那里。而把短期记忆看成一个暂时的存储库，信息在需要时被保存，一旦不用就被丢弃。随着实验技术不断精进，我们清楚地看到，记忆和思考之间其实没有固定的界线。因此，一个用来描述我们如何处理知觉、记忆和观念的新名词就诞生了：工作记忆（working memory）。

英国布里斯托大学（Bristol University）的艾伦·巴德利（Alan Baddeley）教授基于以下三个部分发展出一个工作记忆模型：

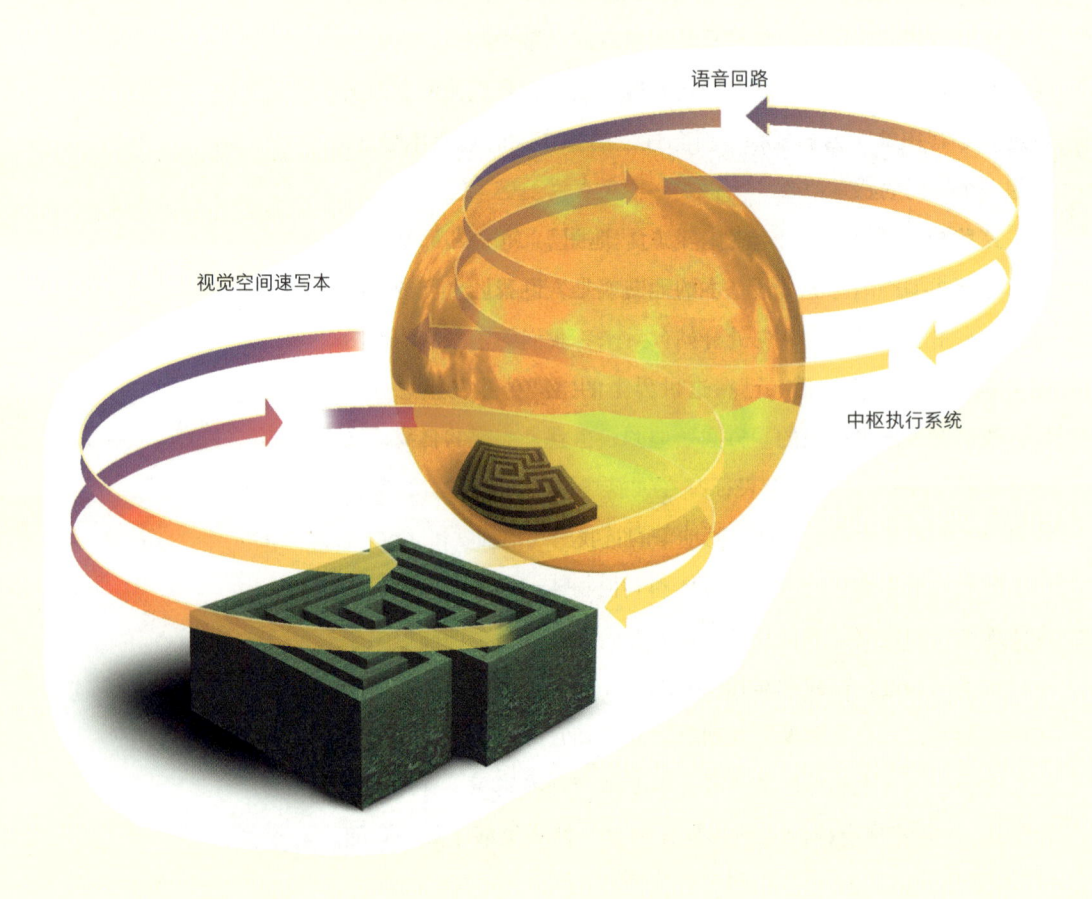

语音回路

视觉空间速写本

中枢执行系统

* **中枢执行系统**：协调不同来源的信息，调整集中和转移注意力的能力，组织传入的信息和旧记忆的检索，整合通过两个临时储藏系统得到的信息；

* **视觉空间速写本**：暂时保存视觉影像；

* **语音回路**：保存基于声学和语音的信息。

惠康认知神经研究所的脑成像研究发现，当人们在处理认知作业时，这3个部分的活动形成了精确的呼应。

这3条神经回路结合在一起，使我们可以记住传入的重要信息，同时将其与已有的知识相结合，制定出适合当前情况的行动计划。

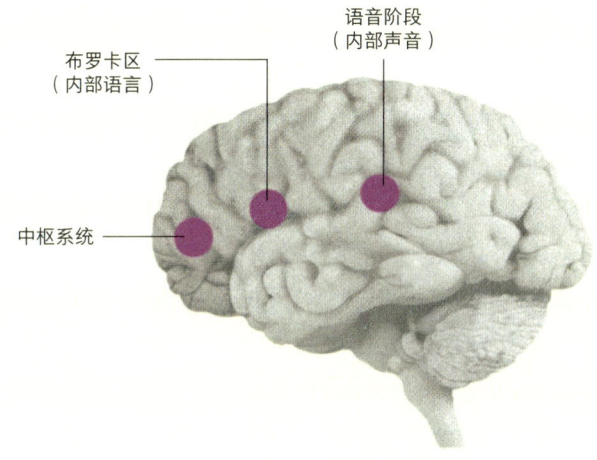

布罗卡区
（内部语言）

语音阶段
（内部声音）

中枢系统

A. 语音回路（左脑）

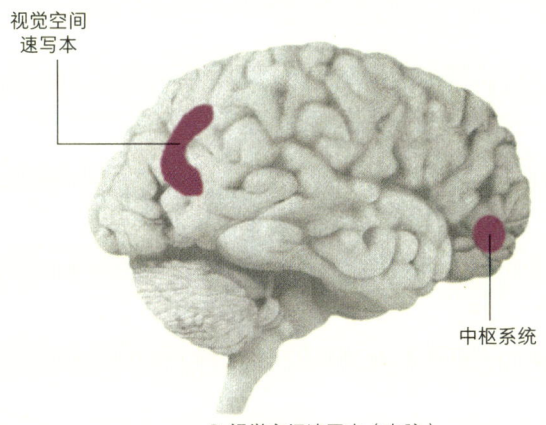

视觉空间
速写本

中枢系统

B. 视觉空间速写本（右脑）

|本文作者|

艾伦·巴德利
英国布里斯托大学心理学教授。

为了解释我们试图干扰正常人短期记忆的实验结果，我和我的同事格雷厄姆·希契（Graham Hitch）开发了这个模型。我们请学生学习单词表、理解一篇短文或做推理测验。与此同时，还请他们重复背诵电话号码，来占据短期记忆。结果发现，这种模拟的"短期记忆丧失"对他们的表现造成了影响，但是没有我们想象中那么大。这可能是因为语音回路被电话号码任务削弱了。

我们认为，语音回路可以分成两个部分：一个记忆库储存快速衰减（1—2秒）的基于语音的痕迹，以及一个复诵系统，通过非语音方式重复这些痕迹，将其记录到长期记忆中。所以，以视觉呈现的一组字母，可以通过对自己念诵的方法记住。但是，由于复诵时先前的记忆痕迹会消失，所以我们一般只能记住两秒钟之内所能说出的单词。

纯粹语音回路受损的患者，只要不尝试学习新单词，就没有太大问题。最近对一组有语言缺陷的 8 岁儿童展开的研究发现，尽管他们的非语言智力没有问题，但是语言能力比正常孩子延迟了 2 年，而复诵出不熟悉的无意义词语的能力则落后了 4 年。因为复诵出不熟悉的无意义词语这项作业与词汇的发展密切相关，而且是评估未来语言和阅读能力的一个很好的指标，所以语音回路的发展已经逐渐被认为是语言学习机制的一部分。

至于视觉空间速写本的机制，我们所知甚少，但是目前脑成像研究已经确定，大脑中有 4 个活动区域分别代表"什么""哪里""中枢控制"和"心像复诵"。

工作记忆使我们可以更灵活地使用记忆系统，通过复诵的方式将一些信息保留下来，把它们与过去已经习得的旧信息联系起来，并计划我们未来的行动。

着每一次碰撞，婴儿都会更多地了解一点自己真正的形状，并相应地对内在的地图做出修改。

正常情况下，内在的身体地图和实际的身体最终会完全匹配起来。但是，也很有可能出现不同的时候。假如幼儿期的意外使孩子失去肢体，这个地图和身体就不吻合，从而产生一种叫作"幻肢"的感觉，即主观上认为自己的身体还有这个部分，但实际上已经没有了。当地图透过学习被重新绘制过，幻肢可能会慢慢淡去或消失，但是有时它们会持续存在一生。相反，内在地图也可能失去一两个肢体，使人觉得血肉真实的肢体不是自己真正的一部分。这或许可以解释一些奇怪的病例，例如有些患者试图说服医生把他们健康的肢体截掉。

在大脑中创造一个人身体的心理观念后，紧接着就是发展出自我作为一个心智实体的观点。最早期的表现之一，就是个人观点的发展。为了拥有自己的观点，首先必须认识到它是一个观点，也就是说，这是从某个角度出发的特定看法，而不是世界上唯一的看法。这表示一个人必须了解这个事实，即他人也有自己的想法，他们的想法不一定和我们的相同，并且知道了解这一点可能会带来不舒服、不愉快的后果。

自我意识一旦发展出来后，所有我们可以说得出来的经验都

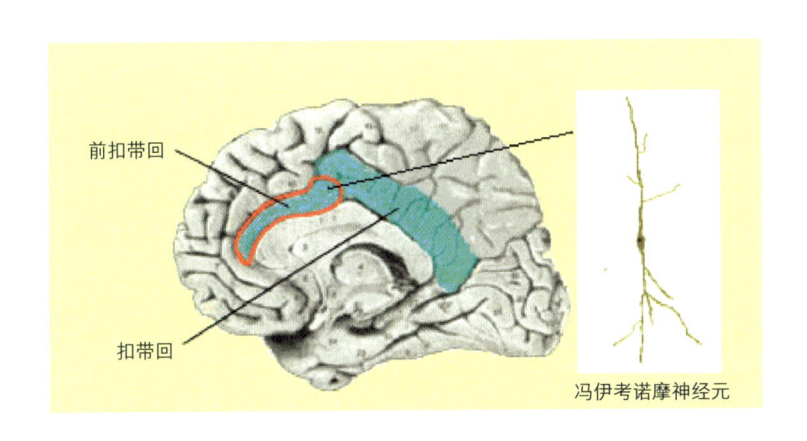

冯伊考诺摩神经元（Von Economo neurons, VENs）是很长的梭状细胞，仅在人类和一些灵长类动物的大脑中发现，似乎对社会智能至关重要。它们位于前扣带回，也就是人类的脑岛。当人们在评估自己的行为时，前扣带回会活跃起来，尤其是在社交场合中，以及当我们感受到同理心、信任、罪恶感和欺骗时。它似乎可以根据一个人的目标来衡量此人在做什么、这个行为的结果，并且提供一种反馈机制，迅速使其注意到自己的错误，进而对行为做出调整。VENs像一座桥梁，连接前扣带回的底部边缘系统的上端与皮质，所以它被认为可以确保对所发生事情的内脏反应信息能够安全无误地传递到皮质，使意识大脑在决定怎么做时将其考虑在内。这似乎是产生自我感觉的机制之一。在脑岛，VENs可能发挥的也是相似的桥梁功能。脑岛与内脏自我（visceral self）有关，所谓的内脏自我监控我们身体的边界和来自各个内脏器官的信息。

前扣带回

扣带回

冯伊考诺摩神经元

经过它的过滤。大多数时候，我们意识不到这一点，只有当我们特意去反思时，自我意识才会变成我们意识经验的一部分。

思想

思想的基本要素是将想法记在心中并操纵它们，该作用发生在背外侧前额叶皮质（dorsolateral prefrontal cortex）区域，这里也是工作记忆运作的地方。另外，这里还进行"计划"，以及在不同的可能行动中加以"选择"。有些研究认为，每一种信息都有其暂时储存的地方。例如当一个东西暂时离开视线，而你仍然要保留相关信息时，右脑前额叶上端会亮起来，它附近的另外一个区域则负责记忆你把某件事做了多少次。这可能是某种元记忆（meta memory）的一部分，也就是"知道自己知道些什么"的能力，并且知道某个动作已经被做得次数太多了。在额叶受损的人身上，这两种能力往往都存在缺失。

前额叶受伤会损坏患者监控自己的表现、从错误中吸取教训的能力，也可能破坏他们的工作记忆，使人无法专心、不会做加法，难以连续做两件或三件事。不过，长期记忆可能不会受损，因为遭到破坏的是调整、安排记忆的能力，而不是记忆的能力本身受损。

这种损伤可能的表现之一，就是造成某种程度的精神停滞状态。前额叶受损的患者通常思考很慢，反应迟钝。他们似乎陷在原来的窠臼中，无法走出新的方向，即使原来的方法已被反复证实根本行不通。

一项名为威斯康星卡片分类（Wisconsin card sorting task）的测试非常清楚地展示了这种情况。测试中，患者被要求按不同的颜色和形状对卡片进行分类。一开始，患者并没有被告知需要按照哪些条件来分类——无论是颜色、形状，还是分成数量

自由意志与大脑

早在 1985 年，已故的加州大学旧金山医学院神经科学家本杰明·利贝（Benjamin Libet）就开始着手一系列研究，针对导致有意识的自主行为的大脑事件试图探索其时间效应。他尤其想弄清楚的，是一个有意识的决定与执行它的大脑过程在时间上的关系。

研究人员给受试者头上安装了脑电图传感器，接收来自大脑皮层的信号，并让他们做一个简单的手部动作。最重要的一点是，这个动作应该是自发的，而不是因为一些外界线索。脑电图传感器被连接到一个计时设备上，可以精准确定脑电图测量值。同时，学生们会看着时钟，准确记录有意识的"冲动"或行动发生的时刻，从而确定受试者做出决定的时间。

先前的实验已经证明，自发行为出现之前，会先有一个大脑活动的脑波，即准备电位（readiness potential, RP），大约在动作发生之前 500 毫秒（半秒）在皮质上产生。单纯的反射反应并不会产生 RP。每做一次手部动作，所需的大脑过程都会被收集到的 RP 电波预示，大约在实际动作出现前半秒。

假如一个自由意志的动作是发生在大脑自动过程之外的，那么你或许可以想到，做出动作的决定应该在大脑第一次准备激活之前或同时发生。但是利贝发现，学生们一致报告移动手部的决定其实出现在 RP 之后。即 RP 已经启动了，学生才报告受试者动了念头。几乎每一位受试者的结果都表示，有意识的冲动或移动手部的决定，发生在脑波出现 RP 之后的 300～400 毫秒，运动本身则发生在这之后约 0.2 秒。

利贝实验的重要性不可言喻。正如它所显示的那样，假如潜意识的大脑启动了一个动作，而做出该动作的意识决定是在那之后，那么就意味着大脑本身正是启动这个动作的力量。我们的意识并不会引起行动，而仅仅是反映大脑已经在做的事。如果所有行动都是这样的话，那么我们的行为只是大脑自动过程的最终结果而已——所谓的"自由意志"其实是个错觉。

/本文作者/

帕特里克·哈格德
(Patrick Haggard)
英国伦敦大学学院认知神经科学研究所及心理系教授。

我们真的有意识性的自由意志吗？

利贝的实验似乎表明，潜意识的大脑过程引发了我们的行为，而我们只是在行动之前才对此有所知觉。利贝的实验受到了广泛的批评，有些科学家反对他试图通过使用时钟作为独立的外部计时器，来测量内在意识的流动。另外还有人认为，真正的自由意志是受试者决定是否自愿参加实验。无论如何，这项实验的基本结果近年来已经在不同的实验室被多次复现。所以，人们似乎的确可以报告在动作发生前几百毫秒出现的特定体验。

利贝的发现在神经科学家看来并没有那么值得争议，因为他们视有意识的体验为大脑活动的产物，而不是引起大脑活动的原因。但令人担忧的是，我们的社会——尤其是我们的法律系统构建在一般人对意识行为的日常理解之上，而这似乎与现代科学的认知不同。存在一个很重要的问题：我们应该如何看待利贝的实验结果？它对我们理解人性意味着什么？

目前，心理学和神经科学的主流观点是决定论。根据这种看法，我们的行为完全取决于以前的经验和当前的环境。人有自由意志，并且可以控制自己的行为这种想法只是错觉而已（Wegner: The Illusion of Conscious Will, MITP 2002）。这种错觉之所以会产生，是因为我们在内省时把自己的行为归因于先行的思想。也就是说，如果我觉得房间越来越暗了，并且注意到我的手朝电灯开关移动过去，我会认为我的手是有意识地朝着开关移动的。因此，"有意识的自由意志"实际上不是一种与动作开始有关的体验，而是我们在内省时解释自己行为的叙事的一部分。许多决定论者进一步认为，我们的行为不是自动发起的，而是被我们周围世界的事物无意识地决定的。例如，社会心理学有好几个实验显示，我们行为中大部分潜意识的改变是由他人行为的微小特质决定的。的确，我们都知道，他人一个小小的不符合社会规范的行为会如何使我们想走到下一节车厢。尽管这显示了我们的社交触角有多么敏感，却丝毫无助于揭示我们的个人意图，以及它们与控制之间的关系。

关键的问题在于，除了内省的叙事以外，是否有任何我们称之为自由意志的东西留下来：在我们的自主行为出现之前，我们是否有任何与之相关的体验？这种体验有什么作用？还是说，它们纯粹只是假象？在我看来，最引人注意的证据来自神经外科手术时直接刺激大脑的独特病例。在一些情况下，直接刺激患者的皮质会使他们报告产生想要移动身体某个部位的"冲动"。大脑中有两个关键区域，被刺激时会产生这种欲望或冲动：前辅助运动区（pre-supplementary motor area, PSMA）和顶叶皮质。对脑局灶性病变的患者，以及相同区域神经活动被经颅磁刺激暂时中断的健康志愿者进行的研究显示，这与利贝实验中判断意识意图的是同一个区域。这种人为制造出来的体验意味着什么？这种冲动或欲望既不能作为内省性的推断，也不可能是动作的直接原因，因为它是在患者没有真正移动的情况下发生的。它似乎也不是实验误差或随机产生的结果，因为用更强的电流去刺激同样的地方时，通常会使身体相同的部位产生实际动作。所以神经科学告诉我们，我们有意识的自由意志并不是动作产生的原因，同时它也不仅仅是我们为了解释自己的行为而编造的故事。它可能只是一种附带现象，是特定大脑区域活动的不相关副产品。另有看法认为，有意识的自由意志除了引发紧随其后出现的动作外，或许还有一些功能。

我个人的观点是，有意识的自由意志可能在了解复杂行动的结果方面发挥重要的作用。我们很多人都有这个体会，就是对自己采取特别重大行动的那一刻有着强烈的记忆。这可能是让我们感到后悔的行为，比如说了不该说的话，甚至故意打人。我们有意识地说话和打人的意图，并不会导致我们真的说出那句话，或打出那一拳。但是它提供了一个鲜明的记号，让我们记住犯下那个特定错误的感觉。这种生动的体验可以和对该行为后果的记忆联结起来：大脑中控制我们行动的运动皮质区域似乎在行动发生的当下接收到很短暂的多巴胺"爆发"。或许正是因为这个缘故，自主意识强烈的自觉体验即使与我们正在做的动作没有很大关系，也会与下一次我们遇到相似情况时有关。某种情境下有意识的自主意志可以提供强有力的指导，使我们在下一次遇到时知道该做或不该做什么。因此，我认为利贝相信在有意识的自主意志和抑制性的自我控制之间存在密切关系的观点是正确的，尽管他关于不依赖大脑的独立否决权的想法在我看来是很难令人信服的。

慢波睡眠：此时整个大脑的波动与有意识时的分段振荡完全不同，是一种缓慢、有韵律的起伏。脑部扫描显示边缘系统的活动减少。

催眠：脑部扫描显示，催眠时皮质的活动增加，尤其是运动和感觉区，这提示了心理意象的增强。右前扣带回血流量的增加，意味着注意力集中到内在的刺激上。催眠状态下的大脑活动，与清醒或睡眠时的活动情形很不一样。

精神分裂症：额叶缺乏活动提示意识受到干扰或降低。长期慢性精神分裂症患者的背侧前额叶活动减退尤其明显，这或许可以解释为什么他们会出现社交退缩，以及自发性或计划性行为的普遍减少。被认为负责区辨内在和外在刺激的扣带回也显示出低活动力，或许这是精神分裂症患者常混淆自己的想法与外界声音的原因。

做梦：影像鲜明的梦会使视觉皮质活跃起来，噩梦会触发杏仁核的活化，海马也会不时被激活，使最近的事件重现。最常活化的是从脑干和听觉皮质传递警报信号的神经通路，辅助运动区和视觉联合区也都有活化，所有这些便产生了"虚拟现实"的梦境。背外侧前额叶皮质的活动会减弱，这里是负责真实性测试和唤醒思考的区域。

沉思冥想：对处于自我诱导的"被动注意力"状态的人进行脑部扫描显示，顶叶和前运动区等出现了"关闭"的现象，这些区域通常与寻求刺激有关。

慢波睡眠

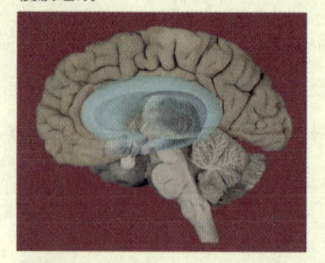

催眠

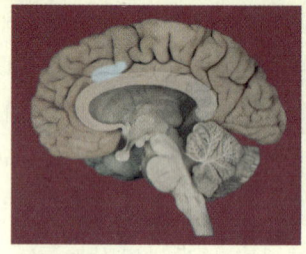

精神分裂症

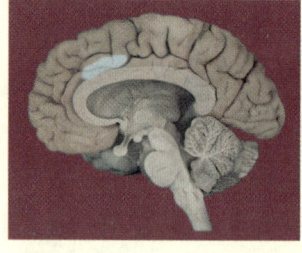

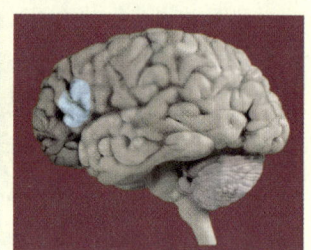

做梦

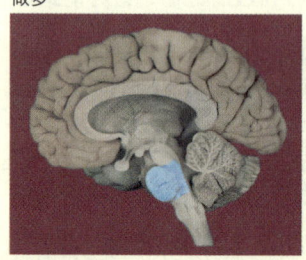

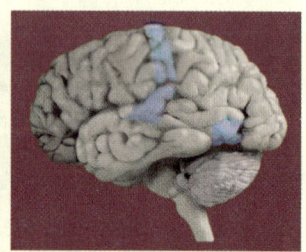

沉思冥想

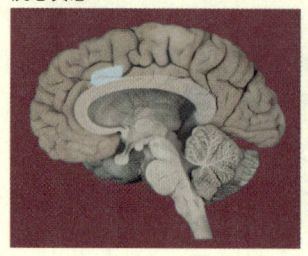

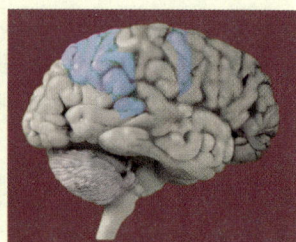

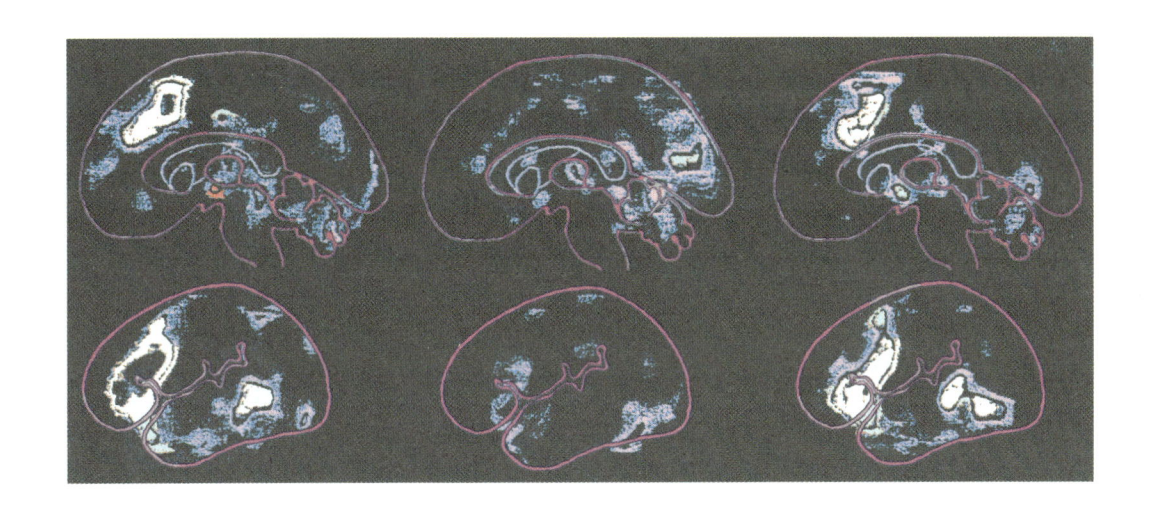

相等的卡片堆。当他们开始用自己的方式进行分类时，实验者首先会对他们予以赞赏。但过了一阵子后，实验者会告诉他们做错了，即使这些患者采用的是同样的分类方式。正常人会很快放弃原来的方式，转而尝试别的分类标准。此时，实验者会再次赞赏他们一段时间，然后告诉他们做得不对。于是，正常人又会转向另一种分类策略，调整出使赞赏最大化的整体方案。但是，前额叶受损的患者往往无法这样做，一旦被实验者赞赏过他们做得对，即使被告之这个方式不再适用，他们仍会继续坚持下去，无视错误信息的提示。不难想象，这样固执的人在日常生活中会遭遇怎样的挫折。

会做计划却不能执行也是枉然。盖奇在出意外后无法继续工作的原因之一，就在于他每天做几十个计划，却没有一个可以完成。把事情做完、有始有终的条件之一，就是能对眼前分心的事情不予理会，专注于应该完成的工作。这种能力似乎位于眶额叶皮层，即鼻梁后面的区域。

我们曾在前面看到，激发行为的基本动机、欲望和渴求来自潜意识的大脑，在本质上是反射性的，也就是对环境刺激产生的自动反应。例如，当你看到食物时，你的下丘脑正传达出饥饿的

需要有所选择的新行为，比习惯性的常规行为涉及更多的大脑活动。左列扫描图为受试者正在选择恰当的词语，亮起来的区域与做决策和集中注意力有关。中间扫描图显示，受试者经过训练后，相关测试已经变成常规，所以上述区域就保持关闭状态。右列扫描图显示受试者又开始选择新的词语，于是大脑重新活动起来。

第 8 章　通往意识的高地　309

信息，那么潜意识的大脑就会叫你去吃东西。

实际上，我们会压抑大部分这些原始反应，从而实现更复杂（因此更有益）的行为。我们不会一看见食物就拿过来吃，而是会等到付过钱，或把它们放在盘子里端上餐桌后才开始吃。假如我们正在减肥，甚至可能还会抵抗诱惑而将其拒绝。利用这种方法，我们达到长远的目标，避免被抓进监狱，维持身为一个文明人的风度，还可以保持身材、穿得上去年买的牛仔裤。

儿童常会感到很难抵抗冲动，部分原因在于他们还没有意识到自我控制的重要性，而且前额叶要很晚才成熟。直到前额叶完全成熟（大约要到20岁以后），人们才会脱离边缘系统的主控。所以，"儿童不像成年人那样有自由意志"的说法是正确的。

眶额叶皮质与潜意识的大脑之间有非常丰富的神经连接，欲望和情绪都从这里产生。从皮质向下传递的信号会抑制抓攫等反射性动作，假如失去这种抑制作用，如额叶受损的人一样，潜意识就会重新夺回身体的主控权。我们在一种被称为磁性失用症（magnetic apraxia）的奇怪情况下会看到这种现象，患者会自动搜索环境中的每样东西，一旦被什么吸引了注意力，他们就会伸出手来将其抓住，而且往往抓得紧到无法自动放开，必须由旁人把他们的手指逐一扳开才行。

看起来，眶额叶皮质是我们发动"自由意志"的所在地。

但是即便如此，这仍不能构成一个完整的意识。意识最重要的作用，不在于计划、选择或遵循策略的能力，尽管我们潜意识的大脑持续不断地蛊惑它去追逐每个一闪而过的影子。相反，意识最重要的作用是对意义的直觉感，并能够将各种知觉组合成一个天衣无缝的整体，从中找出我们存在的意义。

我们也能在大脑中找到促成这种任务的位点吗？

相当令人惊奇的是，好像确实可以。"意义"与"情感"是密不可分的。抑郁症虽然有很多不同的症状，但是它的核心在于

"觉得生命没有意义"。当患者处在严重抑郁的情况下时，他们无法看到生命是一个完整的形态，反而把它视为由破碎、难以理解、毫无意义的事件拼凑出的序列。社会的联结、正常的活动在他们的心中都变得没有意义，所有事物都分崩离析。事实上，整个世界对患者来说都已经到了令人失望透顶的地步。与此相反，对躁狂症患者而言，生命简直不能更美好，好像太阳专为他们而升起，鸟儿专为他们而歌唱，万事万物无论程度多少都有意义，而且这个意义只有他们才看得到。这类患者充满了精力，充满了爱，也充满了创造力——因为他们能看到两件不相干的事情之间的连接关系，而正常人往往忽略了或根本看不见。于是，当躁狂症患者发病时，许多新点子都可能由此被创造出来。

这两类患者大脑中受影响最显著的区域，是前额叶的腹内侧皮质以及亚属皮质（subgenual cortex），这里正是大脑的情绪中心区。躁狂症患者发病时，该区域会特别活跃，而在抑郁症患者发病时，该区域则特别安静，几乎没有活动（有些患者的前额叶区也是如此）。这个区域和底下边缘系统的联系非常密切，将意识的脑与潜意识的脑紧密地结合在一起。或许这样的功能带给它特别的地位：将各个部分整合成一个完整的自我，使我们的知觉有意义，并将两者结合在一起，成为一个有意义的整体。

首要问题

综合来说，前额叶的各个区域制造出我们认为"人之所以成为人"的特质：做计划的能力，可以感受情绪、控制冲动、做出选择、赋予世界以意义等。那么，那些额叶不能发挥应有作用和功能的人，会变成怎么样呢？

盖奇的故事之所以能在历史上不断被讲述，因为他是第一个被完整报告的案例，使科学家提出了道德、自由意志及人的各种行为其实都是来自肉体（大脑）的可能性，并推测可以在保留"整个人"的前提下，只去除"人之所以成为人"的部分。盖奇的案例以后，又出现了无数类似的个案。其中大部分是中风患者，也有些是因为在发育过程中大脑受到损伤，以至于从来没有机会达到"高层次"心智功能的状态。

J.P. 是一个典型的例子。小时候他的智商是正常的，只要是他愿意做的事（包括学校的功课），他都可以做得跟其他同龄男孩一样好。不过，他的社会行为就完全是另一回事了。他会说谎、欺骗、偷窃。有一次，他借了一只棒球手套，竟然在上面大便后再还给物主。所以在他成长的过程中，进进出出不同的监狱、精神病院都是家常便饭，并被认为患有精神分裂症、躁狂症和心理病态症等。

在 J.P. 大约 20 岁时，有两位神经科学家 S.S. 阿克力（S.S. Ackerly）和阿瑟·本顿（Arthur Benton）发现了他。他们注意到，J.P. 完全没有焦虑感，缺乏领悟力，也无法从处罚中吸取教训。据他们形容，他是个"对自己的整个生活状况，包括今天和明天的生活，没有任何'知觉'的人"。

他们采用如今已经过时的脑成像技术，即向大脑中注入空气以显示其内部结构的方法，在一次探索性的手术中发现 J.P. 的大脑有很严重的生理缺陷。他的左额叶严重萎缩，右额叶则完全缺失。阿克力和本顿追踪 J.P. 的情况长达 30 年，最后一份报告是在 J.P. 50 岁时写的，他们形容他"仍然像 20 岁时那样，是个不复杂、直率、狂妄自大的男孩"。他们下结论称 J.P. 是"非常简单的人类有机体，只有最基本的社会适应机制"。报告的最后一句话是："J.P. 在他身处的世界里是个陌生人，而他自己却毫不知情。"

像 J.P. 这样灾难性的额叶损伤是很罕见的，但是前额叶功能障碍在很多情况里都可以看到。正如我们在前文已经看到的，抑郁症和躁狂症都有显著的额叶功能缺失，精神分裂症患者也是如此。的确，抑郁症患者和退缩型精神分裂症患者的大脑扫描结果有很多相似之处，躁狂症和精神分裂症患者的脑成像图也非常相似。躁狂症是妄想症"阳光"的一面，两者在行为上很相像，患者会把所有东西都联系在一起，无论有多么夸大其词和不合理。精神分裂症患者的妄想也是围绕着令人猜不透的神秘连接，但是他们的计划通常是邪恶而不是光明的。孤独症患者也有前额叶活动异常的问题，暴力犯罪和攻击性行为也被指出与前额叶功能缺失有关，但目前对此仍存在争议。然而监狱中犯人的脑成像结果显示，有很大一部分犯人具有前额叶失常的现象。加州大学洛杉矶分校医学院的伊扎克·弗里德（Itzhak Fried）发表在英国医学期刊《柳叶刀》（*Lancet*）上的论文指出，前额叶功能缺失可能是促使一个人变成野兽的原因。他写道：

"我们一再从历史上看到，一群人——特别是年轻人，在执政者的授意和鼓励下，对其他社会成员做出残暴、令人发指的攻击行为。他们的受害者通常都没有抵抗的能力，也对攻击者没有直接的威胁。仅20世纪发生的重大事件，就包括了1915年至1916年的土耳其屠杀阿美尼亚人、第二次世界大战期间德国屠杀欧洲犹太人、波尔布特（Pol Pot）政权时期柬埔寨的屠杀，以及20世纪90年代非洲卢旺达的种族屠杀等。种族冲突、内战、极端条件等，通常在这些事件中发挥了作用，就像贫穷和缺乏卫生知识常引起传染病暴发一样。但是，如果没有某些人明显的行为转变的话，这些事件也不会发生。"

弗里德所谓的"转变"（transformation），指的是眶额叶皮质和前额叶内侧的过度激活引起的痉挛，他把这叫作"E型综合征"（Syndrome E）。如此的过度激活会产生非常多向下传送的神经信息，抑制了杏仁核，阻止情绪进入意识。因此，这些E型综合征的患者——根据弗里德的观点，通常是年轻男性——可以做出非常残忍的暴力行为，却不会感到丝毫正常的恐惧或厌恶感。

忽略——一点不完全的看法

这位患者的左半边身体因中风而麻痹，但是他好像对此并不知情。下面是他与医生之间的一次（简化的）对话：

医生：请你拍拍手好吗？

（患者举起右手在空中做出拍手的动作，再重新放回床上，脸上露出满意的表情。）

医生：那只是你的右手而已，可不可以举起你的左手，双手一起再拍一次呢？

患者：我的左手？噢，今天左手有点僵硬，我有关节炎。

医生：但是，还是试试举起你的左手好吗？

（停顿。患者并没有动作。）

医生（重复）：请你试试举起你的左手好吗？

患者：我举了呀，你难道没看见吗？

医生：我没有看到，你确定移动了左手吗？

患者：当然。你不应该没看到啊。

医生：请你再为我举一次好吗？

（患者没有动作。）

医生：你现在举了吗？

病人：当然，我正举着呢。

医生（指着患者放在床上的左手）：那这是什么？

患者（看着手）：噢，那个啊，那不是我的手，一定是别人的。

这位患者所显示出的不愿面对事实的怪异行为，在临床上被称为疾病感缺失症，即患者不觉得自己生病了。这是因为大脑负责"注意自己身体"的区域出现了病变。疾病感缺失症在因中风引起左侧身体瘫痪的患者身上相当常见，因为病变的区域非常靠近运动皮层，所以右脑运动皮层受损（左侧身体瘫痪）的中风，通常也会影响患者注意自己身体的区域。但是有的时候，身体没有偏瘫也会出现这种现象，患者表现得就像身体中线另一侧的一切都不存在似的，完全忘记移动那一侧的肢体。他们走路时会拖着另一侧的那条腿，他们也不会梳理另一侧的头发，有时甚至衣服只穿一半，另一侧身体不穿，这种现象叫作忽略（neglect）。

忽略可以只针对左半边的身体，或者扩展到一侧视野中的所有信息。同样，被忽略的往往是左侧视野。

这类患者似乎看不见或意识不到他们左侧的任何东西。他们会剩下盘中左侧的食物，不理会从左侧接近他们的人，并且只向右侧转弯。假如请他们画个时钟，他们通常只会画出模糊的右半边，所有的数字都挤在右侧。

这种只看到一侧的情形，甚至会延伸到想象中。假如请他们闭上眼睛，想象在一条熟悉的街道上漫步，再把所看到的街景描述出来，他们通常只说右侧的建筑物，绝口不提另外一侧。要他们描述左侧街景的唯一方法，就是让他们调头转回来走。这时，原来在左侧的建筑物就到了右边，他们就能描述出来了。

这些人好像对一半的世界都视而不见，但是这并非普通的失明。

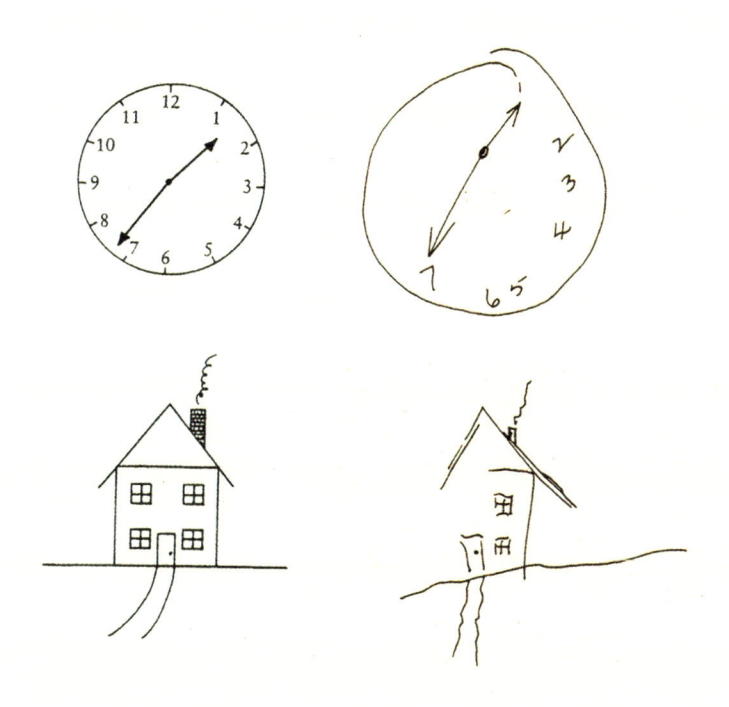

某些特定类型脑损伤的患者只能感觉到一半的世界，他们视线中央线另外一侧（通常是左侧）的一切都被忽略了。左图显示的，是一位患者尝试复制左侧图片时得到的结果。

第 8 章　通往意识的高地　315

大脑中专门处理视觉输入的区域（主要是视觉皮质区）始终是完好无损的，并且可以从脑部扫描中看到，它们会以正常的方式来处理传入的影像。这种"看不见"发生在脑部的更高层次上，在那里，感觉输入会形成概念而不再只是刺激。

忽略症患者并不会认为"我看不见自己的左侧"，在他们心目中，左侧根本就不存在。"正常"左脑半球失明的人会通过向左侧转动身体和头部，把看不见的地方纳入视野，而忽略症患者从来不觉得有这样做的必要。当他们读书时，倾向于从一页的中间读起，即使明显感到文不通、字不顺，也完全不会想到左侧可能还有东西应该去看一下。

对忽略症最好的理解，是将其视为注意力的缺失——大脑无法意识到外界的某一部分。对于自己没有意识到的东西，人们就不会觉得错过——因此，这些患者很难察觉自己的病情。

我们每个人都有一点视觉上的忽略。正常视野中都有一个盲点，与视神经离开眼睛的视网膜区域相对应。盲点没有光敏神经元，落在这里的光线无法被大脑记录。由此造成的视觉盲区其实相当大，足以消除5~6度的视野。但是平常我们是双眼并用，每只眼睛都会"覆盖"对方的盲点，因此感觉不到。但是，如果闭上一只眼睛，你会发现盲点就在视野的中央。

为了证明这一点，你可以用一只眼注视本页下方的一个"十"字（例如只睁右眼，看左下角的十字，反之亦然）。如果把书拿开约一个手臂远，然后慢慢将其移向你的鼻子，到了某一个点后，另一个"十"字就会消失。但是，这并不会造成任何眼盲的感觉。你的视野里还是完整的一页书，只是上面少了个"十"字。

魔术师有时会利用盲点的知识，在观众的眼皮底下欺骗他们。事实上，他们的把戏也只有近在眼前时才会奏效。因为如果距离更远的话，盲点所占的视野会太小，并且另一只眼睛也会很好地弥补视觉上的缺失，无法形成有效的掩饰。同时，魔术师也是将观众的注意力从他们不想被看到的事情上转移的专家，制造出暂时的忽略症。

有些忽略症是由顶叶损伤导致的，顶叶被认为负责我们身体的

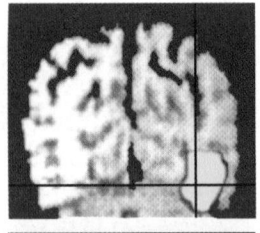

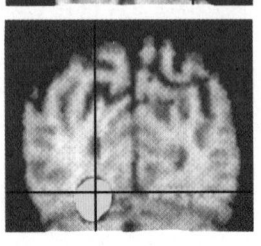

当受试者将注意力从一侧转移到另一侧时，脑部的活动也从一侧脑半球转移到另一侧。扫描结果显示，当有个视觉刺激从左侧进入时，右脑半球亮了起来（如上图）；一旦刺激转到右侧时，脑部活动就转移到了左脑（如下图）。

+

+

内部地图和外在世界的地图,受损后造成的状况有点像观念的截肢（conceptual amputation）。其他的注意力缺失症似乎与额叶、扣带回（两个脑半球之间的深裂组织），以及与控制动作有关的基底节部分受损有关。忽略症患者最特别的一种注意力缺失是自动转向刺激的能力,即所谓的定向（orienting）。正如许多潜意识的过程一样,定向主要由右脑负责。右脑擅长定向的原因之一,可能是具有将注意力转向左侧或右侧的能力。因此,左脑损伤通常不会影响左或右的注意力转向。然而,由于左脑被认为只会将注意力转向右侧,因此右脑受损的患者就失去了全部转向左侧的定向机制。这就是为什么与左脑受损相比,右脑受损更容易让患者出现忽略症的问题。疾病感缺失症最极端的例子,是患者拒绝承认自己完全失明。这种现象被称为"安东妄想"（Anton's delusion）,患者会不断犯错,因为他们显然活在一个完全由自己构建的视觉世界中。

在极限的另一端,忽略症有一些微妙的形式可见于我们所有人。例如,刻板印象中心不在焉的教授没有注意到自己穿着不成对的袜子；工作狂丈夫有一天跌跌撞撞地回家找妻子,却发现对方早已离开；不负责任的债务人假装看不见堆积如山的账单——所有这些都是概念上的忽略症,但可能有其神经基础。

就像有些人会更看重形状而不是颜色一样,这是因为他们的颜色敏感神经元比形状敏感神经元更多。所以,在教授的大脑中,与自我修饰相关的区域内神经元的数量可能更少,而与解决抽象问题相关的脑区内有更多的神经元。同理,工作狂或许也有类似的神经缺陷。他们可能缺少一些神经递质（比如催产素）,导致与家庭有关的脑区激活不足。负债累累的人看上去比其他人更不容易焦虑,这也许与他们额叶的细胞更少有关。这影响了他们看待事物的方式,从而直接导致行为的出现。

如果得到提示,人们通常可以将注意力转移到被忽略的地方,就像轻度左侧忽略症的患者能够在"拍双手"一类挑战的持续强迫下,被动地去关注处于空白区的一侧。"按我自己的方式看"是一种比乍看起来更书面的修辞,但是除非一次又一次地反复提醒,教授不太可能在考虑袜子方面花费比换袜子更长的时间,工作狂也不太可能在照顾妻子这件事上倾注比挽回她更多的时间。我们中的大多数人很少会有意识地改变自己看待世界的方式,随着时间推移,这会使我们忽略的领域被固化。我们对世界的看法可能不像安东妄想症患者那样,完全都是内部产生的,但是或多或少与他们有些相似。

在过度激活后，额叶会精疲力竭地进入低激活期，这又妨碍了正常的自我觉识和反思，所以这些人不觉得自己的所作所为有多么恐怖和错误。

弗里德关于前额叶与残暴行为间关系的假说，目前还没有得到证实。然而，现在已经知道，前额叶病变的确会引起某些强迫行为，甚至会导致反社会行为。法国的神经学家弗朗索瓦·莱尔米特（François L'Hermitte）发现，有些额叶受损或部分缺失的人有一个共同点：每当看到一条线索或应该做某件事的指示建议时，他们似乎会被自己强迫着去行动。这种冲动在很多人身上表现为偷窃，例如一个放在桌上无人看管的皮包，或一辆没有上锁的车，他们看到就会觉得非偷不可。

莱尔米特给这种情况命名为强迫性的"环境依赖综合征"（environment dependent syndrome）。通过对两名接受过额叶切除术的患者进行的一系列富有想象力的实验，他展示了这种对外界刺激的自动顺从能到多么极端的程度。

在一个实验中，他邀请两名额叶被切除的患者到他家，没有多加解释便把第一位男性患者请入卧室。卧室中有一张床，棉被铺好备用，像酒店房间中供人夜寝时的样子。患者看到这个情形后，立刻脱掉衣服（包括摘下假发），钻进棉被准备睡觉——此时外面是大白天，艳阳高照。

当莱尔米特好不容易把第一位患者从床上劝说起来后，他让第二位患者进入卧室。这是一位女性，当她看到棉被已经被弄皱时，立刻动手整理。在这两种情况下，患者都没有受到任何指示或鼓励，他们看到暗示便立刻采取行动，完全不受控制。这些无法抑制的行为似乎都是先前设定的结果：同样是进入卧室，第一位患者会上床准备睡觉，而第二位患者则做出整理床铺的举动，这可能反映了男女性别角色的不同，而不是信息处理上的差异。

在另一项研究中，莱尔米特把患者带到一个房间门口，并在开门之前先说了"博物馆"一词。这位患者走进房间后，立即开始欣赏墙上挂的画，就好像在博物馆参观一样。当他走到一半时，发现墙上缺少一幅画，在该处明显留有一个空位。莱尔米特在邻近的地面上放了一把锤子、一些钉子和一幅斜靠在墙上的画。患者看到后，二话不说地拿起锤子在墙面钉上钉子，把画挂起来。

虽然额叶受损的每位患者对环境提示情况的反应都有所不同，但是有些反应是很有普遍性的。男性若额叶受损（尤其是伤到眼睛上方的脑部），往往会在看到有关性的提示后出现性压抑或性挑衅的现象。最近发生了一个相当"感人"的案例，一名男子在车祸受伤后，无法抑制地不断向女性求婚。他在认识一位女士3天后便向她求婚，而另一位女士在第一次和他通电话时，便接到他求婚的信息。听取了该男子随后提出的损害赔偿要求的法官称，此人以前是个充满爱心、个性温和的人，在出了车祸后变成一个"充满暴力的性动物，不接受拒绝的怪兽"。法官同时也注意到，他变成一个完全不负责任的人，例如会像孩子一样看到东西就买，买到手就丢一边。因此，最终判决给他的200万英镑赔偿金由政府指定的监护人代为保管，以免这笔钱被挥霍殆尽。

很显然，这些现代的盖奇并不是自己要选择这样的命运，他们是受疾病或意外事故所迫。以任何常态的意义（常情）来看，他们都不能说拥有自由意志。

那么，他们是否能够——或者说应该为自己的行为负责呢？

关于这类人到底是"疯狂"还是"邪恶"的辩论由来已久，两者都有很多理论和支持者。那么，现在新的脑科学发现能否为这个老问题添加一些新证据呢？当然可以。

目前，人类的法律和道德都建立在一个基础假设之上，即我们每个人的内在都有一个独立的"我"来控制我们的行为，这种观点基本上与笛卡儿最初提出的二元论是一致的。它之所以一直沿用至今，主要因为人们觉得它在"感觉上"是对的：除了我们

计算机有理解力吗？

/本文作者/

罗杰·彭罗斯爵士
(Sir Roger Penrose)
英国牛津大学数学系讲座教授

很少有人会说我们今天使用的机器有很多——甚至是有任何理解能力，但是也有不少人认为，计算机或计算机控制的机器人迟早会拥有真正的智慧，并且因此了解自己在做些什么。事实上，那些拥护人工智能（artificial intelligence, AI）的人认为，机器最终将拥有我们目前看来为人类独有的所有特质，包括意识、自我觉识、反思的能力等。如果他们是正确的，那就意味着包括理解在内的所有其他人类特质都是可以被解析出来的，而不只是某些过程的结果或现象。

在我看来，理解是需要觉识的。也就是说，想要完全掌控某个情况，第一步就是先了解它。大量的数字运算可以创造出理解的表象，但实际上，真正的理解可能会绕过大量的计算。不过，这两者并不能相互替代，相反，它们是彼此互补的。

我认为，非生物的机器永远无法跨越计算和理解之间的鸿沟。如果要解释"理解"，我们必须先跳出现代物理世界的传统架构，转而寻找一个全新的、包含了量子宇宙的崭新物理图景——量子宇宙的数学结构在很大程度上尚未为人所知。这并不是说理解与大脑无关，实际上，我认为大脑组织中存在特定的部分产生了理解力。

人体内有一种叫作微管（microtubules）的结构，在神经细胞中尤其常见。我认为，大脑中的这些微管可以产生一种稳定的量子态，将神经细胞的活动整合起来，从而产生意识。这个状态是计算机无法复制的。

我的想法所依据的理论很复杂，其中有些无疑是推测性的。但是在技术性的背后，我有一个很强烈的感觉，那就是有意识的心智显然绝对不可能像计算机一样运作。这种感觉也是计算机永远不可能有的。

/本文作者/

弗朗西斯·克里克
（Francis Crick）
曾任美国圣迭戈沙克生物研究所（Salk Institute of Biological Studies, San Diego）所长

他在1962年与詹姆斯·沃森（James Watson）因为发现DNA的分子结构而共同荣获诺贝尔生理学或医学奖。从那以后，他转而迎接另一个巨大的科学挑战——大脑的意识。

意识：不是物体，而是过程

意识是什么？这是现代科学尚未解决的主要问题之一。的确，如今神经科学最棘手的一个问题，就是大脑与心智究竟是什么关系？过去，人们把心智（或灵魂）看成与大脑分离，但又以某种方式与之有所交互的东西。但是，现在大多数神经科学家都认为，心智的所有层面，包括意识（consciousness）或觉知（awareness）等最令人困惑的属性，都可以用更物理的方式解释为大量神经元相互作用的行为结果。正如美国心理学之父威廉·詹姆斯（William James）在100年前所言：意识不是一个物体，而是一个过程。

直到最近，大部分的认知科学家或神经科学家都觉得，意识实在太有哲学性或太捉摸不定，根本无法用实验的方法进行研究。但是，我完全不赞成这种看法。我认为，唯一可行的方法就是坚持用实验去攻城，直到我们遭遇某些困境，必须改用新的思维方式。

神经科学家必须回答的最主要问题包括：在我们的大脑中，与意识相关的和那些与意识无关的活跃神经过程，究竟有哪些差别？与意识相关的神经元具有任何特定的类型吗？如果有的话，它们的连接和发放有什么特别之处？

尽管从长远来看，一个包含情绪、想象、梦境和神秘体验等的包罗万象的理论是必要的，但我个人在研究中所做的假设，是意识的所有不同层面都采用了一个共同的基本机制（或许有多个这样的机制）。我希望破解出一个层面的机制，这可以帮助我们理解其他层面的运作机制。所以，我和同事克里斯托夫·科赫（Christof Koch）认为，从最容易产生意识的层面切入是明智的。我们选择了哺乳动物的视觉系统，首先因为人类是种非常倚赖视觉的动物，其次因为前人已经在这方面打下了很坚实的基础。

我认为，人类视觉意识的生物学效用是根据过去的经验对当前视觉场景产生最好的解释（无论这些经验是我们自己的，还是祖先留在我们基因中的），并且把这种解释直接提供给大脑中思考和计划自主输出（如运动或语言）的部分。

但是，这实际上似乎包含两个系统：一个是快速反应的"在线"

或潜意识系统,另一个是较慢且有意识的"看见"系统。若想意识到外界某个物体甚至事件,大脑必须对视觉场景的一部分构建多层次的(如线条、眼睛、面孔等)、明确的、具有象征性的表征。一个物体或事件的表征,通常是由许多相关方面的表征组合而成的,这些方面很可能是视觉系统的一部分。大脑构建一个表征需要动用大量神经元的活动,其中大部分可能是潜意识的。

"视觉意识"这个名词几乎包含了各种过程。当一个人实际看到某个视觉场景时,体验是非常生动的,而通过回忆这个场景所产生的视觉心像就没有那么生动或详细——我在这里主要指的是一般正常、生动的体验。一些非常短期的记忆形式似乎对意识来说是必不可少的,但这种记忆可能非常短暂,只能持续几分之一秒。短期记忆的心理物理学证据指出,假如我们对视觉场景的某个层面不加注意的话,对它的记忆就会非常短暂,很快就会被随后的视觉刺激所覆盖。

虽然工作记忆扩展了意识的时间窗口,我们却不知道这是否真的必不可少。相反,这似乎是一种机制,通过语言或默念的方式,把一个项目或一系列项目带入生动鲜明的意识中。同样,情景记忆(主要由海马系统启动)对意识来说并非绝对重要,但是如果一个人没有了它,生活就会受到严重影响。

所以,尽管注意力对于视觉意识的发生并非必不可少,但视觉注意确实丰富了意识。注意力或是由感官输入引起的,或是来自大脑负责做计划的部位。视觉注意力可以被导向视野中的某个位置,以及一个或多个移动的物体。对于实现这一点的神经机制,科学家目前仍在争论中。但是,为了解释视觉输入,大脑必须联合那些激活后携带的信息能够代表对视觉场景最佳解释的神经元——这种解释通常要与其他具有相对较小可能性的解释竞争。

这血肉之躯，怎么可能还有别的东西制造得出像爱、意义、热情这些崇高的体验？

只要我们的感觉和行为都像魔法般从"大脑"这个黑匣子产生，对于"心智"的这种直觉解释就会一直不可避免地占据上风——作为一种有效的假设，它已经让我们自豪了几个世纪。但是现在，黑匣子已经被打开，二元论明显不再适用。就如本书中所列举的实验所示，我们的行为是根据我们的知觉而来，我们的知觉则来自大脑的活动，而大脑的活动由神经的结构决定，后者又是来自基因和环境的交互作用。我们现在没有看到任何迹象，表明笛卡儿学派的天线可以调谐到另一个世界（心灵的世界）。

很多人对我们的行为完全是机械化的这一想法表示反对，还有人觉得，如果这种观点流行起来，将会出现世界末日般的情形。他们认为，如果人们不需要为自己的行为负责，那么每一个人都会放弃责任，随心所欲，不受任何约束地随意行事。

对于这个问题，其中一个答案是肯定的：或许我们会如此——假如我们可以的话。但是，大脑的机制并不是这样运作的。正如我们在前文已经看到的，有些错觉深深地烙印在我们的脑海中，仅凭经验知道这是假的并不能改变我们的看法。自由意志就是一种这样的错觉。我们或许可以在理性层面接受自己是一台机器，但是我们仍然会继续感受，不断做出行动，仿佛我们最重要的部分（即人之所以为"人"的部分）超越了机械的命令而不受约束。

自由意志的错觉之所以会演化出来，可能是因为它属于一股内在的警力。通过创造出一个自我决定的"我"的错觉，它促使我们去惩罚那些得罪我们的人，同时也让我们把大脑的功能失调视为某种非物质"自我"的弱点，而不是身体的疾病。这些扭曲的看法或许曾经一度发挥出作用，因为它们会把反社会和生病的人驱离部落。但是现在，它只会引起痛苦。

在我看来，如果不良行为是由于脑中电线交叉走火所引发的，就像手骨折断一样是个生理上的问题，那么似乎就不太可能继续惩罚那些犯罪的人。相反，我希望（并且期待）能够应用我们对大脑的知识或理解，来开发治疗这些生病大脑的方法，这将比目前普遍采用的冗长且作用难以把握的心理治疗方法更加有效。只有当新方法失败时，或是对于那些宁愿失去自由也不愿放弃旧习惯的人，才需要使用约束手段。

我还希望，修正和调节大脑的技术能够被更广泛地用于强化那些给我们的生活带来甜蜜和意义的心理素质，同时消除那些具有破坏性的特质。这样的想法目前看来散发着不食人间烟火的气息，但是我认为，就像我们现在试图控制我们的身体一样，未来的世代也不会觉得控制心智有多么可怕。我相信，这会给我们的生活带来不可估量的好处。

本书中概述的研究结果仅是心智的简图而已，给读者一个最粗略的印象。若要画出细节详尽的图景，那就是未来的任务了。但是，我认为有一点已经很清楚：这个地球上没有被火龙统治的土地，古堡中没有鬼魂，树林深处也没有怪兽。这趟心智旅程所发现的不是火龙、鬼魂或怪兽，而是一个令人敬畏的复杂生物系统。我们不需要用幻影来满足我们的感官需求，我们头脑中的世界比我们所能想象的任何东西都更精彩万分！